规范化护士培训系列丛书

丛书主编◎熊莉娟　金　环

眼耳鼻喉头颈外科规范化护士培训手册

YAN ER BI HOU TOUJING WAIKE GUIFANHUA HUSHI PEIXUN SHOUCE

主编◎金　环　王　双　何　嘉

長江出版傳媒
湖北科学技术出版社

图书在版编目（CIP）数据

眼耳鼻喉头颈外科规范化护士培训手册 / 金环，王双，何嘉主编. -- 武汉 : 湖北科学技术出版社，2025. 9. --（规范化护士培训系列丛书 / 熊莉娟，金环主编）.
ISBN 978-7-5706-4361-5

Ⅰ. R473.77-62

中国国家版本馆 CIP 数据核字第 20256YZ059 号

策　　划：冯友仁　　　　责任校对：王　璐
责任编辑：徐　丹　　　　封面设计：喻　杨

出版发行：湖北科学技术出版社
地　　址：武汉市雄楚大街 268 号（湖北出版文化城 B 座 13—14 层）
电　　话：027-87679454　　　　邮　　编：430070

印　　刷：武汉市籍缘印刷厂　　　　邮　　编：430065

787 毫米 ×1092 毫米　1/16　　18.75 印张　　400 千字
2025 年 9 月第 1 版　　　　2025 年 9 月第 1 次印刷
定　　价：98.00 元

《眼耳鼻喉头颈外科规范化护士培训手册》
编 委 会

主　编　金　环　王　双　何　嘉

副主编　王罡艳　段　欢　雷雅婷　姚梦婷　曹　琴

编　委　王　双　华中科技大学同济医学院附属协和医院

王罡艳　武汉市第八医院

孔　莉　华中科技大学同济医学院附属协和医院

刘　杨　华中科技大学同济医学院附属协和医院

江　霞　华中科技大学同济医学院附属协和医院

李巧乐　华中科技大学同济医学院附属协和医院

李婉怡　华中科技大学同济医学院附属协和医院

肖　雪　华中科技大学同济医学院附属协和医院

吴桂红　华中科技大学同济医学院附属协和医院

何　嘉　华中科技大学同济医学院附属协和医院

陈小娟　华中科技大学同济医学院附属协和医院

陈志慧　华中科技大学同济医学院附属协和医院

范纤惠　华中科技大学同济医学院附属协和医院

金　环　华中科技大学同济医学院附属协和医院

胡　月　华中科技大学同济医学院附属协和医院

胡梦云　华中科技大学同济医学院附属协和医院

钟　鑫　华中科技大学同济医学院附属协和医院

段　欢　武汉市第八医院

姚梦婷　荆门市中心医院

翁偲琦　华中科技大学同济医学院附属协和医院

郭冬冬　华中科技大学同济医学院附属协和医院

曹　琴　武汉市江夏区第一人民医院

雷雅婷　武汉市第八医院

序　言

护理事业是卫生健康事业的重要基石，其发展水平直接关系到医疗质量和患者安全。随着医学科技的飞速进步和人民群众对健康服务需求的日益增长，这一发展态势对护士队伍的专业素养、实践能力和规范化服务水平提出了前所未有的高要求。实施护士规范化培训（简称“规培”），是夯实护理人才基础、提升临床护理能力、确保护理服务同质化与高质量的关键举措，更是推动护理学科可持续发展的必由之路。

在此背景下，我们组织护理教育、临床护理及护理管理领域的权威专家与资深实践者，共同倾力编撰了这套《规范化护士培训系列丛书》。本套丛书紧密围绕我国护士规范化培训大纲要求，系统构建了规培护士必备的知识体系与能力框架。内容涵盖基础护理理论与核心技能、各专科常见疾病护理要点、急危重症监护技术、临床思维与评判性思维能力培养、护理人文沟通与职业素养、护理安全与质量管理等核心领域。本套丛书不仅注重传承规范化的基础护理知识与操作标准，更着力吸纳近年来护理领域的新理念、新技术、新规范，并指导性地阐述了其在临床实践中的应用要点与风险防范。

本套丛书旨在为参与规范化培训的护士提供一部权威、系统、实用的“成长指南”，帮助其顺利完成从护生到合格临床护士的角色转变，快速提升岗位胜任力。同时，它也是临床带教老师、护理管理者进行规培教学、考核与管理的得力工具书。术业贵专精，实践出真知。通过系统化、标准化的规培过程，引导规培护士将精力聚焦于核心能力的锤炼，方能加速其专业成长，为患者提供更安全、更优质、更人性化的护理服务，也为护理队伍储备坚实的中坚力量。

我国的护理事业在几代护理人的接续奋斗下，取得了长足进步。这套《规范化护士培训系列丛书》凝聚了当前护理教育与实践的先进经验，反映了护士规范化培训的最新理念与成果。本套丛书的出版，是落实国家护理人才培养项目的重要实践，必将有力地推动我国护士规范化培训工作的科学化、标准化和高质量发展，为培养新时代高素质临床护理人才贡献力量。

熊莉娟

华中科技大学同济医学院附属协和医院护理部党支部书记，副主任

前　言

在医疗护理领域不断发展的今天，眼耳鼻喉头颈外科的护理工作愈发凸显其重要性与独特性。这一领域不仅涉及多个复杂的器官系统，而且面对的病症种类繁多，护理要求细致。对于正在接受规范化培训的护士而言，掌握眼耳鼻喉护理知识是成为一名全面、专业护理人员不可或缺的一环。

本书的编写旨在为大家提供一个系统、全面且规范化的学习资源。本书从基本技能培养、专科知识培养方面详细阐述了眼部、耳部、鼻部、咽喉部、头颈外科疾病的护理知识，为大家构建扎实的知识框架；同时，我们从专科技能培养、临床实境案例方面，结合临床实际，着重讲解了各项护理操作技能，包括操作流程、注意事项，应急预案以及对患者的人文关怀要点，对理论和操作知识加以实践应用。每一个章节都凝聚着众多专家与临床一线护理人员的经验与智慧，力求做到准确、实用、具有指导性。

我们希望通过这本护理图书，能够帮助大家在眼耳鼻喉头颈外科护理这个专业领域迅速入门，不断提升自己的专业素养。希望大家在阅读和学习的过程中，将理论与实践紧密结合，以严谨、负责的态度对待每一位患者的护理工作。愿这本书成为你们在眼耳鼻喉头颈外科护理道路上的得力助手，为你们的职业生涯发展奠定坚实的基础。

本书在编写过程中得到了华中科技大学同济医学院附属协和医院、武汉市第八医院、武汉市江夏区第一人民医院、荆门市中心医院等多方支持，在此一并致谢。由于编者水平有限，不足之处难免，望广大师生及读者不吝赐教，提出宝贵意见或建议，以便再出版时修改。

编者

2025 年 2 月

目　　录

第一篇　基本技能培养

第二篇　专科知识培养

第三篇　专科技能培养

第一篇　基本技能培养

第一章
眼耳鼻咽喉头颈外科基础知识

第一节　眼的应用解剖与生理

一、眼球

眼球位于眼眶前部，借眶筋膜、韧带与眶壁联系，周围有眶脂肪垫衬，其前面有眼睑保护，后部受眶骨壁保护。眼球近似球形，其前面是透明的角膜，后面有视神经与颅内视路及视觉中枢连接，其余大部分为乳白色的巩膜。正常眼球前后径在人刚出生时约为 16mm，3 岁时达 23mm，成年时为 24mm，垂直径较水平径略短。眼球向前方平视时，一般突出于外侧眶缘 12 ～ 14mm，两眼球突出度相差通常不超过 2mm。

眼球由眼球壁和眼球内容物所组成（图 1–1）。

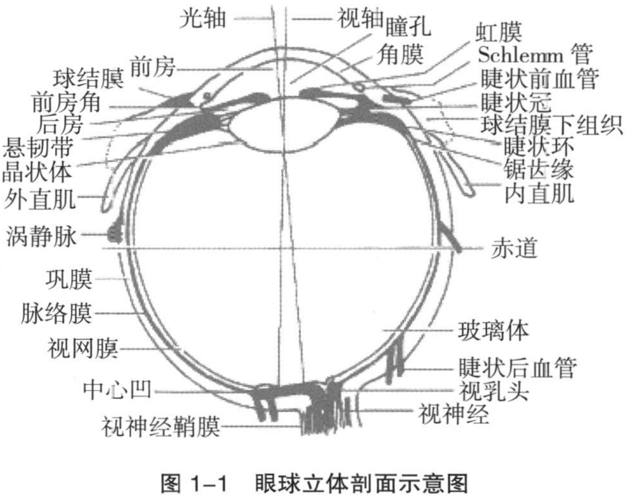

图 1–1　眼球立体剖面示意图

（一）眼球壁

眼球壁分为 3 层，外层为纤维膜，中层为葡萄膜，内层为视网膜。

1. 外层：由角膜、巩膜组成。主要是胶原纤维组织，前 1/6 为透明的角膜，其余 5/6 为白色的巩膜，两者移行处为角巩膜缘。眼球外层起维持眼球形状和保护眼内组织的作用。

（1）角膜：位于眼球前部中央，呈略向前凸的透明近圆形组织结构，光线经此射入眼球。横径为 11.5 ～ 12mm，垂直径为 10.5 ～ 11mm；周边厚约 1mm，中央为 0.5mm；前面的曲率半径为 7.8mm，后面约 6.8mm，屈光率相当于 43D 的凸透镜。

组织学上从前向后分为：①上皮细胞层。厚约 35μm，由 5 ～ 6 层鳞状上皮细胞组成，无角化排列特别整齐，易与其内面的前弹力层分离，再生能力强，损伤后修复快且不留瘢痕。②前弹力层。厚约 12μm，为一层均质无细胞成分的透明膜，损伤后不能再生。③基质层。厚约 500μm，占角膜厚度的 90%，由近 200 层排列规则的胶原纤维束薄板组成，其间有角膜细胞和少数游走细胞，并有黏蛋白和糖蛋白填充，损伤后不能再生，由不透明的纤维结缔组织代替，留有瘢痕。④后弹力层。为较坚韧的透明均质膜，成年人厚 10 ～ 12μm，损伤后可再生。⑤内皮细胞层。厚 5μm，为一层六角形扁平细胞构成，细胞顶部朝向前房，基底面向后弹力层，具有角膜 – 房水屏障功能，损伤后不能再生。

（2）巩膜：质地坚韧，呈乳白色，主要由致密而相互交错的胶原纤维组成。前接角膜，在后部与视神经交接。巩膜分内外两层，外 2/3 移行于视神经鞘膜，内 1/3 呈网眼状，称巩膜筛板，视神经纤维束由此处穿出眼球。巩膜厚度不一，眼外肌附着处最薄（0.3mm），视神经周围及角巩膜缘处最厚（1.0mm）。巩膜表面被眼球筋膜包裹，前面又被球结膜覆盖，于角膜缘处角膜、巩膜和结膜、筋膜在此相互融合。

组织学上巩膜分为。表层巩膜、巩膜实质层和棕黑板层。表层巩膜有致密的血管结缔组织，角膜缘后的区域有巩膜内血管丛（房水静脉）。此外，贯通巩膜全层的巩膜导管内有动脉、静脉和神经通过。巩膜其余部位几乎无血管。

（3）角巩膜缘：角膜和巩膜的移行区域，其前界位于连接角膜前弹力层止端与后弹力层止端的平面，后界定于经过房角内的巩膜突或虹膜根部并垂直于眼表的平面，各象限不同，宽 1.5 ～ 2.5mm，是前房角及房水引流系统的所在部位，包含有小梁网及 Schlemm 管等组织结构，临床上是许多内眼手术切口的标志部位。另外，角巩膜缘比较薄弱，也是眼球钝挫伤时眼球破裂的常见部位。

2. 中层：为葡萄膜，又称血管膜、色素膜，富含黑色素和血管。由 3 部分组成，由前到后为虹膜、睫状体和脉络膜。主要功能为营养和遮光作用。

（1）虹膜：为一圆盘状膜，自睫状体伸展到晶状体前面，将眼球前部腔隙隔成前房与后房。虹膜悬在房水中，表面有辐射状凹凸不平的皱褶称虹膜纹理和隐窝。虹膜的中央有一 2.5 ～ 4mm 的圆孔称为瞳孔。由环形的瞳孔括约肌（副交感神经支配）和瞳孔开大肌（交感神经支配）调节瞳孔的大小。光照下瞳孔缩小，称对光反射。距瞳孔缘约 1.5mm 的虹膜上有一环形齿轮状隆起称为虹膜卷缩轮，此轮将虹膜分成瞳孔区和睫状区。虹膜周边与睫状体连接处为虹膜根部，此部很薄，当眼球受挫伤时，易从睫状体上离断。由于虹膜位于晶状体的前面，当晶状体脱位或手术摘除后虹膜失去依托，在眼球转动时可发生虹膜震颤。

（2）睫状体：为位于虹膜根部与脉络膜之间的宽 6 ～ 7mm 的环状组织，其矢状面略呈三角形，巩膜突是睫状体基底部附着处。睫状体前 1/3 较肥厚称睫状冠，宽约 2mm，富含血管，内表面有 70 ～ 80 个纵行放射状嵴样皱褶称睫状突，后 2/3 薄而平坦称睫状体扁平部。扁平部与脉络膜连接处呈锯齿状称锯齿缘，为睫状体后界。

睫状体主要由睫状肌和睫状上皮细胞组成。睫状肌由外侧的纵行、中间的放射状和内侧的环形三组肌纤维构成，纵行肌纤维向前分布可达小梁网。睫状肌是平滑肌，受副交感神经支配，通过肌肉收缩与舒张，可以松弛或拉紧悬韧带，调节晶状体屈光度，以看清远近。睫状上皮细胞层由外层的色素上皮和内层的无色素上皮两层细胞组成。

（3）脉络膜：为葡萄膜的后部，前起锯齿缘，后止于视乳头周围，介于视网膜与巩膜之间，有丰富的血管和黑色素细胞，组成小叶状结构，起遮光暗房作用。脉络膜平均厚约 0.25mm，由 3 层血管组成，外侧的大血管层，中间的中血管层，内侧的毛细血管层。

脉络膜外侧为脉络膜上腔，内侧借玻璃膜与视网膜色素上皮相连。在血管神经穿过巩膜处，脉络膜与巩膜黏着紧密。脉络膜血液主要来自睫状后短动脉，供视网膜外层营养。

3. 内层：为视网膜，是一层透明的膜，也是视觉形成的神经信息传递的第一站。视网膜的外侧为脉络膜，内侧为玻璃体，前到锯齿缘、睫状体后缘，后至视盘周围。视网膜由外向内分 10 层：色素上皮层、视细胞层、外界膜、外颗粒层、外从状层、内颗粒层、内从状层、神经节细胞层、神经纤维层、内界膜。按胚胎发育来源可分为两层，外层为视网膜色素上皮层，内层则分化为视网膜神经感觉层，两者间有一潜在间隙，临床上视网膜脱离即由此处分离。

视网膜后极部有一无血管凹陷区，解剖上称中心凹，临床上称为黄斑，乃由于该区含有丰富的黄色素而得名，直径 1 ～ 3mm。其中央有一小凹，解剖上称中心小凹，临床上称为黄斑中心凹，是视网膜上视觉最敏锐的部位。黄斑区色素上皮细胞含有较多色素，因此在检眼镜下颜色较暗，中心凹处可见反光点称中心凹反射。

视网膜神经感觉层主要由 3 级神经元构成，光感受器是第一级神经元，分视锥细胞和视杆细胞两种。视锥细胞主要分布在黄斑区，感强光（明视觉）和色觉，视杆细胞分布在黄斑以外的视网膜周边部，感弱光（暗视觉）和无色视觉，如视杆细胞功能障碍，则产生夜盲。双极细胞为第二神经元，神经节细胞为第三神经元。黄斑中心凹只有视锥细胞，而且三级神经元在此处为单线连接，故黄斑视觉最敏锐和精确。

黄斑鼻侧约 3mm 处有一直径为 1.5mm 的淡红色区，为视盘，亦称视乳头，是视网膜上视觉纤维汇集向视觉中枢传递的出眼球部位。视盘多呈垂直椭圆形，色淡红，境界清楚，其上有动静脉血管支，中央部有小凹陷区称为视杯或生理凹陷。视盘为神经纤维组合的传递束开端，无感光细胞，故视野上呈现为固有的暗区称生理盲点。

（二）眼球内容物

包括房水、晶状体和玻璃体三种透明物质，是光线进入眼内到达视网膜的通路，它们与角膜一并称为眼的屈光介质。

1. 房水：为眼内透明液体，充满前房与后房，具有营养角膜、晶状体、玻璃体和维持眼压的功能。前房指角膜后面与虹膜和瞳孔区晶状体前面之间的眼球内腔，容积约 0.2mL。前房中央部深 2.5 ～ 3mm，周边部渐浅。后房为虹膜后面、睫状体内侧、晶状体悬韧带前面和晶状体前侧面的环形间隙，容积约 0.06mL。房水总量占眼内容积的 4%，处于动态循环中。

房水的循环途径为由睫状突上皮细胞产生后进入后房，经瞳孔到前房，再经前房角小梁网、Schlemm 管、集液管和房水静脉，最后进入巩膜表层的睫状前静脉而回到血液循环。另有少部分房水是经虹膜表面隐窝被吸收和从脉络膜上腔排出。房水循环通道任何部位受阻，将导致眼压升高诱发青光眼。

2. 晶状体：形如双凸透镜，位于瞳孔和虹膜后面、玻璃体前面，由晶状体悬韧带与睫状体的冠部联系固定。晶状体前面的曲率半径约 10mm，后面约 6mm，前后两面交界处称晶状体赤道部，两面的顶点分别称晶状体前极和后极。晶状体直径约 9mm，厚度随年龄增长而缓慢增加，中央厚度约为 4mm。

晶状体由晶状体囊和晶状体纤维组成，为一层具有弹性的均质基底膜，前比后厚约 1 倍，后极部最薄约为 4μm，赤道部最厚达 23μm。前囊和赤道部囊下有一层立方上皮，后囊下缺如。晶状体纤维为赤道部上皮细胞向前、后极伸展、延长而成。一生中晶状体纤维不断生成并将原先的纤维挤向中心，逐渐硬化而形成晶状体核，晶状体核外较新的纤维称为晶状体皮质。晶状体富有弹性，但随年龄增长，晶状体核逐渐浓缩、增大，弹性逐渐减弱。

3. 玻璃体：为透明的胶质体，充满于玻璃体腔内，占眼球内容积的 4/5，约 4.5mL。玻璃体前面有一凹面称玻璃体凹，容纳晶状体，其他部分与视网膜和睫状体相贴，其间以视盘边缘、黄斑中心凹周围及玻璃体基底部即锯齿缘前 2mm 和后 4mm 区域粘连紧密。玻璃体前表面和晶状体后囊间有圆环形粘连，在青少年时粘连较紧密，老年时变松弛。玻璃体中部有一光学密度较低的中央管，称 Cloquet 管，从晶状体后极至视盘前，为原始玻璃体的遗留，在胚胎时曾通过玻璃体血管。玻璃体无血管，其营养来自脉络膜和房水，无再生能力，除有屈光作用外，主要是对视网膜和眼球壁起支持作用。随年龄增长，玻璃体内黏多糖解聚，可呈凝缩和液化状态，临床表现为飞蚊症。

二、眼附属器

（一）眼眶

眼眶为四边锥形的骨窝。其开口向前，锥朝向后略偏内侧，由 7 块骨构成，即额骨、蝶骨、筛骨、腭骨、泪骨、上颌骨和颧骨。成人眶深 40 ～ 50mm，容积为 25 ～ 28mL。眼眶有上壁、下壁、内侧壁和外侧壁。眼眶外侧壁较厚，其前缘稍偏后，眼球暴露较多，有利外侧视野开阔，但也增加了外伤机会。其他 3 个壁骨质较薄，较易受外力作用而发生骨折，且与额窦、筛窦、上颌窦毗邻，鼻窦病变时可累及眶内。

眼眶内在眼球、眼外肌、泪腺、血管、神经和筋膜等组织间有脂肪填充，起软垫作用。眶内无淋巴结。眼眶前部有一弹性的结缔组织膜，连接眶骨膜和睑板，与眼睑形成隔障，称眶隔（图 1–2）。

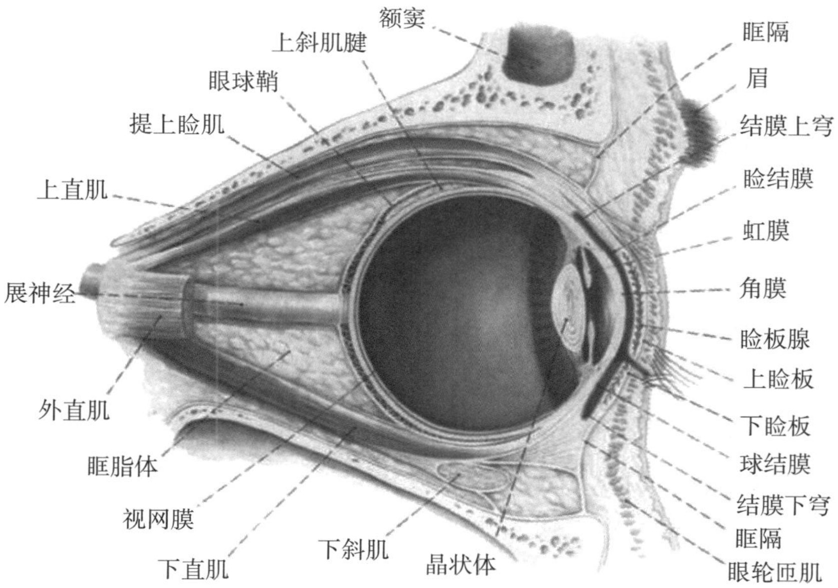

图 1–2　眼球及眶腔矢状位

眼眶骨壁有下列主要结构。

1. 视神经孔和视神经管：视神经孔为位于眶尖部的圆孔，直径4～6mm。视神经管由此孔向后内侧，略向上方通入颅腔，长4～9mm，管中有视神经、眼动脉及交感神经纤维通过。

2. 眶上裂：在眶上壁和眶外壁的分界处，位于视神经孔外下方，长约22mm，与颅中窝相通，Ⅲ、Ⅳ、Ⅵ脑神经和Ⅴ脑神经第一支，眼上静脉和部分交感神经纤维通过。此处受损则累及通过的神经、血管，出现眶上裂综合征。

3. 眶下裂：位于眶外壁和眶下壁之间，有Ⅴ脑神经第二支、眶下神经及眶下静脉等通过。

4. 眶上切迹（或孔）与眶下孔：眶上切迹位于眶上缘的内1/3处，有眶上神经、Ⅴ脑神经第一支（眼支）及血管通过。眶下孔位于眶下缘内1/3、离眶缘约4mm处，有眶下神经、Ⅴ脑神经第二支通过。

此外，眶外上角有泪腺窝、内上角有滑车窝，内侧壁前下方有泪窝。泪窝前缘为泪前嵴，为泪囊手术的重要解剖标志。

（二）眼睑

眼睑位于眼眶前部，覆盖于眼球表面，分上睑和下睑，其游离缘称睑缘。上、下睑缘间的裂隙称睑裂，其内外连结处分别称内眦和外眦。正常平视时睑裂高度约8mm，上睑遮盖角膜上部1～2mm。内眦处有一小的肉样隆起称泪阜，为变态的皮肤组织。睑缘有前唇和后唇。前唇钝圆，有2～3行排列整齐的睫毛，睫毛周围有皮脂腺及变态汗腺开口于毛囊。后唇呈直角，与眼球表面紧密接触。两唇间有一条灰色线，乃皮肤与结膜的交界处。灰线与后唇之间有一排细孔，为睑板腺的开口。上下睑缘的内侧端各有一乳头状突起，其上有一小孔称泪点。眼睑的主要功能是保护眼球免受外伤和防止强光进入眼内，眼睑的瞬目运动可使泪液湿润眼球表面，保持角膜光泽。

眼睑从外向内分为5层：①皮肤层。是人体最薄柔的皮肤之一，易形成皱褶。②皮下组织层。为疏松结缔组织和少量脂肪。肾病和局部炎症时容易出现水肿。③肌层。包括眼轮匝肌和上睑提肌。眼轮匝肌是横纹肌，肌纤维走行与睑裂平行呈环形，由面神经支配，司眼睑闭合。上睑提肌由动眼神经支配，提起上睑，开启睑裂。此肌起自眶尖视神经孔周围的总腱环，沿眶上壁至眶缘呈扇形分成前、中、后三部分，前部为薄宽的腱膜穿过眶隔，止于睑板前面，部分纤维穿过眼轮匝肌止于上睑皮肤下，形成重睑；中部为一层平滑肌纤维（Mū ller肌），受交感神经支配，附着于睑板上缘（下睑Mū ller肌起于下直肌，附着于睑板下缘），在交感神经兴奋时睑裂特别开大；后部亦为一腱膜，止于穹隆部结膜。④睑板层。由致密结缔组织形成的半月状结构，两端借内、外眦韧带固定于眼眶内外侧眶缘上。睑板内有若干与睑缘呈垂直方向排列的睑板腺，是全身最大的皮脂腺，开口于睑缘，分泌类脂质，参与泪膜的构成并对眼表面起润滑作用。⑤结膜层。紧贴睑板后面的透明黏膜称为睑结膜。眼睑的血供：有浅部和深部两个动脉血管丛，分别来自颈外动脉的面动脉分支和颈内动脉的眼动脉分支。离睑缘约 3mm 处形成睑缘动脉弓，睑板上缘处形成较小的周围动脉弓。

（三）结膜

结膜是一层薄的半透明黏膜，柔软光滑且富弹性，覆盖于眼睑后面（睑结膜）、部分眼球表面（球结膜）以及睑部到球部的返折部分（穹隆结膜）。这三部分结膜形成一个以睑裂为开口的囊状间隙，称结膜囊。近年的研究认为，穹隆部结膜以及睑缘部结膜可能是结膜干细胞所在之处。

1. 睑结膜：与睑板牢固黏附不能被推动，正常情况下可见小血管走行和透见部分睑板腺管。上睑结膜距睑缘后唇约 2mm 处，有一与睑缘平行的浅沟，较易存留异物。

2. 球结膜：覆盖于眼球前部巩膜表面，止于角膜缘，是结膜的最薄和最透明部分，可被推动。球结膜与巩膜间有眼球筋膜疏松相连，在角膜缘附近 3mm 以内与球结膜、巩膜融合。

3. 穹隆结膜：此部结膜组织疏松，多皱褶，便于眼球活动。上方穹隆部有提上睑肌纤维附着，下方穹隆部有下直肌鞘纤维融入。

结膜组织内分布有杯状细胞和副泪腺，分泌黏液和泪液以湿润眼球表面。结膜血管来自眼睑动脉弓及睫状前动脉。睑动脉弓穿过睑板分布于睑结膜、穹隆结膜和距角巩膜缘 4mm 以外的球结膜，充血时称结膜充血。睫状前动脉在角巩膜缘 3 ～ 5mm 处分出细小的巩膜上支，组成角膜缘周围血管网，并分布于球结膜，充血时称睫状充血。两种不同充血对眼部炎症部位的判断有重要意义。结膜的感觉受三叉神经支配。

（四）泪器

泪器包括泪腺和泪道两部分。

1. 泪腺：位于眼眶外上方的泪腺窝内，长约 20mm，宽约 12mm，借结缔组织固定于眶骨膜上，上睑提肌外侧肌腱从中通过，将其分隔成较大的眶部泪腺和较小的睑部泪腺，正常时从眼睑不能触及。泪腺的排出管 10 ～ 12 根，开口于外侧上穹隆结膜。血液供应来自眼动脉分支泪动脉。副泪腺位于穹隆结膜下，分泌浆液，湿润结膜囊。

泪液的分泌由面神经的副交感神经纤维支配，正常情况下 16h 内分泌泪液 0.5 ～ 0.6mL 。当受到外来有害物质刺激时，可反射性分泌大量泪液而引起流泪，以冲洗和稀释有害物质。泪液排出到结膜囊后，经眼睑瞬目运动，分布于眼球的前表面，并聚于内眦处的泪湖，再由接触眼表面的泪小点和泪小管的虹吸作用，进入泪囊、鼻泪管到鼻腔，经黏膜吸收。泪液为弱碱性透明液体，还含有溶菌酶、免疫球蛋白等，泪液除具有润滑眼球作用外，还具清洁和杀菌作用。

2. 泪道：是泪液的排出通道，包括泪点、泪小管、泪囊和鼻泪管。

（1）泪点：是泪液引流的起点，位于上、下睑缘后唇，距内眦 6.0 ～ 6.5mm 的乳头状突起上，直径为 0.2 ～ 0.3mm 的小孔，贴附于眼球表面。

（2）泪小管：为连接泪点与泪囊的小管。从泪点开始后的 1 ～ 2mm，泪小管与睑缘垂直，然后呈一直角转为水平位，长约 8mm。到达泪囊前，上、下泪小管多先汇合成泪总管后进入泪囊中上部，亦有直接进入泪囊的。

（3）泪囊：位于内眦韧带后面、泪骨的泪窝内。其上方为盲端，下方与泪鼻管相连接，长约 10mm，宽约 3mm。

（4）鼻泪管：位于骨性鼻泪管内，上接泪囊，向下后稍外走行，开口于下鼻道，全长约 18mm。鼻泪管下端的开口处有一半月形瓣膜称 Hasner 瓣，有阀门作用。

泪液排出到结膜囊后，经眼睑瞬目运动分布于眼球的前表面，并汇聚于内眦处的泪湖，再由接触眼表面的泪点和泪小管的虹吸作用，进入泪囊、鼻泪管到鼻腔，经黏膜吸收。正常状态下泪液每分钟分泌 0.9 ～ 2.2μL，如超过 100 倍，即使泪道正常亦会出现泪溢。当眼部遭到外来有害物质刺激时，则反射性地分泌大量泪液，以冲洗和稀释有害物质。

（五）眼外肌

眼外肌是司眼球运动的肌肉。每眼眼外肌有 6 条，即 4 条直肌和 2 条斜肌。4 条直肌分别为上直肌、下直肌、内直肌和外直肌，它们均起自眶尖部视神经孔周围的总腱环，向前展开越过眼球赤道部，分别附着于眼球前部的巩膜上。直肌止点距角膜缘不同，内直肌最近为 5.5mm，下直肌为 6.5mm，外直肌为 6.9mm，上直肌最远为 7.7mm。内外直肌的主要功能是使眼球向肌肉收缩的方向转动。上、下直肌走向与视轴呈 23°，收缩时除使眼球上、下转动外，同时还有内转内旋、内转外旋的作用。2 条斜肌是上斜肌和下斜肌。上斜肌起自眶尖总腱环旁蝶骨体的骨膜，沿眼眶上壁向前至眶内上缘，穿过滑车向后转折，经上直肌下面到达眼球赤道部后方，附着于眼球的外上巩膜处。下斜肌起自眼眶下壁前内侧上颌骨眶板近泪窝处经下直肌与眶下壁之间，向后外上伸展附着于赤道部后外侧的巩膜上。上、下斜肌的作用力方向与视轴呈 51°，收缩时主要功能是分别使眼球内旋和外旋；其次要作用上斜肌为下转、外转，下斜肌为上转、外转。

眼外肌血液供应来自眼动脉的内外两个分支。外直肌受第Ⅵ脑神经（外展神经）、上斜肌受第Ⅳ脑神经（滑车神经）支配，其余眼外肌均受第Ⅲ脑神经（动眼神经）支配。

三、视路

视路是视觉信息从视网膜光感受器开始到大脑枕叶视中枢的传导路径。包含6个部分：视神经、视交叉、视束、外侧膝状体、视放射和视皮质。

（一）视神经

视神经是中枢神经系统的一部分。从视盘起至视交叉前脚这段神经称视神经，全长平均约40mm。按其部位划分为：眼内段、眶内段、管内段和颅内段四部分。

1. 眼内段：又称视神经乳头，从视盘开始，100万～120万神经节细胞的轴突组成神经纤维，成束穿过巩膜筛板出眼球，长约1mm。可分四部分：神经纤维层、筛板前层、筛板和筛板后区。筛板前的神经纤维无髓鞘（直径1.5mm），筛板以后开始有髓鞘包裹（直径3.0mm）。眼内段视神经血供来自视网膜动脉分支和睫状后短动脉分支。

2. 眶内段：位于肌锥内，长约25mm，呈S形弯曲，以利于眼球转动。视神经外由视神经鞘膜包裹，此鞘膜是3层脑膜的延续。鞘膜间隙与颅内同名间隙连通，有脑脊液填充。当颅内压升高时，常发生视神经乳头水肿。眶内段视神经血供主要来自眼动脉分支和视网膜中央动脉分支。

3. 管内段：即视神经通过颅骨视神经管的部分，长4～9mm。鞘膜与骨膜紧密相连，以固定视神经。此段与眼动脉伴行并供血，神经纤维排列不变。

4. 颅内段：为视神经出视神经骨管后进入颅内到达视交叉前脚的部分，约为10mm，直径4～7mm。

（二）视交叉

视交叉是两侧视神经交会处，呈长方形，约为横径12mm、前后径8mm、厚4mm的神经组织。此处的神经纤维分两组，来自两眼视网膜的鼻侧纤维交叉至对侧，来自颞侧的纤维不交叉。这种交叉方式使得来自双眼的视觉信息能在大脑中正确整合。

视交叉与周围组织的解剖关系：前上方为大脑前动脉及前交通动脉，两侧为颈内动脉，下方为脑垂体，后上方为第三脑室。这些部位的病变都可侵及视交叉而表现为特征性的视野损害。

（三）视束

视束为视神经纤维经视交叉后位置重新排列的一段神经束。离视交叉后分为二束绕大脑脚至外侧膝状体。来自下半部视网膜的神经纤维（包括交叉的和不交叉的）位于视束的外侧，来自上半部视网膜的神经纤维（包括交叉的和不交叉的）位于视束的内侧，黄斑部神经纤维起初位于中央，以后移向视束的背外侧。

（四）外侧膝状体

外侧膝状体位于大脑脚外侧，卵圆形，由视网膜神经节细胞发出的神经纤维约 70% 在此与外侧膝状体的节细胞形成突触，换神经元（视路的第四级神经元）后再进入视放射。

（五）视放射

视放射是联系外侧膝状体和枕叶皮质的神经纤维结构。换元后的神经纤维通过内囊和豆状核的后下方呈扇形散开，分成背侧、外侧及腹侧三束，绕侧脑室颞侧角形成 Meyer 襻，到达枕叶。

（六）视皮质

视皮质位于大脑枕叶皮质，即距状裂上下唇和枕叶纹状区，是大脑皮质中最薄的区域。每侧与双眼同侧一半的视网膜相关联，如左侧视皮质与左眼颞侧和右眼鼻侧视网膜相关。视网膜上部的神经纤维终止于距状裂上唇，下部的纤维终止于下唇，黄斑部纤维终止于枕叶纹状区后极部。交叉纤维在深内颗粒层，不交叉纤维在浅内颗粒层。

视路的任何部分受损都可能导致视觉障碍。例如，视神经炎、视交叉损伤、外侧膝状体病变等都可能影响视觉传导，导致视力下降、视野缺损等症状。因此，检出这些视野缺损的特征性改变，对中枢神经系统病变的定位诊断具有重要意义。

四、眼部血管和神经

（一）血管

1. 视网膜中央动脉：为眼动脉眶内段的分支，在眼球后 9 ～ 12mm 处从内下或下方进入视神经中央，再经视乳头穿出，分为颞上、颞下、鼻上、鼻下 4 支，走行于视网膜神经纤维层内，逐渐分布达周边部。从中央动脉经 5 级分支形成毛细血管网，视网膜毛细血管网又分浅、深两层。浅层分布于神经纤维层和神经节细胞层，深层位于内核层。在视网膜黄斑区中央为一无血管区，部分人后极部存在由睫状后短动脉组成的睫状视网膜动脉，主要供给黄斑区视网膜。

2. 睫状血管：按部位和走行分为睫状后短动脉、睫状后长动脉和睫状前动脉。

（1）睫状后短动脉：为眼动脉的一组分支，分鼻侧和颞侧两主干，在视神经周围穿入巩膜前分为约 20 支，进入脉络膜内再逐级分支直至毛细血管，呈小叶分布，营养脉络膜及视网膜外 5 层。

（2）睫状后长动脉：由眼动脉分出 2 支，在视神经鼻侧和颞侧稍远处，斜穿巩膜进入脉络膜上腔，前行至睫状体后部，开始发出分支。少数分支返回脉络膜前部，大多数分支到睫状体前、虹膜根部后面，与睫状前动脉的穿通支交通，组成动脉大环。大环再发出一些小支向前，在近瞳孔缘处形成虹膜小环，一些小支向内至睫状肌和睫状突，构成睫状体的血管网。

（3）睫状前动脉：是由眼动脉分支肌动脉而来。在肌腱止端处发出的分支，走行于表层巩膜与巩膜实质内，并分为巩膜上支，前行至角膜缘组成角膜缘血管网；部分分支穿过巩膜到睫状体，参与动脉大环的组成。视盘血供有其特点：视盘表面的神经纤维层系视网膜中央动脉的毛细血管供应，而筛板和筛板前的血供则来自睫状后短动脉的分支，即 Zinn-Haller 环，此环与视网膜中央动脉也有沟通。

眼球静脉回流主要为：①视网膜中央静脉。与同名动脉伴行，经眼上静脉或直接回流到海绵窦。②涡静脉。位于眼球赤道部后方，汇集脉络膜及部分虹膜睫状体的血液，其 4 ～ 7 条，每个象限有 1 ～ 2 条，在直肌之间距角膜缘 14 ～ 25mm 处斜穿出巩膜，经眼上静脉、眼下静脉回流到海绵窦。③睫状前静脉。收集虹膜、睫状体的血液。上半部静脉血流入眼上静脉，下半部血流入眼下静脉，大部分经眶上裂注入海绵窦，一部分经眶下裂注入面静脉及翼腭静脉丛，进入颈外静脉。

（二）神经

眼部的神经支配丰富，与眼相关的脑神经共有 6 对。第Ⅱ脑神经（视神经）；第Ⅲ脑神经（动眼神经），支配所有眼内肌、上睑提肌和除外直肌、上斜肌以外的眼外肌；第Ⅳ脑神经（滑车神经），支配上斜肌；第Ⅴ脑神经（三叉神经），司眼部感觉；第Ⅵ脑神经（外展神经），支配外直肌；第Ⅶ脑神经（面神经），支配眼轮匝肌。

1. 睫状神经节：位于视神经外侧，总腱环前 10mm 处。节前纤维由 3 个根组成：①长根为感觉根，由鼻睫状神经发出；②短根为运动根，由第Ⅲ脑神经发出，含副交感神经纤维；③交感根，由颈内动脉丛发出，支配眼血管的舒缩。节后纤维即睫状短神经。眼内手术施行球后麻醉，即阻断此神经节。

2. 鼻睫状神经：为第Ⅴ脑神经眼支的分支，司眼部感觉。在眶内又分出睫状节长根、睫状长神经、筛后神经和滑车下神经等。

（1）睫状长神经：在眼球后分 2 支分别在视神经两侧穿过巩膜进入眼内，有交感神经纤维加入，行走于脉络膜上腔，司角膜感觉。其中交感神经纤维分布于睫状肌和瞳孔开大肌。

（2）睫状短神经：为混合纤维，共 6 ～ 10 支，在视神经周围及眼球后极部穿入巩膜，行走于脉络膜上腔，前行到睫状体，组成神经丛。由此发出分支，司虹膜睫状体、角膜和巩膜的感觉，其副交感纤维分布于瞳孔括约肌及睫状肌，交感神经纤维至眼球内血管，司血管舒缩。

（王罡艳）

第二节　耳鼻咽喉头颈外科的应用解剖与生理

一、鼻的应用解剖

鼻分为外鼻、鼻腔和鼻窦三部分。鼻腔的三维解剖结构是维持鼻正常生理功能的基础。鼻腔为不规则腔隙，被鼻中隔分为左右两个。鼻腔的前上部、两侧和后部共有 4 对鼻窦，分别为额窦、筛窦、上颌窦和蝶窦。每侧鼻腔借助鼻窦开口分别与 4 组鼻窦相交通（图 1–3）。

（一）外鼻

外鼻由骨和软骨构成支架，外覆以软组织和皮肤。

1. 外鼻形状：外鼻位于面部中央，呈三棱锥体状，上窄下宽，前棱上部为鼻根，向下依次为鼻梁及鼻尖。鼻梁左右两侧为鼻背，鼻尖两侧半圆形隆起为鼻翼。该三棱锥体的底部即鼻底，鼻底向前延续，被鼻小柱分成左右两个前鼻孔。鼻翼向外下与面颊交界处有一浅沟，即鼻唇沟（图 1–4）。

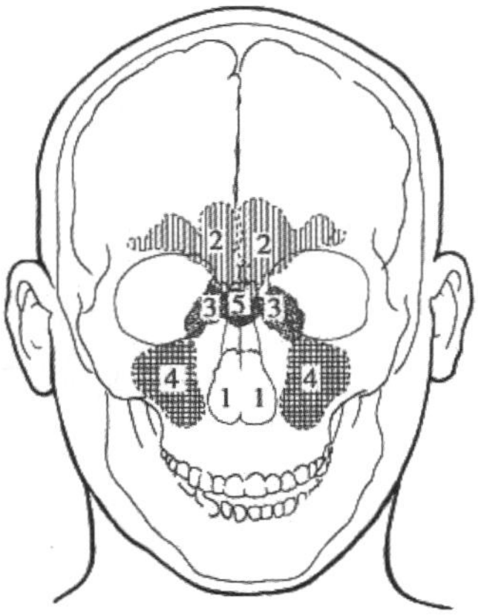

图 1–3　鼻在颅面骨中的位置

1. 鼻腔；2. 额窦；3. 筛窦；4. 上颌窦；5. 蝶窦。

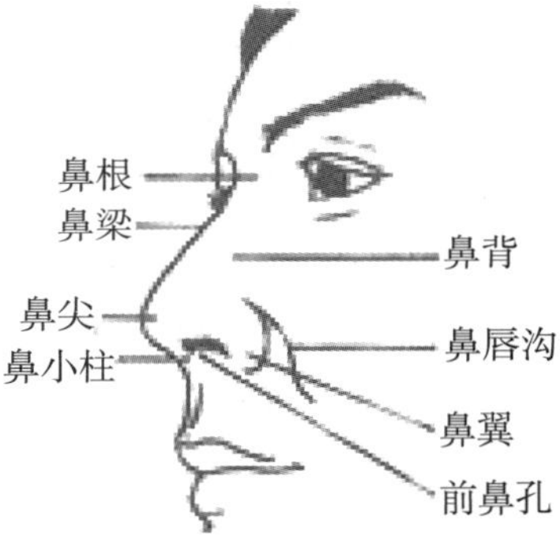

图 1–4　外鼻

2. 外鼻支架：外鼻由骨和软骨构成支架，外覆皮肤和软组织。骨性支架包括上方的额骨鼻部、鼻骨和两侧的上颌骨额突；软骨支架由鼻外侧软骨和大翼软骨组成，借致密的结缔组织附着于骨性支架（图 1–5）。

3. 外鼻皮肤：外鼻外覆皮肤和皮下组织，鼻尖、鼻翼及鼻前庭皮肤富含皮脂腺、汗腺和毛囊，为疖肿、痤疮、酒渣鼻的好发部位。

4. 外鼻血管：外鼻的静脉主要经内眦静脉和面静脉汇入颈内静脉，内眦静脉又可经眼上、眼下静脉与海绵窦相通。面部静脉无瓣膜，血液可双向流动，所以当鼻部皮肤感染时，可引起致命的海绵窦血栓性静脉炎。临床上将鼻根部至上唇三角形区域称为“危险三角区”。

5. 外鼻神经：外鼻的运动神经为面神经颊支，支配鼻部运动。感觉神经主要是三叉神经的眼支和上颌支。

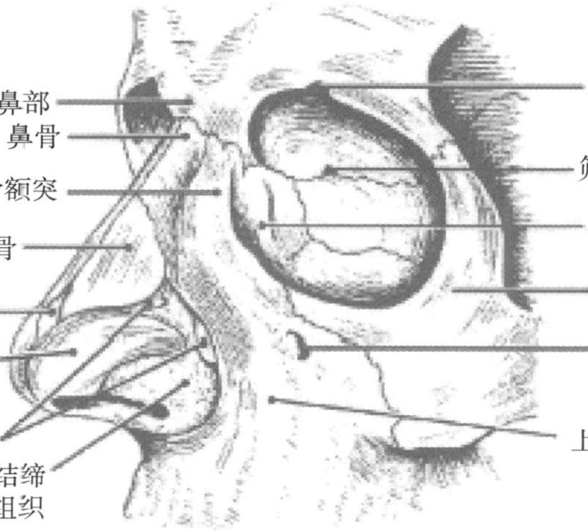

图 1–5 外鼻的骨和软骨支架

（二）鼻腔

鼻腔左右各一，由鼻中隔分为左右两侧，每侧鼻腔又分为鼻前庭和固有鼻腔两部分。

1. 鼻前庭：前界为前鼻孔，后界为鼻内孔，鼻内孔是鼻腔的最狭窄处，鼻前庭皮肤与固有鼻腔黏膜移行处的弧形隆起称鼻阈。鼻前庭有皮肤覆盖，皮肤含鼻毛，并富含皮脂腺和汗腺，故易发生疖肿。皮肤与软骨紧密连接，一旦发生疖肿时，疼痛剧烈。

2. 固有鼻腔：简称鼻腔，前界为鼻内孔，后界为后鼻孔。鼻腔有内、外、顶、底四壁。

1）内侧壁：即鼻中隔，由鼻中隔软骨、筛骨正中板（又称筛骨垂直板）和犁骨和上颌骨额突构成。软骨膜和骨膜外覆有黏膜。鼻中隔最前下部的黏膜下血管密集，分别由颈内动脉和颈外动脉系统的分支汇聚成血管丛，此处称为利特尔区，是鼻出血的好发部位。

2）外侧壁：为鼻解剖结构中最复杂的区域，也和鼻窦炎的发病有密切关系。从下向上有 3 个呈阶梯状排列的长条骨片，分别称为下、中、上鼻甲。各鼻甲大小依次缩小

1/3，前端的位置则依次后退 1/3。每一个鼻甲的外下方均有一裂隙样空间，分别为下、中、上鼻道（图 1–6）。

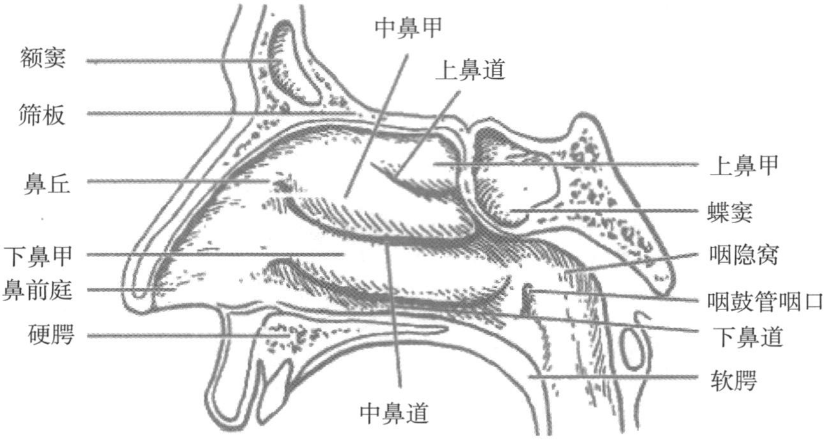

图 1–6　鼻腔外侧壁

（1）下鼻甲及下鼻道：下鼻甲是位置最靠前、最大的鼻甲，其前端接近鼻阈，后端距咽鼓管咽口仅 1. 0 ～ 1.5cm。病理状态下（如下鼻甲肿胀或肥厚）可直接影响咽鼓管的开放功能。下鼻道呈穹隆状，前上方有鼻泪管的开口。下鼻道外侧壁前端距下鼻甲前端附着处 1.0 ～ 2.0cm 处骨质最薄，是上颌窦穿刺冲洗的最佳进针位置。

（2）中鼻甲和中鼻道：中鼻甲为筛骨的一部分，为筛窦内侧壁的标志，依次附着于筛窦顶壁和筛骨水平板的连接处及纸样板。中鼻甲是鼻内镜手术中重要解剖标志。中鼻道外侧壁上有两个隆起，前下者呈弧形嵴状隆起，称钩突，其后上的隆起，称筛泡，属筛窦结构。在两个突起之间有一半月状裂隙，称半月裂孔，半月裂孔向前下和外上扩大呈漏斗状，称筛漏斗。额窦、前组筛窦及上颌窦均开口于此。窦口鼻道复合体，是前组筛窦、上颌窦及额窦引流的共同通道，并非真正意义上的解剖名称，而是一个重要的功能区域。它是以筛漏斗为中心邻近区域的一组解剖结构的共同称谓，包括中鼻甲、钩突、筛泡、半月裂以及额窦、前组筛窦和上颌窦的自然开口等结构。该区域解剖结构异常及局部炎症可导致鼻炎及鼻窦炎。

（3）上鼻甲和上鼻道：上鼻甲是 3 个鼻甲中最小的一个，属筛骨结构，位于鼻腔外侧壁上后部。后组筛窦开口于上鼻道。上鼻甲后端的后上方有蝶筛隐窝，是蝶窦开口所在。

3）顶壁：呈穹隆状，前段倾斜上升，由鼻骨和额骨鼻突构成；后段倾斜向下，即蝶窦前壁；中段水平，为分隔颅前窝的筛骨水平板，属颅前窝底的一部分，板上多孔

(筛孔)，故又名筛板，容嗅丝通过进入颅内。筛板菲薄而脆，较易因外伤或手术误伤导致外伤性 / 医源性脑脊液鼻漏。

4)底壁：即硬腭的鼻腔面，与口腔相隔。前 3/4 由上颌骨腭突构成，后 1/4 由腭骨水平部构成。

5)后鼻孔：由蝶骨体下部、蝶骨翼突内侧板、腭骨水平部后缘构成，上覆黏膜。双侧后鼻孔经鼻咽部交通。

3. 鼻腔黏膜：鼻腔黏膜分为嗅区黏膜和呼吸区黏膜。

(1)嗅区黏膜：分布于鼻腔顶中部，向下至鼻中隔上部和鼻腔外侧壁上部等嗅裂区域。为假复层无纤毛柱状上皮，由支持细胞、基底细胞和嗅细胞组成。

(2)呼吸区黏膜：鼻腔前 1/3 自前向后的黏膜上皮为鳞状上皮、移行上皮、假复层柱状上皮，鼻腔后 2/3 为假复层纤毛柱状上皮。纤毛柱状上皮细胞占上皮细胞的 20% ～ 50%，每个纤毛细胞表面有 250 ～ 300 根纤毛。纤毛由前向后向鼻咽方向摆动，发挥黏液纤毛清除功能；黏膜下层有丰富 1 的腺体，黏膜血管中毛细血管与小静脉之间形成海绵状血窦，具有重要的生理和病理意义。

4. 鼻腔血管：动脉主要来自眼动脉和上颌动脉。鼻腔前部、后部、下部的静脉最后汇入颈内、颈外静脉，鼻腔上部的静脉经眼静脉汇入海绵窦，亦可经筛静脉汇入颅内的静脉和硬脑膜窦。

5. 鼻腔神经：包括嗅神经、感觉神经和自主神经。嗅神经分布于嗅区黏膜，嗅细胞中枢突汇集成嗅丝穿经筛板上之筛孔抵达嗅球。感觉神经主要来自三叉神经第一支(眼神经)和第二支(上颌神经)的分支。自主神经的交感神经来自颈内动脉交感神经丛组成的岩深神经，副交感神经来自面神经分出的岩浅大神经，两者组成翼管神经进入鼻腔；交感神经主司鼻黏膜血管收缩，副交感神经主司鼻黏膜血管扩张和腺体分泌。

6. 鼻腔淋巴：鼻腔前 1/3 的淋巴管与外鼻淋巴管相连，后 2/3 的淋巴汇入咽后淋巴结及颈深淋巴结上群。

(三)鼻窦

鼻窦是鼻腔周围颅面骨中含气空腔。左右成对，共 4 对。依其所在颅骨命名，分别为上颌窦、筛窦、额窦和蝶窦。依照窦口引流的位置和方向以及鼻窦的位置，将鼻窦又分为前后两组：前组鼻窦包括上颌窦、前组筛窦和额窦，均开口于中鼻道；后组鼻窦包括后组筛窦和蝶窦，前者开口于上鼻道，后者开口于蝶筛隐窝。

1. 上颌窦：位于上颌骨内，为鼻窦中最大者。共有 5 个壁：前壁即面壁，中央为尖牙窝，较薄；后外壁与翼腭窝和颞下窝毗邻，上颌窦恶性肿瘤破坏此壁，累及翼内肌可致张口受限；上壁构成眼眶底壁内侧部，上颌窦疾病和眶内疾病可相互影响；底壁即牙槽突，常低于鼻腔底，与第二双尖牙和第一、二磨牙关系密切，牙根感染有时可引起牙源性上颌窦炎；内侧壁即鼻腔外侧壁下部，其后上部有窦口与中鼻道相通，因窦口位置较高，不易引流，故易感染成上颌窦炎。眶下缘下方有一眶下孔，眶下神经及血管通过此孔。

2. 筛窦：又称筛迷路，形似蜂窝状结构，介于鼻腔和眼眶之间，为 4 组鼻窦中解剖关系最复杂、自身变异最多、与毗邻器官联系最密切的解剖结构。筛窦气房视其发育程度不同而异，从 4 ～ 16 个到 18 ～ 30 个。筛窦被中鼻甲基板分为前组筛窦和后组筛窦，前组筛窦开口于中鼻道，后组筛窦开口于上鼻道。其外侧壁即眼眶内侧壁，菲薄如纸，称纸样板，筛窦病变、外伤及手术可破坏此壁造成眶内并发症。其顶壁为筛顶，与前颅窝相邻。筛顶与筛板可形成一定的高度差，外伤和手术时易造成损伤，引起脑脊液鼻漏。

3. 额窦：位于额骨鳞部之下和眶部之上，介于额骨内外两层骨板之间。前壁为额骨外骨板，较坚厚，含骨髓，炎症或外伤可致骨髓炎。后壁为额骨内骨板，较薄，与颅前窝内的结构毗邻，且有导静脉和骨裂隙，故额窦感染可侵入颅内。底壁即为眼眶顶壁和前组筛窦之顶壁，此壁甚薄，炎症时有明显压痛，额窦囊肿亦可破坏此处侵入眶内。底壁内下方有额窦开口，经额隐窝引流到中鼻道前端。

4. 蝶窦：位于蝶骨体内。外侧壁与颅中窝、海绵窦、颈内动脉和视神经管毗邻。气化较好的蝶窦，此壁菲薄甚至缺损，使上述结构裸露于窦腔内，手术不慎将出现失明及大出血。顶壁上方为颅中窝的底，呈鞍形，称为蝶鞍，承托垂体。前壁参与构成鼻腔顶的后段和筛窦的后壁（蝶筛板），有蝶窦自然开口。下壁即后鼻孔上缘和鼻咽顶，翼管神经孔位于下壁外侧的翼突根部。

二、鼻的生理功能

（一）呼吸功能

1. 鼻阻力的产生及生理意义：一定的鼻阻力是维持正常鼻通气的前提条件。鼻阻力主要由鼻瓣膜区的诸多结构形成。正常鼻阻力有助于吸气时形成胸腔负压，使肺泡扩张和增大气体交换面积，同时也使呼气时气体在肺泡内停留的时间延长，因此，正常鼻阻力的存在对充分保证肺泡气体交换过程的完成有重要作用。

2. 鼻周期：正常人体鼻阻力呈现昼夜及左右有规律的和交替的变化，这种变化受双侧下鼻甲黏膜内的容量血管交替性和规律性的收缩与扩张的影响，间隔 2 ～ 7h 出现 1 个周期，称之为生理性鼻甲周期或鼻周期。

3. 加温加湿作用：外界空气吸入鼻腔后很快被调节到接近正常体温，以保护下呼吸道黏膜。

4. 过滤和清洁功能：鼻前庭的鼻毛对空气中较大的粉尘颗粒及细菌有阻挡及过滤作用。较小的尘埃颗粒可随气流的紊流部分沉降，或随层流散落在黏液毯中，其中部分水溶性颗粒可被溶解，不能溶解的则随纤毛摆动到达鼻咽部，被咽下或吐出。

（二）黏液纤毛清除功能

鼻腔鼻窦黏膜大部分为假复层纤毛柱状上皮。纤毛运动是维持鼻腔正常生理功能的重要机制。

（三）嗅觉功能

嗅觉功能主要依赖嗅区黏膜及其中的嗅细胞。嗅觉起着识别、报警、增进食欲、影响情绪等作用。

（四）免疫功能

免疫功能包括非特异性防御机制、体液免疫和细胞免疫。

（五）发声共鸣功能

鼻腔在发音时起共鸣作用。鼻塞时出现闭塞性鼻音，鼻咽腔闭合不全或不能关闭时可出现开放性鼻音。

（六）鼻的反射功能

鼻腔内神经分布丰富，当鼻黏膜遭受机械性或化学性刺激时，可引起广泛的呼吸及循环系统的反应，包括喷嚏反射、鼻肺反射和鼻泪反射。

（七）鼻窦的生理功能

一般认为鼻窦对鼻腔的共鸣功能有辅助作用，并可减轻头颅重量，缓冲外来冲击力，对重要器官有一定的保护作用。

三、咽的应用解剖

咽是呼吸道和消化道上端的共同通道。上宽下窄、前后扁平略呈漏斗形。上起颅底，下至环状软骨下缘平面（约平第 6 颈椎），成人全长约 12cm。前方与鼻腔、口腔和喉腔相通，后壁与椎前筋膜相邻，两侧与颈部大血管和神经毗邻。

（一）咽的分段

咽以软腭平面、会厌上缘平面为界，自上而下可分为鼻咽、口咽和喉咽三部分（图 1–7，图 1–8）。

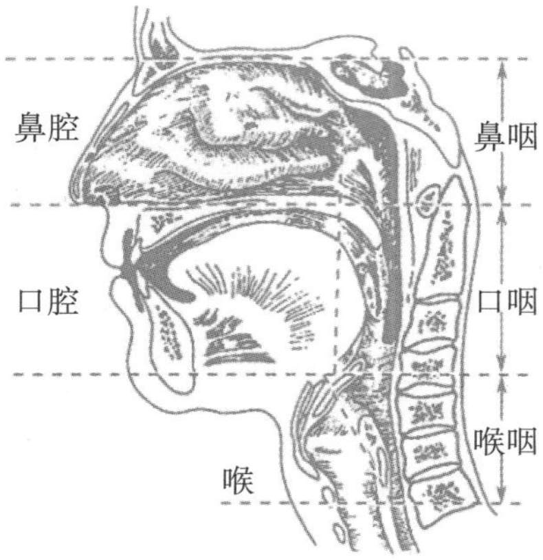

图 1–7　咽的分区

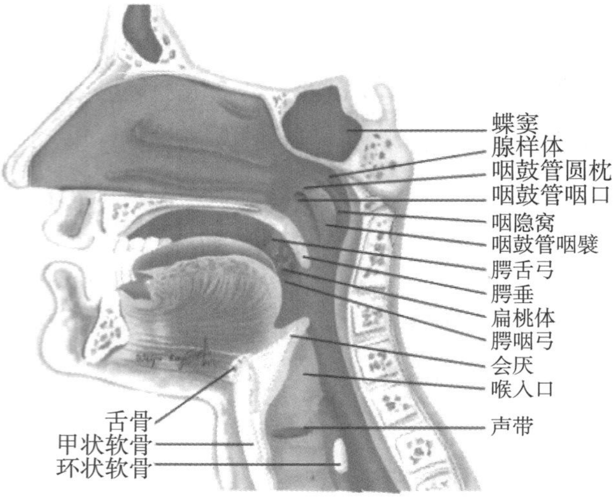

图 1–8　咽部矢状面解剖图

1. 鼻咽：又称上咽，位于颅底与软腭平面之间。前方正中为鼻中隔后缘，两侧为后鼻孔，与鼻腔相通。后壁平对第 1、2 颈椎。顶后壁黏膜下有丰富的淋巴组织集聚，呈橘瓣状，称腺样体，又称咽扁桃体。左右两侧有咽鼓管咽口、咽鼓管扁桃体、咽鼓管圆枕及咽隐窝。咽隐窝是鼻咽癌的好发部位之一（图 1–9）。下方与口咽相通。

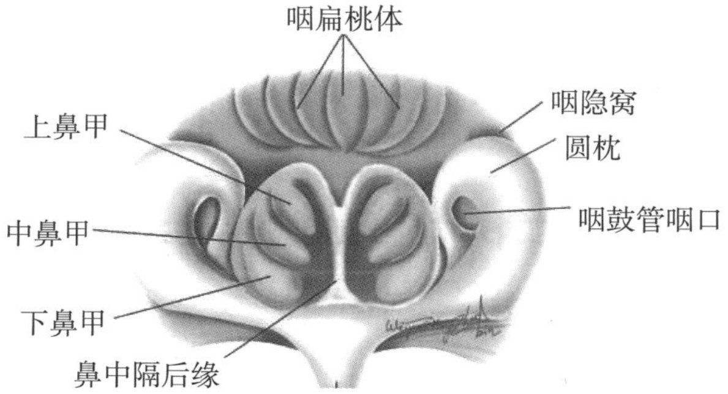

图 1–9　鼻咽

2. 口咽：又称中咽，是口腔向后方的延续部，介于软腭与会厌上缘平面之间，通常所谓咽部即指此区。前方经咽峡与口腔相通。咽峡系由腭垂、软腭游离缘、舌背、两侧腭舌弓和腭咽弓共同构成的一个环形狭窄部分。两弓之间为扁桃体窝，腭扁桃体位于其中。在腭咽弓的后方有条索状淋巴组织，名咽侧索。咽后壁黏膜下有散在淋巴滤泡。舌根上面有舌扁桃体。

3. 喉咽：又称下咽，位于会厌上缘与环状软骨下缘平面之间。上接口咽，下连食管入口。前面自上而下有会厌、杓会厌皱襞和杓状软骨所围成的入口，称喉口，与喉腔相通。在喉口两侧各有一较深的隐窝名为梨状窝，是异物常嵌顿之处。舌根与会厌之间左右各有一浅窝，称会厌谷，是异物易存留之处。两侧梨状窝之间、环状软骨板后方的间隙称环后隙，其下方即为食管入口。

（二）咽壁的构造

1. 咽壁的分层：咽壁由内向外分 4 层，即黏膜层、纤维层、肌肉层和外膜层。咽的黏膜与咽鼓管、鼻腔、口腔和喉的黏膜相延续。纤维层又称腱膜层，介于黏膜层与肌层之间。咽壁的肌层按其功能主要分为咽缩肌组、咽提肌组和腭帆肌组。外膜层又称筋膜层，覆盖于咽缩肌之外，系颊咽筋膜的延续。

2. 筋膜间隙：在咽筋膜与邻近的筋膜之间有疏松的组织间隙，较重要的有咽后隙和咽旁隙。这些间隙的存在，有利于咽腔在吞咽时的运动，协调头颈部的自由活动，获得正常的生理功能。咽间隙的存在既可将病变局限于一定范围之内，又为病变的扩散提供了途径。

（1）咽后隙：位于椎前筋膜和颊咽筋膜之间，上起颅底、下至上纵隔，相当于第 1、2 胸椎平面，咽缝将此间隙分为左右两侧，且互不相通。咽后隙内有淋巴组织，婴幼儿期有数个淋巴结，儿童期逐渐萎缩，至成人仅有极少淋巴结。扁桃体、口腔、鼻腔后部、鼻咽、咽鼓管等部位的淋巴引流于此。

（2）咽旁隙：位于咽后间隙的两侧，左右各一，形如锥体。锥底向上至颅底，锥尖向下达舌骨。茎突及其附着肌将此间隙分为前后两部分。前隙较小，内侧与腭扁桃体毗邻，腭扁桃体炎症可扩散到此间隙；后隙较大，有颈内动脉、颈内静脉、舌咽神经、迷走神经、舌下神经、副神经及交感神经干等通过，另有颈深淋巴结上群位于此隙。

（三）咽部的淋巴组织

咽黏膜下淋巴组织丰富，较大淋巴组织团块呈环状排列，称为咽淋巴环（Waldeyer 淋巴环），主要由咽扁桃体（腺样体）、腭扁桃体、舌扁桃体、咽鼓管扁桃体、咽后壁淋巴滤泡及咽侧索组成内环；内环淋巴流向颈部淋巴结，后者又互相交通，自成一环，称外环，包括下颌角淋巴结、颌下淋巴结、须下淋巴结、咽后淋巴结等（图 1–10）。咽部淋巴均流入颈深淋巴结。

1. 腭扁桃体：习称扁桃体，位于腭舌弓和腭咽弓之间的扁桃体窝内，为咽淋巴组织中最大者。6 ～ 7 岁时腭扁桃体可呈生理性肥大，中年以后逐渐萎缩。其内侧面覆盖鳞状上皮黏膜，黏膜上皮向扁桃体实质内陷入，形成一些深浅不一的盲管，称为扁桃体隐窝。扁桃体外侧面为咽腱膜和咽上缩肌，咽腱膜与扁桃体被膜之间有一潜在间隙，称为扁桃体周围间隙。

2. 腺样体：又称咽扁桃体，位于鼻咽顶壁与后壁交界处，形似半个剥皮橘子，表面不平，有 5～6 条纵行沟裂。在其下端有时可见胚胎期残余的凹陷，称咽囊。腺样体于出生后即存在，6～7 岁时最显著，一般 10 岁以后逐渐退化萎缩。

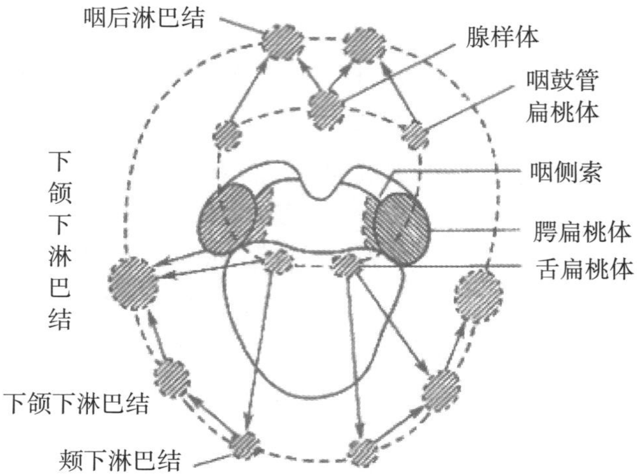

图 1-10　咽淋巴环示意图

（四）咽部的血管和神经

1. 动脉：咽部的血液供应来自颈外动脉的分支，有咽升动脉、甲状腺上动脉、腭升动脉、腭降动脉、舌背动脉等。

2. 静脉：咽部的静脉经咽静脉丛与翼丛，流入面静脉，汇入颈内静脉。

3. 神经：主要由舌咽神经、迷走神经和交感神经干的颈上神经节所构成的咽丛，司咽部的感觉和有关肌肉的运动。

四、咽的生理功能

（一）呼吸功能

咽腔是上呼吸道的重要组成部分，黏膜内或黏膜下含有丰富的腺体，对吸入的空气有调节温度、湿度及清洁的作用。

（二）吞咽功能

吞咽动作是一种由多组咽肌参与的反射性协同运动。根据食物进入途径，吞咽可分为 3 期：口腔期、咽腔期、食管期。吞咽动作一经发动即不能中止。

（三）防御保护功能

防御保护功能主要通过咽反射来完成。一方面，协调的吞咽反射，可封闭鼻咽和喉腔，在吞咽或呕吐时，避免食物吸入气管或反流鼻腔；另一方面，当异物或有害物质接触咽部，会发生恶心呕吐，有利于异物及有害物质的排出。

（四）言语形成功能

咽腔为共鸣腔之一，发声时，咽腔和口腔可改变形状，产生共鸣，使声音清晰、和谐悦耳，并由软腭、口、舌、唇、齿等协同作用构成各种言语。正常的咽部结构与发声时，咽部形态大小的相应变化，对语言形成和清晰度都有重要作用。

（五）调节中耳气压功能

咽鼓管咽口的开放与咽肌的运动，尤其是吞咽运动密切相关。吞咽动作不断进行，咽鼓管不断随之开放，中耳内气压与外界大气压保持平衡，从而保持正常听力。

（六）扁桃体的免疫功能

扁桃体生发中心含有各种吞噬细胞，同时可以制造具有天然免疫力的细胞和抗体，它们对从血液、淋巴或其他组织侵入机体的有害物质具有积极的防御作用。在儿童期，扁桃体免疫功能逐渐活跃，特别是 3 ～ 5 岁时，因接触外界变应原的机会多，扁桃体显著增大，此时的扁桃体肥大应视为正常的生理现象。青春期后，扁桃体的免疫活动趋于减退，扁桃体组织逐渐缩小。

五、喉的应用解剖

喉是重要的发音器官，也是呼吸的重要通道，上通喉咽，下连气管。喉位于颈前正中，舌骨之下，上端是会厌上缘，下端为环状软骨下缘。成人喉的位置相当于第 3 ～ 5 颈椎平面，女性及儿童喉的位置较男性稍高。喉由软骨、肌肉、韧带、纤维结缔组织和黏膜等构成（图 1–11）。

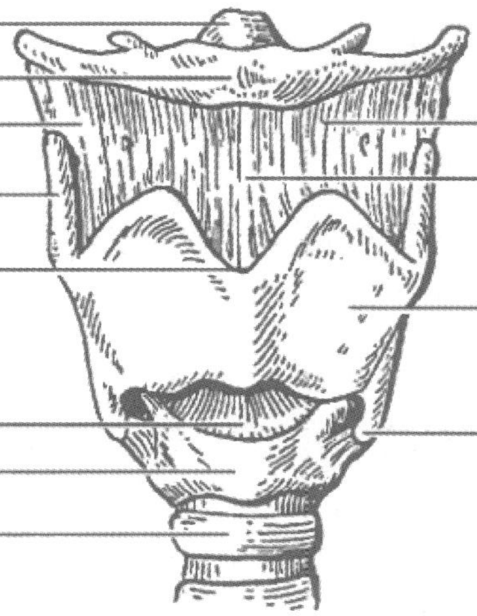

图 1–11 喉前面观

（一）喉软骨

喉软骨构成喉的支架。单个较大的有会厌软骨、甲状软骨、环状软骨，成对较小的有杓状软骨、小角软骨和楔状软骨，喉软骨间由纤维韧带连接。

1. 会厌软骨：呈叶片状，稍卷曲，其上有一些小孔，使会厌喉面和会厌前间隙相连。会厌软骨位于喉的上部，其表面覆盖黏膜，构成会厌，吞咽时会厌盖住喉入口，防止食物进入喉腔。会厌可分为舌面和喉面，舌面组织疏松，感染时容易肿胀。小儿会厌呈卷曲状。

2. 甲状软骨：为喉部最大软骨，由两块对称的四边形甲状软骨板在前方正中融合而成，和环状软骨共同构成喉支架的主要部分。甲状软骨上缘正中为一 V 形凹陷，称甲状软骨切迹。男性甲状软骨前缘的角度较小，为直角或锐角，上端向前突出，形成喉结，是成年男性的特征之一。女性的这一角度近似钝角，故喉结不明显。左右两侧软骨板后缘分别向上、向下延伸，形成上角和下角，上角长、下角短。甲状软骨上缘与舌骨之间的薄膜称为甲状舌骨膜。

3. 环状软骨：位于甲状软骨之下，第一气管环之上。前部较窄，称环状软骨弓；后部较宽，称环状软骨板。此软骨是喉气管中唯一完整的环形软骨，对保持喉气管的通畅至关重要。如果外伤或疾病引起环状软骨损伤，常可引起喉及气管狭窄。环状软骨弓上缘与甲状软骨下缘之间有环甲膜，环甲膜中央为环甲膜穿刺处。

4. 杓状软骨：呈三角锥形，左右各一，位于环状软骨板上缘。其底部和环状软骨之间形成环杓关节，其运动使声带张开或闭合。底部前端有声带突，为声带附着处。底部外侧为肌突，有环杓后肌和环杓侧肌附着其后部及前外侧面。

5. 小角软骨：位于杓状软骨的顶部，杓会厌皱襞之中。

6. 楔状软骨：位于两侧杓会厌皱襞中，在小角软骨的前外侧。

（二）喉韧带与膜

喉的各软骨之间，喉和周围组织如舌骨、舌及气管之间均有纤维韧带互相连接。包括甲状舌骨膜、环甲膜、甲状会厌韧带、环甲关节韧带、环杓后韧带、舌骨会厌韧带、舌会厌韧带、环气管韧带、喉弹性膜。

（三）喉肌

喉肌分为喉外肌及喉内肌两组。喉外肌位于喉的外部，将喉与周围结构相连接，有固定喉、牵拉喉体上升或下降的功能，包括舌骨上肌群和舌骨下肌群，前者有下颌舌骨肌、二腹肌、茎突舌骨肌和颏舌骨肌；后者有甲状舌骨肌、胸骨舌骨肌、肩胛舌骨肌和胸骨甲状肌。喉内肌位于喉的内部（环甲肌例外），是与声带运动有关的肌肉，按其功能分为 5 组（图 1–12）。

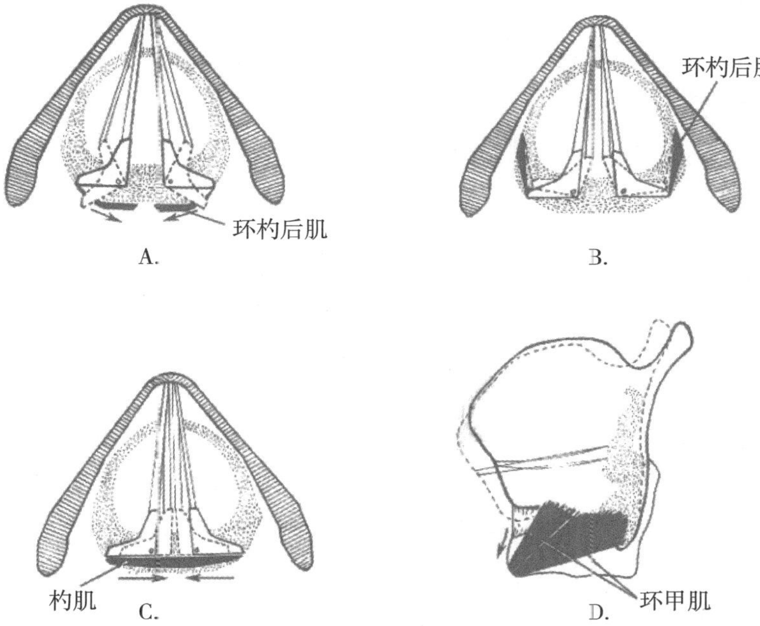

图 1–12 喉肌功能示意图

A. 环杓后肌收缩使声带外展，声门开大；B. 环杓侧肌收缩时使声带内收，声门关闭；C. 杓肌收缩亦使声带内收，声门关闭；D. 环甲肌收缩，使声带紧张。

1. 使声门张开的肌肉：主要有环杓后肌，起自环状软骨板背面的浅凹，止于杓状软骨肌突的后面。该肌收缩使杓状软骨的声带突向外侧转动，将声门的后端分开，开大声门。

2. 使声门关闭的肌肉：环杓侧肌和杓肌。环杓侧肌起于同侧环状软骨弓上缘，止于杓状软骨肌突的前面。杓肌附着在两侧杓状软骨上。环杓侧肌和杓肌收缩使声带内收，声门闭合。

3. 使声带紧张的肌肉：为环甲肌，起于环状软骨弓前外侧，止于甲状软骨下缘。环甲肌收缩时以环甲关节为支点，使甲状软骨和环状软骨弓的距离缩短，甲状软骨和杓状软骨的距离增加，从而拉紧声韧带，使声带紧张度增加。

4. 使声带松弛的肌肉：甲杓肌，起于甲状软骨内侧面中央的前联合，其内侧部止于杓状软骨声带突，外侧部止于杓状软骨肌突。甲杓肌收缩使声带松弛，同时兼有声带内收、关闭声门的功能。

5. 使会厌活动的肌肉：包括杓会厌肌和甲状会厌肌。会厌游离缘两侧杓会厌皱襞及杓区构成喉入口，杓会厌肌收缩将会厌拉向后下方，使喉入口关闭，甲状会厌肌收缩将会厌拉向前上方，使喉入口开放。

（四）喉黏膜

喉黏膜大多为假复层纤毛柱状上皮，仅声带内侧、杓会厌舌面的大部以及杓会厌皱襞的黏膜为复层鳞状上皮。会厌舌面、声门下区、杓区及杓会厌皱襞处有疏松的黏膜下层，炎症时容易发生肿胀，引起喉阻塞。

（五）喉腔

喉腔上界为喉入口，下界相当于环状软骨下缘。以声带为界，喉腔分为声门上区、声门区和声门下区（图 1–13）。

1. 声门上区：声带以上的喉腔称为声门上区，上通喉咽。其上界为由杓状软骨、杓会厌皱襞及会厌游离缘组成的喉入口，前壁为会厌软骨，后壁为杓状软骨，两侧为杓会厌皱襞。喉入口与室带之间的区域称为喉前庭。声带上方与之平行的皱襞为室带，亦称假声带，声带和室带之间开口呈椭圆形的腔隙称为喉室。

2. 声门区：两侧声带之间的区域称为声门区。声带左右各一，位于室带下方，由声韧带、声带肌和膜组成。声带张开时，出现一个顶向前的等腰三角形的裂隙称声门裂，简称声门，为喉腔最狭窄处。声门裂的前端称前联合。

3. 声门下区：声带以下的喉腔称为声门下区，下连气管。该区黏膜下组织疏松，炎症时水肿严重易引起喉阻塞。

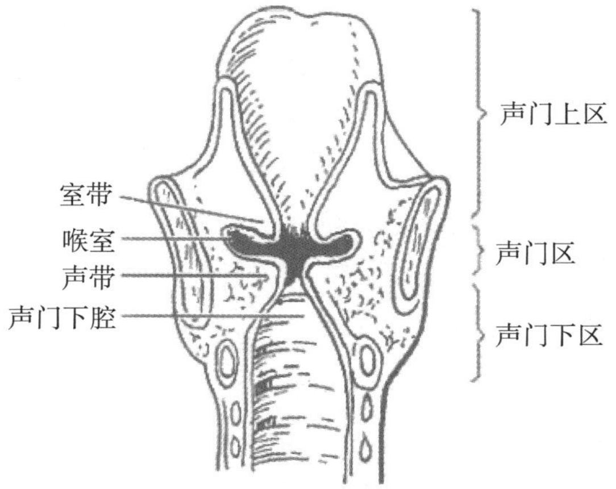

图 1–13　喉腔分区

（六）喉的血管、淋巴和神经

1. 喉的血管：主要由甲状腺上动脉的分支喉上动脉和环甲动脉（又称喉中动脉）、甲状腺下动脉的分支喉下动脉组成。喉的静脉与动脉伴行，汇入甲状腺上、中、下静脉。

2. 喉的淋巴结：与喉癌的局部扩散以及颈部转移有密切关系。以声门区为界分为声门上区组和声门下区组（图 1–14）。声门上区淋巴组织最丰富。除喉室外，此区的毛细淋巴管汇集于杓会厌皱襞后形成较粗大的淋巴管，主要进入颈内静脉周围的颈深上淋巴结，有少数淋巴管汇入颈深下淋巴结或副神经链。声门区的声带组织内淋巴管甚少。声门下区组织中的淋巴管较多，但较声门上区稀少。

3. 喉的神经：主要有喉上神经和喉返神经，均为迷走神经的分支（图 1–15）。喉上神经于舌骨大角平面分为内支和外支，外支主要司运动，支配环甲肌的运动，维持声带张力；内支主要司感觉。喉返神经是喉的主要运动神经，由迷走神经进入胸腔后分出，左侧喉返神经绕主动脉弓上行，右侧喉返神经绕锁骨下动脉上行，支配除环甲肌外的喉内各肌的运动；同时也有一些感觉支支配声门下区黏膜的感觉。左侧喉返神经的径路较右侧长，故临床上受累机会也较多。

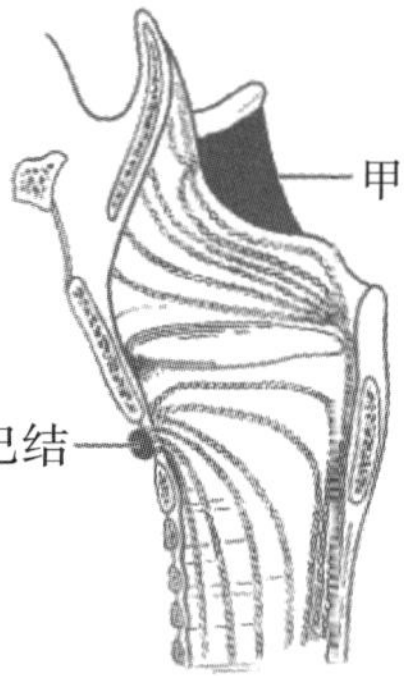

图 1–14　喉的淋巴

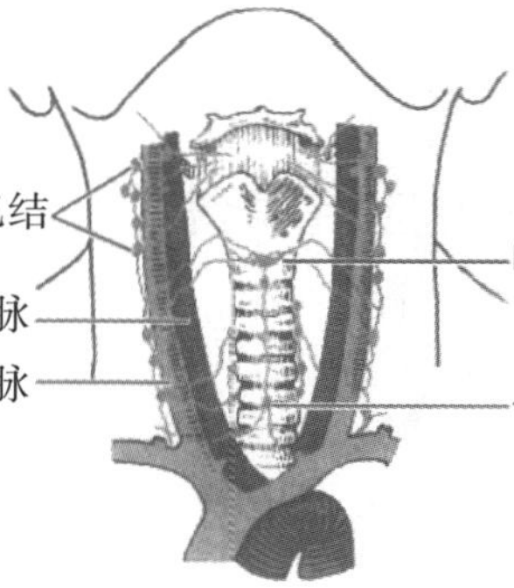

图 1–15　喉的神经

（七）小儿喉部的解剖特点

小儿喉的位置较成人高。喉软骨较成人软，尚未钙化。小儿喉部黏膜下组织较疏松，炎症时易发生肿胀。小儿喉腔尤其是声门区特别狭小，因此小儿患急性喉炎时易发生喉阻塞，引起呼吸困难。

六、喉的生理功能

喉有以下四大生理功能。

（一）呼吸功能

喉是呼吸的通道，喉的声门裂又是呼吸通道最狭窄处，声带的内收或外展，可调节声门裂大小，声门裂大小的改变又可调节呼吸。当人们运动时声带外展，声门裂变大，以便吸入更多的空气；反之，安静时所需吸入的空气减少，声门裂就变小。

（二）发声功能

喉是发音器官，人发声的主要部位在声带。喉发出各种声音的机制较复杂，目前多数学者认为，发声时中枢神经系统通过喉神经使声带内收，再通过肺呼出气体使声带发生振动形成基频，经咽、口、鼻、鼻窦的共鸣，舌、唇、齿、颊及软腭构音器官运动，协调配合发出各种不同声音和言语。

（三）保护下呼吸道功能

吞咽时，喉被上提，会厌向后下盖住喉入口，形成保护下呼吸道的第一道防线；两侧室带内收向中线靠拢，形成第二道防线；声带也内收，声门闭合，形成第三道防线。在进食时，这三道防线同时关闭，食管口开放，食物经梨状窝进入食管。偶有食物或分泌物进入喉腔或下呼吸道，则引起剧烈的反射性咳嗽，将其咳出。

（四）屏气功能

当机体在完成咳嗽、排便、分娩、举重物等生理功能时，需增加胸腔和腹腔内的压力，此时声带内收、声门紧闭，这就是通常所说的屏气。

七、耳的应用解剖

耳由外向内分为外耳、中耳和内耳。外耳道的骨部、中耳、内耳和内耳道都位于颞部内（图 1–16）。

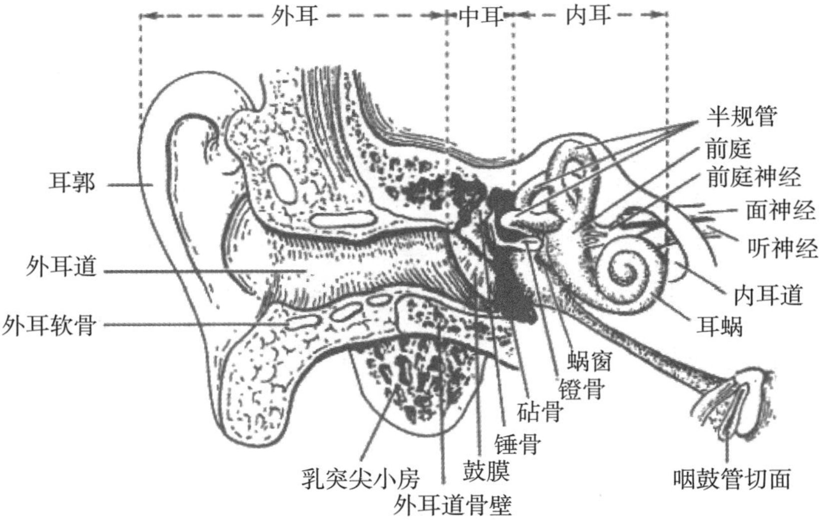

图 1–16　外耳、中耳、内耳关系示意图

（一）颞骨

颞骨左右成对，位于颅骨两侧的中、下 1/3 部，构成颅骨底部和侧壁的一部分。它与 4 块颅骨相接：其上方与顶骨、前方与蝶骨及颧骨、后方与枕骨相接，参与组成颅中窝与颅后窝。颞骨为一复合骨块，由鼓部、乳突部、岩部和鳞部所组成，另有茎突附着下鼓部后下侧。颞骨内及其周围有许多重要结构，应为耳鼻咽喉科医师所掌握。

（二）鳞部

鳞部又称颞鳞，位于颞骨的前上部，形似鱼鳞，分内、外两面及 3 个缘。外面光滑略外凸，构成颞窝的一部分，有提肌附着，并有纵行的颞中动脉沟。该沟下端之前下是颧突及其前、中、后根。颧突前根呈结节状，又称关节结节。关节结节后侧之椭圆形深窝，称为下颌窝，由颞骨鳞部和岩部构成。中根又称关节后突，介于下颌窝与外耳门之间。后根从颧突上缘经过外耳门上方向后移行于弓状线，称为颞线，额肌下缘即止于此，有时呈嵴状，称乳突上嵴。颞线之下，骨性外耳道口后上方有一小棘状突起，名为道上棘。鳞部内面稍凹，系大脑颞叶所在区，有脑压迹及脑膜中动脉沟。

鳞部上缘锐薄，与顶骨下缘相接。前缘呈锯齿状，上薄下厚，与蝶骨大翼相接，形成蝶鳞缝。下缘内侧与岩骨前缘外侧部融合，形成岩鳞裂；下界与鼓部前上缘相连，形成鼓鳞裂。

（三）乳突部

乳突部位于鳞部的后下方，呈一锥状突起，故名乳突。其上方与鳞部以颞线为界，前下与鼓部融合形成鼓乳裂，内侧与岩部相连。可分为内、外两面及上、后两缘。在乳突外侧面，道上棘后方，外耳道后壁向上延伸与颞线相交所成之三角形区域，称道上三角区；此处骨面含有许多为小血管穿通的小孔，故又名筛区，是乳突手术时指示鼓窦位置的重要标志。乳突外侧面粗糙，其外下方有胸锁乳突肌、头夹肌和头最长肌附着；其近后缘处常有一贯穿骨内外的乳突孔，有乳突导血管通过此孔使颅外静脉与乙状窦沟通，枕动脉亦有小支经此孔供给硬脑膜。乳突尖内侧有一深沟，称乳突切迹或二腹肌沟，二腹肌后腹附着于此；沟的前端为茎乳孔。该切迹的内侧有一浅沟伴行，名枕动脉沟，有枕动脉经过。进行乳突部手术时，当乳突腔内气房全部去除后，在乳突腔的尖部可见一与二腹肌沟相对应的呈弧形隆起的骨嵴，称为二腹肌嵴。此嵴的前内端与面神经管垂直段相交。设想建立一个将此弧形骨嵴分为内外各半的矢状切面而向前延伸的平面，该平面与骨部外耳道后壁相交成一直线，此线即为面神经管垂直部的投影。牢记此点，有助于面神经的定位。手术时，磨去该相交线以外的外耳道骨段较安全。乳突在新生儿期并未发育，以后才逐渐气化。婴儿期气化继续进行，岩尖部的气化可持续至成人的早期。待乳突发育完毕，即呈一短钝的、尖端向下的锥状突起。两岁以内的婴幼儿，乳突仅具雏形，其茎乳孔处无乳突作为屏障，故当两岁以内婴幼儿患化脓性中耳炎继发耳后骨膜下脓肿时，切勿贸然采用成人的耳后切口（即垂直向下切口）施行手术，而应将切口下段向后斜行，以免损伤面神经。乳突内侧面为颅后窝的前下方，有一弯曲的深沟，称乙状沟，乙状窦位于其中。乙状窦骨板的厚薄及其位置稍前或稍后，常因乳突气房发育的程度不同而各异。乳突气房发育良好者，乙状窦骨板较薄且位置偏后，其与外耳道后壁之间的距离较大；乳突气房发育较差者，则乙状窦骨板坚实，位置前移，其与外耳道后壁的距离较小。后者在乳突手术时易损伤乙状窦而引起严重出血，妨碍手术进行。在顶切迹与乳突尖之间可引一条假想直线，称“乙状窦颅外标线”，它标志着乙状窦在颅内的走向。顶切迹和乳突尖又分别为乙状窦上膝和下膝的颅外标志。乙状窦的管径一般右侧大于左侧。上述标志对耳部手术、小脑脑桥角手术以及侧颅底手术都非常重要。

乳突上缘与顶骨的乳突角相接，后缘与枕骨相连。正常乳突部的骨质中有许多含气小腔，称乳突气房，乳突按其气化程度，可分为 4 型：气化型、板障型和硬化型，以及上述任何两型或三型并存的混合型。位于上部的气房最大，称为鼓窦，与鼓室相通，是乳突手术的重要标志。有时在浅、深气房之间存在一薄层骨板，乃鳞部在发育过程中过度向乳突方向伸展所致，称 Korner 隔。

（四）鼓部

鼓部位于鳞部之下、岩部之外、乳突部之前，为一扁曲的 U 形骨板，它构成骨性外耳道的前壁、下壁和部分后壁。其前上方以鳞鼓裂和鳞部相接，后方以鼓乳裂和乳突部毗邻，内侧以岩鼓裂和岩部接连。鼓部的前下方形成下颌窝的后壁。鼓部在新生儿时仅为一个上部缺如的环形骨质，称鼓环，在成人，鼓部内端有一窄小沟槽，称鼓沟，鼓膜边缘的纤维软骨环嵌附于沟内。鼓部缺口居上，名鼓切迹，此处无鼓沟和纤维软骨环。

（五）岩部

岩部形似一横卧的三棱锥体，故又名岩锥，位于颅底，嵌于枕骨和蝶骨之间，内藏听觉和平衡器官，有一底、一尖、3 个面和 3 个缘。底向外，与鳞部和乳突部相融合；尖端粗糙、朝向内前而微向上，嵌于蝶骨大翼后缘和枕骨基底部之间，构成破裂孔的后外界，颈动脉管内口开口于此。

1. 岩部 3 个面：

（1）前面。组成颅中窝的后部，又称大脑面，向外与鳞部的脑面相连。由内向外有以下重要标志：近岩尖处有三叉神经压迹，容纳三叉神经半月神经节；压迹的外侧有两条与岩锥长轴平行的小沟，内侧者为岩浅大神经沟，外侧者为岩浅小神经沟，此二沟各通过同名神经；在岩浅大神经沟的外侧末端为面神经管裂孔，有岩浅大神经穿出；在岩浅小神经沟的外侧末端为岩浅小神经管裂孔，为同名神经穿出。继向后外方有一大的凸起，名弓状隆起，前半规管位于其下方，大多数前半规管的最高点是在弓状隆起最高点前内方之斜坡中。再向外有一浅凹形的薄骨板，名鼓室盖，将其下的鼓室和颅中窝分隔。

（2）后面。组成颅后窝的前界，又称小脑面，向外与乳突部的内面相连；系由 3 个静脉窦（岩上窦、岩下窦和乙状窦）围成的三角形骨面，其顶朝内，底朝外。在中部偏内处为内耳门，向外通入内耳道。内耳门之后外有一为薄骨板遮盖的裂隙，称内淋巴囊裂，其中有前庭水管外口，后者经骨性前庭水管通至骨迷路的前庭，有内淋巴管（又称膜性前庭水管）经过。内耳门和内淋巴囊裂之间的上方有一小凹，名弓形下窝，有硬脑膜的细小静脉穿过。

（3）下面。粗糙凹凸不平，乃岩骨 3 个面中最不规则者，它组成颅底底面的一部分。在其前内侧部，骨面粗糙，为腭帆提肌、鼓膜张肌及咽鼓管软骨部的附着部；在后外侧部及鼓部内侧，有前内和后外紧邻的两个深窝，前内者相当于岩尖与岩底的中间处，为颈动脉管外口，有颈内动脉、静脉丛以及交感神经经过；颈内动脉管先沿鼓室前壁垂直上行，继而折向前方水平行走，开口于岩尖的颈动脉管内口。颈动脉管外口的后外侧者为颈静脉窝，构成颈静脉孔的前界及外侧界，内纳颈静脉下球的顶部。颈静脉窝的外侧骨壁上有一浅沟，称为乳突小管沟，该沟向后穿入骨质而成一小管，成为迷走神经耳支的通路。颈动脉管外口和颈静脉窝之间的薄骨嵴上，有鼓室小管下口，起于岩神经节的舌咽神经鼓室支即鼓室神经以及咽升动脉的鼓室支通过该小管进入鼓室。在颈静脉窝的前内侧、紧靠颈静脉间突有一三角形的压迹，为舌咽神经之岩神经节所在的部位，凹底有一小孔，为蜗水管外口。在颈静脉孔外侧部容纳乙状窦至颈静脉下球交接处，其内侧为岩下窦开口处，第 IX、X、XI 脑神经在颈静脉孔内侧部穿行出颅。

2. 岩部 3 个缘：岩部上缘最长，有岩上沟容纳岩上窦，沟缘有小脑幕附着；内端有一切迹内含三叉神经半月神经节的后部，上缘尖端借岩蝶韧带和蝶骨接连并形成小管，内有展神经和岩下窦经过。故在气化非常良好的颞骨发生急性化脓性中耳乳突炎时可并发岩尖炎，而出现三叉神经痛和展神经瘫痪症状。岩部后缘的内侧段有岩下沟，内含岩下窦；其外侧段和枕骨的颈静脉切迹形成颈静脉孔。岩部前缘的内侧部分与蝶骨大翼接连形成蝶岩裂，外侧部分与对应部分组成岩鳞型和岩鼓裂；在岩部与鳞部之间，有上下并列的二管通入鼓室，居上者名鼓膜张肌半管，居下者为咽鼓管半管。

（六）内耳道

内耳道为一骨性管道，位于岩部内。岩部后面中央偏内的内耳门约呈扁圆形，后缘较锐而突起，前缘较平而无明显边缘。自内耳门向外通入内耳道，平均长约10mm，其外端以一垂直而有筛状小孔的骨板所封闭；此骨板即为内耳道底，它构成内耳的前庭和耳蜗内侧壁的大部分。内耳道底由一横嵴分为大小不等的上、下两区。上区较小，又被一垂直骨嵴分为前、后两部，前部有一凹陷名面神经管区，即面神经管入口处，面神经自此进入骨管即为迷路段，向外达膝神经节；后部之凹陷名前庭上区，内有数小孔，穿过前庭神经上终末支。下区较大，其前方为蜗区，有许多呈螺旋状排列的小孔，为蜗神经纤维所通过；蜗区的后方为前庭下区，有数个小孔，为前庭神经下终末支的球囊神经所通过。前庭下区的后下方有一单孔，有前庭神经下终末支的后壶腹神经通过。内耳道内含面神经、听神经及迷路动、静脉。

（七）茎突

茎突起于颞骨鼓部的下面，伸向前下方，呈细长形，长短不一，平均长约25mm；远端有茎突咽肌、茎突舌肌、茎突舌骨肌、茎突舌骨韧带和茎突下颌韧带附着。在茎突与乳突之间有茎乳孔为面神经管的下口，面神经由此出颅骨。婴儿时期乳突尚未发育，茎乳孔的位置甚浅，此时实施乳突手术做耳后切口者，不宜过于向下延伸，以免损伤面神经。

（八）外耳

1. 外耳包括耳郭及外耳道：耳郭（auricle）位于头部的两侧，凸面向后，凹面向前外。耳郭除耳垂为脂肪与结缔组织构成外，其余均为软骨组成，外覆软骨膜和皮肤。主要的表面标志有耳轮、耳轮脚、耳轮结节、对耳轮、三角窝、舟状窝、耳甲艇、耳甲腔、耳屏、对耳屏、耳屏间切迹和耳垂等（图1–17）。因皮下组织少，耳郭炎症时可导致剧烈疼痛，如果发生耳郭软骨膜炎，可引起软骨坏死，导致耳郭畸形。耳郭血管位置表浅、皮肤菲薄，故易冻伤。

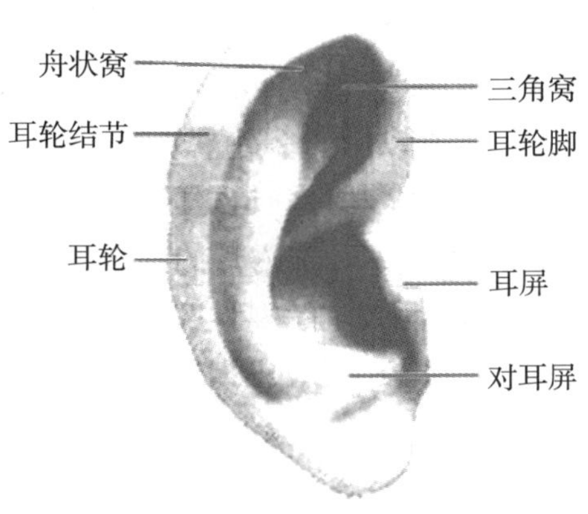

图1–17　耳郭表面标志

2. 外耳道：起自耳甲腔底，向内止于鼓膜。略呈S形弯曲，长2.5～3.5cm。成人外1/3为软骨部，内2/3为骨部。外耳道皮下组织少，当感染肿胀时，张力增加，使神经末梢受压而引起剧痛。软骨部皮肤富含毛囊、皮脂腺、耵聍腺，能分泌耵聍。

3. 外耳的血管、神经及淋巴：①外耳的血管。外耳的血液由额浅动脉、耳后动脉和上颌动脉供给。②外耳的神经。来源主要有下颌神经的耳额支和迷走神经的耳支，前者分布于外耳道前壁，故牙痛时可引起反射性耳痛；后者分布于外耳道的后壁，故刺激外耳道的后壁可引起反射性咳嗽。另外，耳大神经、枕小神经、面神经和舌咽神经的分支也有分布。③外耳的淋巴。引流至耳郭周围淋巴结。耳郭前面的淋巴流入耳前淋巴结与腮腺淋巴结，耳郭后面的淋巴流入耳后淋巴结，耳郭下部及外耳道下壁的淋巴流入耳下淋巴结、颈浅淋巴结及颈深淋巴结上群。

（九）中耳

中耳介于外耳与内耳之间，由鼓室、鼓窦、乳突和咽鼓管四部分组成。

1. 鼓室：为不规则含气腔，位于鼓膜与内耳外侧壁之间。鼓室前方经咽鼓管与鼻咽相通，后方经鼓窦入口与鼓窦及乳突气房相通。以鼓膜紧张部的上、下缘为界，鼓室分为三部分。鼓膜紧张部上缘平面以上部分为上鼓室或鼓室上隐窝；紧张部下缘平面以下部分为下鼓室，下达鼓室底；上、下鼓室之间为中鼓室。

1）鼓室壁：有外、内、前、后、顶、底六个壁（图1–18）。外壁主要由骨部及膜部组成。骨部较小，即鼓膜以上的上鼓室外侧壁；膜部较大，即鼓膜。鼓膜为椭圆形、半透明薄膜，介于鼓室与外耳道之间（图1–19）；鼓膜上部附着于额骨鳞部，称为松弛部，下部附着于鼓沟，称为紧张部。内壁即内耳的外壁，表面凹凸不平。鼓岬系耳蜗底周所在，在内壁中央膨凸。鼓岬后上方有一小凹，称前庭窗龛（或卵圆窗龛），龛的底部有前庭窗，又名卵圆窗，为镣骨足板及其周围环韧带所封闭，通向内耳的前庭。鼓岬后下方有一小凹，称蜗窗龛，其底部偏上方有蜗窗，又名圆窗，为蜗窗膜所封闭。此膜又称第二鼓膜，略椭圆，它的位置与镜骨足板平面成直角，内通耳蜗的鼓阶。面神经的水平部管突位于前庭窗上方。外半规管凸位于面神经管凸上后方，易被胆脂瘤破坏引起迷路瘘管导致眩晕。前壁的上部有两口：上有鼓膜张肌半管的开口，下有咽鼓管的鼓室口；前壁的下部以极薄的骨板与颈内动脉相隔。后壁上部有鼓窦入口，是上鼓室和鼓窦相通之处，面神经垂直段通过此壁的内侧。上壁与颅中窝的大脑颞叶分隔，又称鼓室盖。下壁为薄骨板，将下鼓室与颈静脉下球分隔。

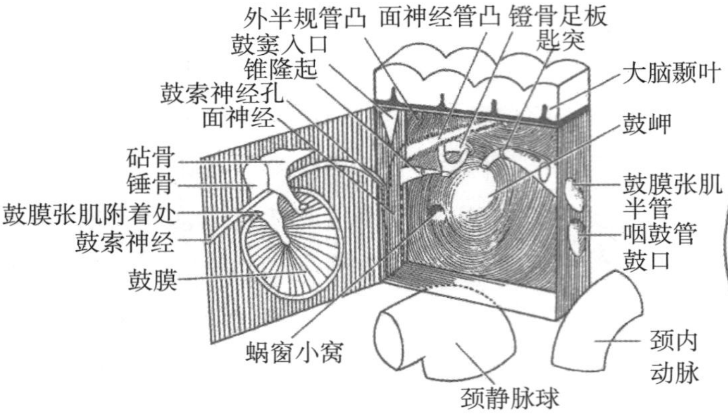

图 1-18　右耳正常鼓膜

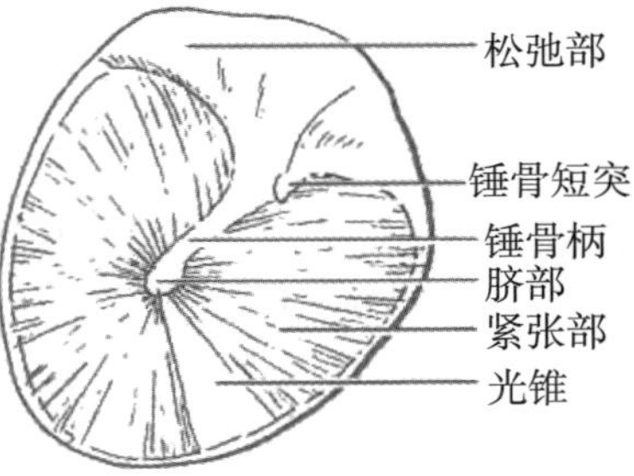

图 1-19　右耳正常鼓膜

2）鼓室内容物：

（1）听骨。为人体最小一组小骨，包括锤骨、砧骨和镫骨，三者相连接而成听骨链，锤骨柄连接鼓膜，镫骨足板借环韧带连接于前庭窗。

（2）肌肉。鼓室内有两条肌肉，一是鼓膜张肌，起自咽鼓管软骨部、蝶骨大翼和颞骨岩部前缘等处，止于锤骨颈下方，收缩时牵拉锤骨柄向内，增加鼓膜张力，以免鼓膜震破或损伤内耳。二是镫骨肌，起自鼓室后壁，止于镫骨颈后方，肌肉收缩时牵拉镫骨头向后，减少内耳压力。

3）鼓室的血管和神经：

（1）鼓室的血管。动脉血液主要来自颈外动脉的分支，静脉流入翼静脉丛和岩上窦。

（2）鼓室的神经。主要为鼓室丛和鼓索神经。鼓室丛司鼓室、咽鼓管及乳突气房黏膜的感觉。鼓索神经司味觉。

2. 鼓窦：为鼓室后上方的含气腔，连接鼓室与乳突气房，内覆有纤毛黏膜上皮，前方通向上鼓室，向后下连通乳突气房，上壁以鼓窦盖与颅中窝相隔。

3. 乳突：为鼓室和鼓窦的外扩部分。乳突腔内含有似蜂窝样、大小不同、相互连通的气房，气房分布范围因人而异。根据气房发育程度，乳突可分为 4 种类型，即气化型、板障型、硬化型和混合型。乳突后壁借骨板与乙状窦和颅后窝相隔。

4. 咽鼓管：为沟通鼓室和鼻咽的管道，成人全长约 35mm。外 1/3 为骨部，内 2/3 为软骨部。鼓室口起于鼓室前壁，向内、下、前方斜行，止于鼻咽侧壁的咽鼓管咽口。当张口、吞咽、呵欠时，咽鼓管咽口开放，以调节鼓室气压，保持鼓膜内、外压力平衡。咽鼓管黏膜为假复层纤毛柱状上皮，纤毛运动方向朝向鼻咽部，可使鼓室分泌物得以排除；又因软骨部黏膜呈皱襞样，具有活瓣作用，故能防止咽部液体进入鼓室。小儿咽鼓管短而宽，又接近水平，因此小儿咽部感染较易经此管侵入中耳。

（十）内耳

内耳埋藏于颞骨岩部，结构复杂而精细，故又称迷路，内含听觉和前庭器官。按解剖和功能分为前庭、半规管和耳蜗三个部分（图 1–20）。组织学上可分为形状相似的两部分，即骨迷路和膜迷路。膜迷路位于骨迷路内，膜迷路内有听觉与位觉感受器。骨迷路与膜迷路之间充满外淋巴液，膜迷路含有内淋巴液。内、外淋巴液互不相通。

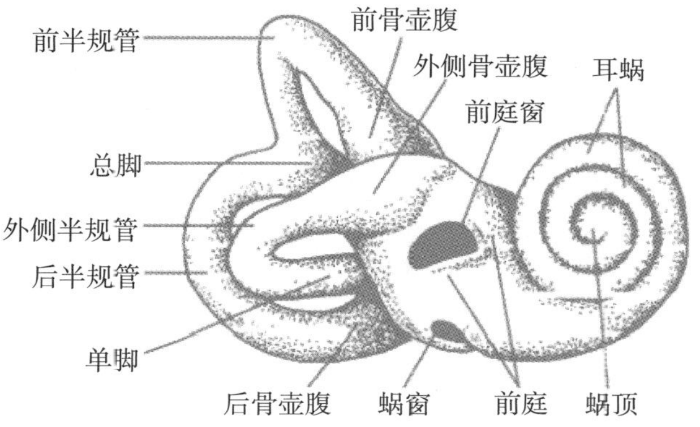

图 1–20　骨迷路（右）

1. 骨迷路：为骨性结构，包括前庭、骨半规管和耳蜗。

（1）前庭：位于耳蜗和半规管之间，略呈椭圆形。后上部有 3 个骨半规管的 5 个开口。外壁即鼓室内壁的一部分，有前庭窗，为镫骨足板所封闭。内壁正对内耳道构成内耳道底。

（2）骨半规管：位于前庭的后上方，每侧有 3 个半规管，各为 3 个约成 2/3 环形的骨管，互成直角；依其在空间位置分别称外（水平）、前（垂直）、后（垂直）半规管。每个半规管的两端均开口于前庭，其一端膨大称壶腹。前半规管内端与后半规管上端合成一总骨脚通向前庭，因此 3 个半规管共有五孔通入前庭。

（3）耳蜗：位于前庭的前面，形似蜗牛壳，由中央的蜗轴和周围的骨蜗管构成。骨蜗管旋绕蜗轴 2.5 ～ 2.75 周，底周相当于鼓岬。骨蜗管被前庭膜和基底膜分成 3 个管腔。上方名前庭阶，自前庭开始；中间为膜蜗管，又名中阶，系膜迷路；下方名鼓阶，起自蜗窗（圆窗），为蜗窗膜（第二鼓膜）所封闭。前庭阶和鼓阶内含外淋巴，通过蜗孔相通。中阶内充满内淋巴（图 1–21）。

2. 膜迷路：由椭圆囊、球囊、膜蜗管及膜半规管组成，各部相互连通，借纤维束固定于骨迷路内（图 1–22）。位于基底膜上的螺旋器又名 Corti 器，是由内、外毛细胞、支柱细胞和盖膜等组成，是听觉感受器的主要部分。椭圆囊和球囊内分别有椭圆囊斑和球囊斑（亦称位觉斑），膜半规管的膜壶腹内有壶腹嵴，统称前庭终器，感受位置觉。

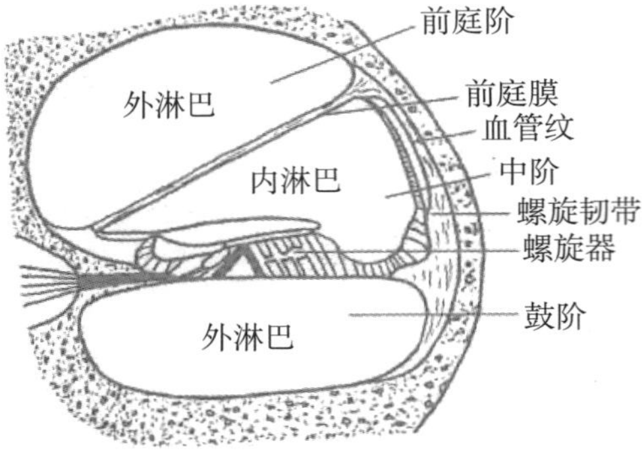

1-21 耳蜗切面

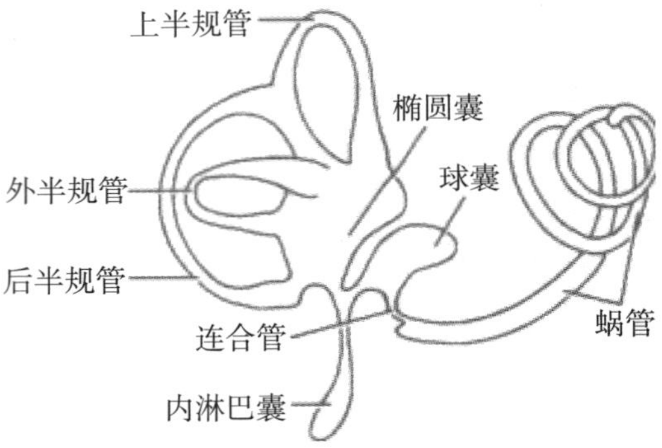

1-22 膜迷路

3. 听神经：又称前庭蜗神经，听神经进入内耳道即分为前、后两支，前支为蜗神经，后支为前庭神经。

（1）蜗神经：位于蜗轴和骨螺旋板相连处的螺旋神经节由双极细胞组成，其周围突穿过骨螺旋板分布于螺旋器的毛细胞，其中枢突组成蜗神经。蜗神经经内耳门入颅，终止于延髓与脑桥连接处的蜗神经背核和蜗神经腹核。

（2）前庭神经：位于内耳道底部的前庭神经节亦为双极细胞，其上部细胞的周围突分布于前、外半规管壶腹嵴及椭圆囊斑，下部细胞的周围突分布于后半规管壶腹嵴和球囊斑，其中枢突构成前庭神经。前庭神经在蜗神经上方进入脑桥和延髓，大部分神经纤维终止于前庭神经核区，小部分越过前庭神经核而入小脑。

八、耳的生理功能

耳具有听觉和平衡两大生理功能。

（一）听觉功能

听觉是声音作用于听觉系统引起的感觉。人耳能感觉到的声波频率在 20 ～ 20 000Hz，对 1 000 ～ 3 000Hz 的声波最为敏感。

1. 声音传入内耳的途径：声音可以通过两种途径传入内耳，一是通过鼓膜和听骨链，二是通过颅骨，前者称空气传导（简称气导），后者称骨传导（简称骨导）。在正常生理状态下，以空气传导为主。

（1）空气传导：传导过程见图 1–23。

声波　　　　　锤骨—砧骨
↓　　　　　　↑　　↓
耳郭→外耳道→鼓膜→镫骨→前庭窗→外、内淋巴→螺旋器→听神经→听觉中枢
空气振动　　　传声变压　　　　　液体波动　感音　神经冲动　综合分析
（外耳）　　　（中耳）　　　　　（内耳）　　　（迷路后）（大脑皮质）

图 1–23　声音空气传导过程

（2）骨传导：声波直接通过颅骨振动外淋巴，并激动耳蜗的螺旋器产生听觉。骨导听觉常用于耳聋的鉴别诊断，因而应予注意。

2. 外耳的生理：耳郭可收集并传递声波到外耳道，并辨别声源方向。外耳道传递声音并对声波起到共振作用。另外，外耳道尚可保护耳深部结构免受损伤。

3. 中耳的生理：中耳的主要功能为将外耳道空气中的声波能量传递至耳蜗淋巴液激动内耳结构而产生听觉的任务。中耳传音结构可视为变压增益装置，通过鼓膜和听骨链组成的传声变压结构，使液体对声波传播的高阻抗与空气较低的声阻抗得到匹配，从而把空气中的声波振动能量高效而顺利地传入内耳淋巴液中。

（1）鼓膜的生理：声波作用于鼓膜，通过听骨链的镫骨足板作用于前庭窗，由于鼓膜的有效振动面积约为 $55mm^2$，比镫骨足板面积 $3.2mm^2$ 大 17 倍，因此从鼓膜表面的声压传到镫骨足板时可增加 17 倍。另外，鼓膜的弧形杠杆作用还可使声压提高 1 倍。

（2）听骨链的生理：锤骨柄长度为砧骨长度的 1.3 倍，因此听骨链的杠杆作用可使声压自锤骨柄传至前庭窗时增加 1. 3 倍。

咽鼓管的生理：①保持中耳内、外压力平衡，咽鼓管软骨部具有弹性，平时呈闭合状态，当吞咽、呵欠、咀嚼、打喷嚏时皆可使咽鼓管开放，从而调节鼓室内气压使其与外界大气压保持平衡；②引流作用，鼓室与咽鼓管黏膜的杯状细胞及黏液腺产生的黏液，可借咽鼓管黏膜上皮的纤毛运动不断向鼻咽部排出；③防声作用，咽鼓管平时处于闭合状态，能阻挡说话声、呼吸声等自体声响经咽鼓管直接传入鼓室并振动鼓膜；④防止逆行感染的作用，咽鼓管软骨部黏膜较厚，表面的皱褶有活瓣作用，加上黏膜上皮的纤毛运动，对阻止鼻咽部的液体、异物及感染病灶等进入鼓室有一定的作用。

4. 耳蜗的生理：①感音功能。即将传入的声能转换成适合刺激耳蜗神经末梢的形式。②对声音信息的编码。即分析传入声音的特性（如频率与强度），以使大脑能处理该刺激声中包含的信息。③耳声发射。耳声发射是在听觉正常者的外耳道记录到的耳蜗电生理活动释放的声频能量，一般认为来源于耳蜗螺旋器外毛细胞的主动运动。

5. 听神经的生理：将耳蜗毛细胞机 – 电转换的信息向听觉系统各级中枢传递。

（二）平衡功能

人体主要依靠前庭、视觉和本体感觉三个系统的外周感受器感受身体运动、位置以及外界的刺激，向中枢传送神经冲动，通过各种反射性运动，维持身体的平衡。如果任何一个系统发生功能障碍，在代偿功能出现后，依靠另外两个系统的正常功能尚可使人体在一般的日常生活中维持身体平衡；如果有两个系统发生功能障碍，则难以维持身体平衡。3 个系统中前庭系统最为重要，前庭感受器主司感知头位及其变化。半规管壶腹嵴感受头的旋转运动，即感受头部角加速度运动的刺激。球囊及椭圆囊主要感受头部直线加速度运动的刺激。

九、面神经的应用解剖与生理

面神经是在骨管内走行最长的脑神经，在额骨内总长约30mm。由于有骨管的包绕，面神经极易受病变影响引起面瘫。

（一）面神经的组成

面神经为一混合神经，含有运动纤维、感觉纤维以及副交感纤维成分。

1. 运动支：面神经的运动纤维来自脑桥下部的面神经核，绕过展神经核，于脑桥下缘穿出脑干，支配颜面部肌肉运动。

面神经核团上半部分发出的神经受双侧中枢支配，司眼裂以上的面肌运动；面神经核团下半部分受对侧上位中枢支配，司眼裂以下的面肌运动。因此将面神经核团上半部分及上位中枢的损伤导致的面瘫称为中枢性面瘫，面神经核及以下神经的损伤称为周围性面瘫，两者最显著的差别是周围性面瘫不能闭眼、不能抬眉，而中枢性面瘫可以。

2. 中间神经：由面神经的感觉纤维和副交感纤维组成，其中感觉纤维周围突经鼓索神经司舌前 2/3 的味觉。副交感纤维分两部分支配，一部分经岩浅大神经、翼管神经分布到泪腺及鼻腔黏膜，一部分经鼓索神经支配颌下腺与舌下腺。

（二）面神经的分段

面神经出颅后迂曲走行于颞骨内，为便于表达面神经疾病或损伤的解剖定位、临床诊断、血供特点，人为地可将面神经全长分为 9 段，分别为：运动神经核上段、运动神经核段、小脑脑桥角段、内耳道段、迷路段、鼓室段、锥段、乳突段、额骨外段。

（三）面神经的分支

面神经在面神经管内分出岩浅大神经、镫骨肌神经及鼓索神经。面神经自茎乳孔穿出后，主干分为颞面支和颈面支两支。其中颞面支分出：颞支，支配额肌、眼轮匝肌及皱眉肌；颧支，支配上唇方肌和颧肌。颈面支分出：颊支，支配口轮匝肌与颊肌；下颌缘支，支配下唇方肌、三角肌；颈支，支配颈阔肌。

十、气管、支气管的应用解剖和生理

（一）气管、支气管的应用解剖

气管始于喉的环状软骨下缘，通过胸腔入口进入上纵隔，下达第 5 胸椎上缘水平分为左、右主支气管。气管由软骨环、平滑肌、黏膜及结缔组织构成，成人气管长度 10 ～ 12cm。气管黏膜为假复层纤毛柱状上皮，含有杯状细胞，与黏膜的腺体共同分泌浆液及黏液。气管由 16 ～ 20 个马蹄形透明软骨环构成支架，软骨环位于前壁和侧壁，缺口向后，由平滑肌及横行和纵行纤维组织封闭形成膜性后壁，并与食管前壁紧密附着。左、右主支气管的分界处有一矢状嵴突，称为气管隆嵴，又名隆突，是支气管镜检查时的重要标志。

左、右侧主支气管分别进入两侧肺门后，继续分支如树枝状，其顺序如下：①主支气管，入左肺、右肺，称一级支气管。②肺叶支气管，右侧分 3 支，左侧分 2 支，分别入各肺叶，称二级支气管。 ③肺段支气管，入各肺段，称 3 级支气管，左、右肺各有 10 个肺段。再继续分支，最终以呼吸性细支气管通入肺泡管和肺泡。

右侧主支气管较粗短，约 2.5cm，与气管纵轴的延长线呈 20° ～ 25° 。左主支气管细而长，长约 5cm，与气管纵轴的延长线约呈 45° 。因此，气管异物易进入右主支气管。

（二）气管、支气管的生理功能

1. 通气及呼吸调节功能：气管、支气管不仅是吸入氧气、呼出二氧化碳和进行气体交换的主要通道，还具有调节呼吸的功能。吸气时，气管、支气管扩张，引起位于气管、支气管内平滑肌中感受器兴奋，冲动由迷走神经传入纤维传至延髓呼吸中枢，抑制吸气中枢，使吸气停止，转为呼气；气管、支气管缩小，对感受器的刺激减弱，减少了对吸气中枢的抑制，于是吸气中枢又逐渐处于兴奋状态，又开始一次呼吸周期，如此周而复始。吸气时由于气管、支气管管腔增宽，胸廓扩张和膈肌下降，呼吸道内压力低于外界压力，有利于气体吸入。呼气时则相反，呼吸道内压力高于外界，将气体排出。

2. 清洁功能：主要依靠气管、支气管内纤毛和黏液的协同作用。气管、支气管的黏膜为假复层纤毛柱状上皮，其表面有黏液层。随空气吸入的尘埃、细菌及其他微粒沉积在黏液层上，通过纤毛节律性击拍式摆动，黏液层由下而上的波浪式运动，推向喉部而被咳出。气道每天分泌 100 ～ 200mL 的黏液形成黏液层，以保持呼吸道黏膜湿润，维持纤毛正常运动。感染或吸入有害气体影响黏液分泌或损害纤毛运动时，均可影响呼吸道的清洁功能。

3. 免疫功能：包括非特异性免疫和特异性免疫。非特异性免疫以黏液纤毛廓清作用和非特异性可溶性因子抗感染作用最重要。特异性免疫包括体液免疫和细胞免疫。呼吸道含有各种参与体液免疫相关的球蛋白，包括 IgA、IgG、IgM、IgE。呼吸道细胞免疫主要是产生各种淋巴因子，如巨噬细胞移动抑制因子、巨噬细胞活化因子、淋巴毒素、转移因子、趋化因子等。

4. 防御性咳嗽和屏气反射：气管、支气管黏膜下富含感觉传入神经末梢，主要来自迷走神经，机械性或化学性刺激沿此神经传入延髓，再经传出神经支配声门及呼吸肌，引起咳嗽反射。

十一、食管的应用解剖和生理

（一）食管的应用解剖

食管在环状软骨下缘，相当于第 6 颈椎水平。食管有 4 个生理性狭窄（图 1–24）：第一个狭窄即食管入口，由咽缩肌收缩而成，在距上切牙 16cm 处，是食管最狭窄处，异物最易嵌顿于此，且入口后壁为薄弱区，食管镜检查时极易损伤；第二个狭窄相当于第 4 胸椎平面，由主动脉弓压迫食管左侧壁而成；第三个狭窄相当于第 5 胸椎平面，为左侧主支气管压迫食管前壁所形成，位于第二狭窄下 4cm 处；第四个狭窄相当于第 10 胸椎平面，是食管通过横膈裂孔而成，位于上切牙 40cm 处。

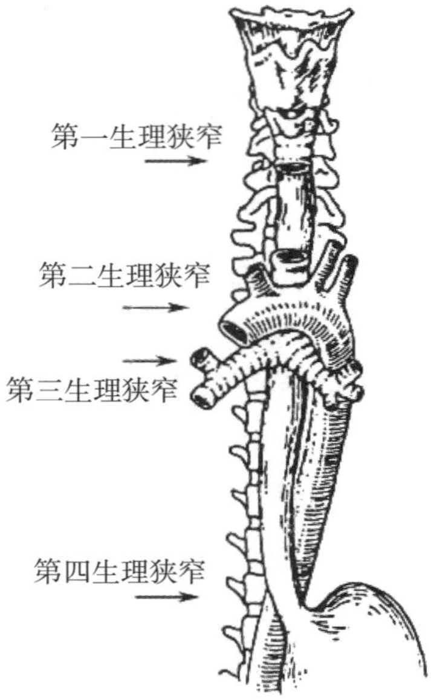

图 1–24　食管的 4 个生理性狭窄

（二）食管的生理功能

食管的主要生理功能是作为摄入食物的通道，能将咽下的食团和液体运送到胃，并能阻止反流。当食物进入食管后，刺激食管壁上的机械感受器，可反射性地引起下括约肌舒张，允许食物进入胃内。食团进入胃后，食管下括约肌收缩，恢复其静息时的张力，可防止胃内容物反流入食管。食管具有分泌功能，但无吸收功能。食管壁黏膜下层有黏液腺分泌黏液，起润滑作用。食管下段黏液腺、混合腺更丰富，分泌多黏液以保护食管黏膜免受反流胃液的刺激和损害。

食管壁厚度为 3 ～ 4mm，共有 4 层，即黏膜层、黏膜下层、肌层与纤维层。黏膜层有复层鳞状上皮、固有膜与黏膜肌，黏膜下层为疏松活动的弹性结缔组织，含有食管腺体，肌层由内环状肌与外纵行肌两种肌纤维组成，肌层内包括平滑肌与横纹肌，横纹肌在食管上端，平滑肌在食管中部以下。肌层之外裹有薄层结缔组织，形成食管的外膜，但不存在浆膜层。食管与胃之间的组织学连接称为齿状线（食管鳞状上皮与胃上皮的交界线），其边界不规则，口侧端为食管复层鳞状上皮，肛侧端为胃单层柱状上皮。

食管几乎没有吸收和分泌功能，其动脉血供不像消化道其他部分丰富，故具有节段性、多源性特点，食管的三要动脉有甲状腺下动脉、胸主动脉食管支、胃左动脉与脾动脉，食管动脉也可起源于支气管动脉、右肋间动脉或左膈下动脉，另有一些动脉可能分支营养食管。食管上段静脉经甲状腺下静脉汇入上腔静脉；中段回流至奇静脉，下段静脉注入门静脉系统；因此，门静脉血流受阻时，食管下段静脉易充盈曲张。

食管黏膜内淋巴管，在胃肠道空腔脏器中是独一无二的，黏膜及黏膜下层淋巴管形成一个复杂互联网络贯穿食管全长，数量上超过了毛细血管，黏膜下淋巴管主要为纵行，其纵行淋巴管数量是横行的6倍，并断续穿过肌层，回流到局部淋巴结，部分患者可直接回流到胸导管，而位于纵隔的淋巴管可直接回流到胸导管或奇静脉。食管淋巴回流的趋势是，纵向引流大于横向环形引流，食管的上2/3主要引流向口侧，下1/3主要引流向肛侧，故食管癌多发生纵向远处淋巴转移。

食管壁内有Meissner黏膜下神经丛与Auerbach肌间神经丛。这些源于多极节细胞网的神经丛彼此保持联系，并接受迷走神经的轴突输入。节细胞最大密度在食管下1/3，这些神经丛节后纤维支配平滑肌细胞。来自椎前神经节的节后交感神经纤维进入神经丛，分布到食管壁血管内的肌细胞。食管的交感、副交感神经纤维主要来自上、下颈交感神经节与迷走神经。

（雷雅婷）

第二章

眼耳鼻咽喉头颈外科患者的护理评估

第一节 眼科患者护理评估的重要性与内容

眼科患者的护理评估是有计划、系统地收集资料，并对资料的价值进行判断，以了解患者健康状况的过程，是确定护理问题和制订护理计划的依据，并为护理科研积累资料。在评估时，护士不但要了解患者的身体状况，还要关心患者的心理、社会、文化、经济等状况；不但要评估患者的眼部状况，还要了解全身状况，才能做出全面的评估。眼科患者的护理评估内容包括以下内容。

一、眼科患者的基本特征

（一）症状与体征突出

由于眼的结构精细、功能特殊，因此当眼部发生病变时，患者的症状、体征均很突出。例如：视功能障碍、眼痛、流泪、畏光、异物感、眼红、眼球运动障碍、斜视等。可直接观察或借助仪器检查。

（二）心理症状明显

眼科患者在就诊时或手术前存在较重的心理负担，易出现紧张、焦虑、恐惧心理。视力丧失甚至可使患者产生悲观、绝望心理。

（三）与其他全身病症有较多联系

有些眼病实际上是全身其他部位病变在眼部出现的较明显、较突出的一组综合表现。例如：眼底出血可能由高血压、糖尿病、肾炎等疾病引起；风湿性关节炎可引起葡萄膜炎。眼部病变也可引起全身症状，如急性闭角型青光眼可引起恶心、头痛、呕吐等全身症状；眶蜂窝织炎可引起头痛、高热等全身症状。

二、评估健康史

（一）既往病史

既往有无类似病史、既往眼病史及其与全身疾病的关系、外伤史、手术史、传染病史等。许多全身性疾病都可能在眼部出现症状和体征，如高血压等心血管疾病可引起眼底动脉硬化和出血；糖尿病可引起糖尿病性白内障、糖尿病性视网膜病变等；颅内占位性病变可引起视神经乳头水肿和视神经萎缩；甲状腺功能亢进可引起眼球向前突出；重症肌无力可引起上睑下垂、复视、眼外肌运动障碍等症状；早产儿如吸入过多高浓度氧气可引起视网膜新生血管、出血、渗出及机化膜；近视眼者可并发孔源性视网膜脱离等。

（二）药物史

许多药物可引起眼部疾病，如长期应用糖皮质激素可引起慢性开角型青光眼和白内障；毛果芸香碱眼液长期应用可引起变态反应性滤泡性结膜炎，还可导致血管扩张。

（三）家族遗传史

与遗传有关的眼病在临床上也较为常见，如先天性色觉异常是一种性连锁隐性遗传病；视网膜色素变性与遗传有关；原发性开角型青光眼有较高的家族发生率，一般认为，以多基因多因子遗传形式为主。

（四）职业与工作环境

了解患者的工作环境对诊断某些眼病有重要帮助。长时间处于空调或烟尘环境以及长时间使用视频终端与干眼的发生有关；接触紫外线可发生电光性眼炎；长期接触三硝基甲苯、X 线等可导致白内障。

（五）诱因

许多因素可引起眼病的发作，如过度负重或振动可导致视网膜裂孔和视网膜脱离；情绪激动、过度疲劳、暗室停留时间过长、局部或全身应用抗胆碱药物等可诱发急性闭角型青光眼的发作；剧烈咳嗽、便秘可诱发球结膜下出血。

三、评估身体状况

（一）一般状态评估

应注意患者的全身情况，包括血压、心率、营养、皮肤、体位等。

（二）眼部评估

应在良好的照明下系统地按解剖部位的顺序进行，一般是先右后左、先健眼后患眼、从外向内和由前向后。

1. 眼前段检查：包括角膜、巩膜、前房、虹膜、瞳孔、晶状体。一般应用裂隙灯显微镜检查，也可用手电筒照明和放大镜观察。

2. 眼后段检查：即眼底检查，包括玻璃体、脉络膜、视网膜和视盘检查。一般通过直接检眼镜和间接检眼镜等对眼底检查。

3. 眼附属器：包括眼睑、结膜、泪器、眼眶、眼球位置及运动等。

（三）症状分析与评估

眼病患者的自觉症状通常包括视力障碍、感觉异常和外观异常。

1. 视力障碍：常常表现为视力下降、视物模糊、视野缩小、视物变形、眼前固定或飘动的黑影、看远或看近不清楚、变色、夜盲、单眼或双眼复视等。见于眼部多种疾病，如视网膜脱离、白内障、青光眼、视神经炎、视网膜中央动脉或静脉阻塞、玻璃体积血、眼外伤、角膜炎、虹膜睫状体炎等。视力障碍易引起患者恐惧、焦虑、紧张等心理问题；视力下降到一定程度会严重影响患者的自理能力，从而影响患者的自尊和价值感，易引起悲观、抑郁等严重心理问题。

（1）视力下降：一般指中心视力。评估时应了解其发展速度、程度及伴随症状。①一过性视力丧失：指视力在24h（通常1h）内恢复正常，常见于视盘水肿、直立性低血压、视网膜中央动脉痉挛等。②视力突然下降并伴有眼痛，常见于急性闭角型青光眼、虹膜睫状体炎、葡萄膜炎、角膜炎等。③视力突然下降、不伴有眼痛，常见于视网膜动脉或静脉阻塞、缺血性视神经病变、视网膜脱离等。④视力逐渐下降、不伴有眼痛，常见于白内障、屈光不正、开角型青光眼等。⑤视力下降而眼底正常，常见于球后视神经炎、弱视等。

（2）视野缺损：视野是指眼向前方固视时所能看到的空间范围。常见的视野缺损有向心性视野缩小、偏盲等。前者可见于视网膜色素变性、青光眼等；后者可见于视路病变，对视路疾病定位诊断极为重要。

（3）视物变形：系视物变大或变小或直线变弯、物像失真。常见于黄斑部病变、视网膜脱离、视网膜脉络膜肿瘤、高度近视屈光不正、角膜不规则散光等。

（4）眼前黑影：固定性黑影多见于晶状体浑浊；飘动性黑影多见于玻璃体病变、视网膜脱离等。

（5）复视：将一个物体视为两个称为复视。双眼复视常见于眼外肌麻痹；单眼复视见于晶状体不全脱位、多瞳症、虹膜根部离断等。

2. 眼部感觉异常：包括眼干、眼痒、眼痛、异物感、畏光流泪等。多见于急性结膜炎或角膜炎，结膜、角膜异物，青光眼，急性虹膜睫状体炎等。

（1）眼痛：必须了解其疼痛的性质、部位、有无异物感和伴随症状。颞颅部疼痛可见于三叉神经痛、血管性偏头痛、颅内压增高、青光眼和屈光不正等疾病；眼眶部疼痛可见于青光眼、屈光不正；眼部异物感或刺痛见于急性结膜炎、睑结膜结石等；眼部刺激征为眼剧痛、眼红及畏光、流泪、眼睑痉挛，常见于角膜炎症、外伤、急性虹膜炎或急性虹膜睫状体炎、青光眼等。

患者较重的眼部疼痛是需要解决的护理问题。病因治疗是解决疼痛的根本方法；良好的心理护理可以安定其情绪，提高痛阈，缓解疼痛。

（2）眼干、痒、烧灼感和异物感：以痒为突出主诉者，多见于春季卡他性结膜炎和过敏性结膜炎。

3. 眼外观异常：包括眼红、眼部分泌物增多、眼睑肿胀、突眼、瞳孔区发白或发黄等。可见于各种炎症或过敏反应、先天性白内障、视网膜母细胞瘤等，也可为全身性疾病的眼部表现。

（1）眼部发红、充血：眼睑皮肤充血、发红可见于各种炎症和过敏性反应，其特征、类型、性质是眼科护理评估的重要内容。眼睑皮下出血、充血见于血管瘤、昆虫叮咬和外伤。结膜充血可分为 3 种类型（表 2–1）。①结膜充血：以穹隆部为主，血管浅表，并可随结膜的推动而移动，见于眼睑及其周围和结膜的炎症和外伤。②睫状充血：以角膜周围充血为主，血管模糊不清，色暗红，无移动性。见于角膜、巩膜、虹膜睫状体的病变或外伤，亦见于急性闭角型青光眼的急性发作期。③混合型充血：上述两种类型的充血混合并存，其临床意义同睫状充血，但病情更为严重。

表 2–1　结膜充血和睫状充血的鉴别

	结膜充血	睫状充血
血管来源	结膜后动静脉	睫状前动静脉
位置	浅	深
充血部位	近穹隆部充血明显	近角膜缘充血明显
颜色	鲜红色	紫红色
形态	血管层网状、树枝状	血管层放射状或轮廓不清
移动性	推动球结膜时，血管随之移动	血管不移动
充血原因	结膜疾病	角膜炎、虹膜睫状体炎及青光眼

结膜下出血见于眼外伤、结膜下注射后，或与全身动脉硬化、贫血、剧烈咳嗽和严重便秘等有关。

（2）眼睑肿胀和结膜水肿：眼睑皮肤较薄，皮下组织疏松，血管丰富，易发生水肿、血肿和气肿。①眼睑的炎性水肿多伴有不同程度的眼睑充血；非炎性水肿多无充血，常见于肾炎、心力衰竭、黏液性水肿等全身性疾病。②眼睑血肿，为皮下出血，呈暗红或青紫色皮下肿胀，可见于眼部挫伤、眼眶或颅底骨折、出血性紫癜等。③眼睑气肿，为组织肿胀，压之有捻发音，擤鼻时气肿更加明显，见于眶内侧筛板骨折。④球结膜水肿呈透明水疱状，甚至暴露于睑裂外，可见于结膜、眼前部组织炎症和眼眶炎症，亦可见于过敏和眼部术后反应等。

（3）眼部分泌物增多：是感染性眼病重要的症状和体征，脓性分泌物提示细菌感染的可能；水样或浆液性的分泌物提示病毒感染；黏稠丝状提示过敏所致。

（4）眼球突出：角膜顶点超出眶外缘冠状面的距离称为眼球突出度，正常眼球突出度为 12 ～ 14mm，超过正常范围为眼球突出。单侧性眼球突出可见于眼眶蜂窝织炎、海绵窦栓塞和眶内肿瘤等；双侧性眼球突出可见于甲状腺功能亢进等。

（5）流泪和溢泪：流泪是指泪液分泌过多，不能完全由正常的泪道排出而从睑裂部流出，多见于眼睑内外翻、倒睫、眼前部组织炎症等。溢泪是指泪液分泌正常，但因泪道流出障碍而溢出，常见于泪点闭塞、泪点位置异常、泪囊炎、鼻泪管阻塞和先天性鼻泪管下口闭锁等。

（四）心理 – 社会状况评估

1. 疾病知识：对疾病的原因、性质、过程、预后、治疗、预防、自我护理等方面的了解程度。

2. 心理状态：视觉的敏锐与否对工作、学习和生活影响极大，当视力下降或失明时，患者不能正常工作，甚至失去生活自理能力，因此容易出现为焦虑、失眠、悲观、情绪低落、孤独等心理失衡，护士应及时、准确地评估患者的心理状态，给予相应的心理疏导。

3. 社会支持系统：家庭的人员组成、经济、文化、教育背景；对患者所患疾病的认识和给予患者的关怀、支持，以及亲戚、朋友、同事提供的支持等。

（五）了解眼科检查结果

1. 眼附属器检查：应在良好的照明下按解剖部位的顺序进行检查，一般是先右后左，先健眼后患眼，从外向内和由前向后，以免遗漏或记录时混淆。

（1）眼睑：观察眼睑皮肤有无充血、水肿、压痛、皮疹、瘢痕、肿物、皮下出血和气肿；有无倒睫及是否触及眼球；有无睑裂大小不等、睑缘缺损或位置异常；有无内眦充血糜烂、粘连和赘皮；有无睑板弯曲、畸形和局限性结节。

（2）泪器：①泪腺。正常时泪腺不能触及，而能触及者为异常，可见于炎症和肿瘤等。②泪点。观察泪点开口有无狭窄或闭塞，有无泪点位置异常。③泪囊。泪囊部有无充血、水肿、压痛或瘘管，压迫泪囊部有无分泌物溢出。

有泪溢症可采取下列方法检查泪道有无阻塞。①荧光素钠试验：将 1% ～ 2% 荧光素钠液滴入结膜囊内，2min 后擤鼻涕，如带绿黄色，即表示泪道可以通过泪液。②泪道冲洗：用小注射器套上 6 号钝针头，向下泪小点注入生理盐水，如患者诉有水流入口、鼻或咽部，亦表示泪道可通过泪液。③ X 线碘油造影或超声检查：可进一步了解泪道阻塞的部位及泪囊大小。

（3）结膜：将上、下眼睑翻转，检查睑结膜及穹隆结膜，注意观察结膜颜色透明度及光滑度，确定有无充血、水肿、乳头肥大、滤泡增生及瘢痕，有无异物或分泌物潴留。将上、下眼睑分开，嘱被检者向各方向转动眼球，可检查球结膜，观察有无充血、疱疹、异物或新生物。注意区分结膜充血与睫状充血，两者兼有者称为混合性充血。

（4）眼球：首先观察两眼位置是否正常，有无眼球震颤及斜视，注意眼球大小、有无突出或内陷。测量眼球突度可用 Hertel 突眼计，将突眼计的两端卡在被检者两侧眶外缘，嘱其向前平视，从反光镜中读出两眼角膜顶点投影在标尺上的毫米数。中国人眼球突出度正常值一般为 12 ～ 14mm，两眼差不超过 2mm。其次观察眼球运动有无异常，嘱被检者向上、下、左、右及右上、右下、左上、左下各方向注视，了解有无运动障碍。

（5）眼眶：检查眼眶是否对称，是否有压痛，眶缘有无骨质缺损、肿物、瘘道等。

2. 眼前节检查：检查巩膜、角膜、前房、虹膜、瞳孔、晶状体。临床上用裂隙灯显微镜在强光下放大 10 ～ 16 倍检查眼部病变，也可用手电筒照明和放大镜观察。一般顺序为先右后左，从外向内，由前向后。

（1）角膜：观察角膜的直径大小、透明度、弯曲度、表面光滑度及知觉。如角膜横径小于 10mm 或大于 12.5mm，则分别为小角膜或大角膜。角膜浑浊可见于水肿、炎性浸润、溃疡、穿孔、变性、瘢痕、新生血管、赘片和异物等。角膜弯曲度异常可见于圆锥角膜和扁平角膜等。对于微细的角膜病变，应使用放大镜或裂隙灯显微镜检查。

角膜完整性检查：可用荧光素钠染色检查法。用消毒玻璃棒蘸无菌的 1% ～ 2% 荧光素钠液或经高压灭菌的荧光素钠滤纸置于下穹隆部结膜上，1 ～ 2min 后观察结果。正常角膜不着色；如角膜上皮损伤、缺损或溃疡，病变区可被染成黄绿色，与不染色区境界分明。需注意的是荧光素钠液易受污染，尤其是铜绿假单胞菌，因此必须定期消毒或更换。

角膜知觉检查：可从消毒的湿棉棒中拉出一束细棉丝，用其尖端从被检者侧面轻轻触及角膜表面，如不引起瞬目或两眼所需触力有明显差别，则表明角膜感觉减退。多见于疱疹病毒所致的角膜炎或三叉神经受损者。

（2）巩膜：观察巩膜颜色、充血、结节、隆起和压痛等。

（3）前房：观察前房深浅，简易法是将手电灯光自颞侧角膜缘斜照在虹膜上，如鼻侧虹膜全被照亮，为深前房；如鼻侧虹膜仅被照亮 1mm 或更少，为浅前房。另外需注意房水有无浑浊、积血、积脓及异物等。如需观察前房角的宽窄、色素、异物及新生物等，则需使用前房角镜进行检查。

（4）虹膜：观察虹膜的色泽。局限性虹膜色素脱失可见于青光眼和虹膜睫状体炎等；局限性颜色变深，呈黑色或黑褐色，可见于色素痣或色素性肿物；虹膜发红为新生血管，多见于新生血管性青光眼和绝对期青光眼；虹膜纹理消失可见于虹膜水肿、炎症和萎缩；根部离断及缺损见于外伤；虹膜震颤见于晶状体脱位。

（5）瞳孔：观察两侧瞳孔是否等大、形圆，位置是否居中，边缘是否整齐。正常成人瞳孔直径在弥散自然光线下为 2.5 ～ 4mm，幼儿及老年者稍小。瞳孔扩大见于外伤、青光眼、药物性散瞳和无光感眼；瞳孔缩小见于强光照射、虹膜睫状体炎和药物性缩瞳；长椭圆形瞳孔见于闭角型青光眼；梨形瞳孔多见于粘连性角膜白斑；梅花形瞳孔可见于虹膜后粘连；瞳孔向上移位见于白内障摘除术后和某些青光眼术后。检查瞳孔的各种反射对视路及全身性疾病的诊断有着十分重要的意义。①瞳孔直接对光反射：在暗室内用手电筒照射受检眼，该眼瞳孔迅速缩小的反应。直接对光反射消失见于视网膜、视神经、视束或瞳孔反射的神经通路障碍，亦见于动眼神经病变或药物性瞳孔散大。②瞳孔间接对光反射：在暗室内用手电筒照射另侧眼，受检眼瞳孔迅速缩小的反应。一眼失明，其直接对光反射消失，但当光照射对侧正常眼时，失明眼的瞳孔可发生间接对光反射，瞳孔缩小。③近反射：又称集合反射。先嘱被检者注视一远方目标，再嘱其立即注视眼前 10 ～ 15cm 处目标，此时两眼瞳孔缩小、双眼内聚。眼外伤、睫状肌麻痹和 Adie 瞳孔可出现近反射消失。

（6）晶状体：观察晶状体有无浑浊和脱位。晶状体失去透明性即表现为浑浊。附在晶状体前后表面的炎性机化物、色素也表现为非真正的晶状体浑浊。晶状体浑浊多见于白内障，晶状体脱位多见于外伤性眼病。

3. 眼底检查：眼底检查是借用检眼镜，通过瞳孔对眼后段，即玻璃体、脉络膜、视网膜和视盘进行检查。常用的检眼镜有直接检眼镜和间接检眼镜。

（1）直接检眼镜检查：所见眼底为正像，放大约 16 倍，通常可不散瞳检查。检查顺序及内容如下。①彻照法：用于观察眼的屈光间质有无浑浊。将镜片转盘拨到 +8 ～ +10D，距被检眼 10 ～ 20cm。正常时，瞳孔区呈橘红色反光，如屈光间质有浑浊，反光中出现黑影。此时嘱患者转动眼球，如黑影移动方向与眼动方向一致，表明其浑浊位于晶状体前方；反之，则位于晶状体后方；如不动，则在晶状体。②眼底检查：将转盘拨到“0”处，距受检眼 2cm 处，因检查者及受检者屈光状态不同，需拨动转盘看清眼底为止。嘱患者向正前方注视，检眼镜光源经瞳孔偏鼻侧约 15° 可检查视盘，再沿血管走向观察视网膜周边部，最后嘱患者注视检眼镜灯光，以检查黄斑部。③眼底检查记录：视盘大小形状有无先天发育异常、颜色异常、边界有无视盘水肿、炎症和病理凹陷（青光眼）；视网膜血管的管径大小、是否均匀一致、颜色、动静脉比例、形态、有无搏动及交叉压迫征；黄斑部及中心凹光反射情况；视网膜有否出血、渗出、色素增生或脱失，描述其大小形状、数量等。对明显的异常可在视网膜电图上绘出。

（2）间接检眼镜：间接检眼镜放大倍数小，可见范围大，所见为倒像，具有立体感，一般需散瞳检查。用间接检眼镜检查眼底所见视野比直接检眼镜大，能比较全面地观察眼底情况，不易漏诊眼底病变。辅以巩膜压迫器，可看到锯齿缘，有利于查找视网膜裂孔。

4. 眼压检查：眼球内容物对眼球壁所施加的压力称为眼压。眼压正常范围为 10 ～ 21mmHg。眼压测定法有指测法和眼压计测定法。

5. 视功能检查：视功能检查包括视力、对比敏感度、暗适应、色觉、立体视觉、视野和视觉电生理检查等。

1）视力：视力即视锐度，是眼辨别最小物像的能力，主要反映黄斑中心凹的视觉敏锐度，又称中心视力，分为远视力和近视力。临床上通常将 1.0 或以上的视力作为正常视力。世界卫生组织（WHO）规定的标准为，患者的双眼矫正视力均低于 0.3 为低视力，矫正视力低于 0.05 为盲。视力检查分为近视力检查和远视力检查。学龄前儿童可采用幼儿视力表或简单的图形。

2）视野：视野指眼向正前方固视时所见的空间范围，反映视网膜周边部的功能，又称周围视力。距注视点 30° 以内的范围称为中心视野，30° 以外称为周边视野。世界卫生组织规定视野小于 10°，即使视力正常也属于盲。

（1）周边视野检查法。①对比检查法：是以检查者的正常视野范围与被检者的视野进行比较，来评价被检者视野变化的一种检查方法。②弧形视野计检查法：属于动态周边视野检查。其底板是一条 180° 的弧形板。常用视标颜色分白、蓝、红、绿。白色视标的视野最大。正常视野范围平均为上方 55°、下方 70°、鼻侧 60°、颞侧 90°。蓝、红、绿色视野依次递减 10° 左右。

（2）中心视野检查法。①平面视野屏检查法：被检者坐于平面视野屏前 1m 处，被检眼与屏中心注视点等高，另眼遮盖，一般选用 3.0mm 直径视标，循经线移动视标，将所测得暗点描绘于中心视野图上。在中心视野里有一生理盲点，相当于视盘在视野上的投影，呈椭圆形，垂直径 7.5° ± 2°，横径 5.5° ± 2°，位于固视点外侧 15.5°，水平线下 1.5° 处。除生理盲点外，出现其他任何暗点均为病理性暗点。② Amsler 表检查法：Amsler 表是 10cm 见方的黑底白线方格表，相当于中心 10° 范围的视野检查。主要用于检查黄斑功能，且简单易行。受检者在阅读距离内注视小格图形的中心，黄斑病变时会感到中央暗影遮挡、直线扭曲、方格大小不等。③自动视野计检查法：是一种由电脑控制的静态定量视野计。以光点为视标，突然出现在视野屏的不同位置，亮度由弱到强，并根据被检者的应答情况以图形、颜色及数字形式打印报告。自动视野计装备有针对青光眼、黄斑疾病、视神经疾病等的特殊检查程序，可以根据病变进行选择。

3）暗适应：当眼从强光下进入暗处时，起初一无所见，随后逐渐能看清暗处的物体。眼的这种对光敏感度逐渐增加并达到最佳状态的过程，称为暗适应。正常人最初5min的光敏感度提高很快，以后渐慢，8～15min时提高又加快，15min后又减慢，直到50min左右达到稳定的高峰。在5～8min处的暗适应曲线上可见转折点，代表视锥细胞暗适应过程的终止，此后完全是视杆细胞的暗适应过程。暗适应检查可用以观察和诊断各种引起夜盲的疾病，如视网膜色素变性、维生素A缺乏症等。

4）对比敏感度：视力检查反映了高对比度时的分辨能力，而日常生活中物体间明暗对比并非如此强烈。对比敏感度检查根据灰度调制曲线的变化制成宽窄、明暗不同的条栅图作为检查表，以反映空间、明暗对比二维频率的形觉功能。

5）立体视觉：立体视觉也称深度觉，是感知物体立体形状及不同物体相互远近关系的能力。立体视觉检查可利用同视机及立体检查图谱等。

6）视觉电生理检查：视觉电生理检查时应用视觉电生理仪测定视器的生物电活动以了解视觉功能，包括眼电图（EOG）、视网膜电图（ERG）及视觉诱发电位（VEP）。视觉电生理检查是一种无创性客观视功能检查方法，可用于测定不合作的婴幼儿、智力低下者及诈盲者的视力，主要用于判断视网膜视神经、视路疾病，对屈光介质浑浊者预测术后视功能恢复情况等。

6. 影像学检查：包括眼超声检查、眼前段超声生物显微镜、光学相干断层扫描、电子计算机断层扫描、磁共振成像检查和眼科计算机图像分析等。影像学检查可帮助护理人员进一步明确患者的疾病和阳性体征。

（1）眼部超声检查：①A型超声。显示与探测方向一致的一维图像，多用于生物测量如眼轴测量和角膜厚度测量等。标准化的A型超声可用于眼部疾病的定性诊断。②B型超声。显示局部组织的二维切面图像。实时动态扫描可提供病灶的位置、大小、形态及与周围组织的关系，对所探测病变获得直观实际的印象，为眼后节疾病、眼眶及眶周组织病变、眼外伤等提供诊断信息。③彩色超声多普勒成像（CDI）。以血流彩色作为指示，定位、取样及定量分析。可检测眼动脉、视网膜中央动脉、睫状后动脉血流状况以及眼后节、眶内肿瘤等病变。④超声生物显微镜（UBM）。利用超高频率超声对眼前部结构进行检查的方法。与B超类似，显示二维切面图像。其穿透力差，仅用于眼前节正常解剖的静态显示和动态活体测量以及眼前节疾病的诊断。

（2）眼科计算机图像分析：①电子计算机断层扫描（CT）。利用电离射线和计算机的辅助形成多个横断面的影像，为眼内、眼眶肿瘤、眼外伤眶骨骨折、异物等提供诊断信息。②干涉光断层扫描仪（OCT）。利用激光对视网膜断层进行扫描，主要用于黄斑部病变的检查。③磁共振成像（MRI）。利用一定频率的电磁波和计算机的辅助形成断面的图像，多用于眼内、眼眶肿瘤的诊断。④视网膜厚度分析（RTA）。是电子计算机控制的裂隙灯生物显微镜装置，反映视网膜断面形状。用于青光眼、视网膜及黄斑部疾病的筛查。

（3）眼底荧光血管造影：是将造影剂从肘前静脉注入人体，利用特定滤光片的眼底照相机拍摄眼底血管及其灌注的过程。荧光素血管造影（FFA）是以荧光素钠为造影剂，主要反映视网膜血管的情况。青绿血管造影（ICGA）是以青绿为造影剂，反映脉络膜血管的情况，有助于发现早期的脉络膜新生血管、渗漏等。

（王双）

第二节　耳鼻咽喉头颈外科患者护理评估的重要性和内容

耳鼻咽喉头颈外科涉及的疾病种类繁多，包括炎症、肿瘤、外伤等多种类型，这些疾病往往对患者的生理和心理健康产生严重影响。因此，对耳鼻咽喉头颈外科患者进行全面的护理评估至关重要。

一、耳鼻咽喉头颈外科患者护理评估的重要性

1. 早期识别风险因素：通过护理评估，医护人员可以及早发现患者存在的风险因素，如营养不良、免疫力低下等，从而采取相应的干预措施，降低并发症的发生率。

2. 制订个性化护理计划：每个患者的病情和需求都是独特的，护理评估能够帮助医护人员了解患者的具体情况，制订出符合患者需求的个性化护理计划，提高护理效果。

3. 提升患者满意度：有效的护理评估能够让患者感受到医护人员的专业和关心，增强患者对治疗的信心，提高患者的满意度和依从性。

4. 促进康复进程：通过评估患者的生理功能、心理状态和社会支持系统，医护人员可以更好地指导患者进行自我管理，促进患者的康复进程。

二、耳鼻咽喉头颈外科患者护理评估的内容

1. 生理评估：包括对患者的耳鼻咽喉头颈部位进行详细的体格检查，评估其听力、嗅觉、吞咽等功能，以及是否有出血、肿胀、疼痛等症状。

2. 心理评估：了解患者的心理状态，包括焦虑、抑郁等情绪，以及对疾病的认知程度和对治疗的态度。

3. 社会支持评估：评估患者的社会支持系统，包括家庭支持、经济状况、医疗保险等，以了解患者在治疗过程中的实际困难和需求。

4. 生活方式评估：了解患者的生活习惯，如饮食、睡眠、运动等，以及是否有吸烟、饮酒等不良生活习惯，这些都可能影响患者的康复。

5. 治疗依从性评估：评估患者对治疗的依从性，包括药物治疗的规律性、复查的及时性等，这对于确保治疗效果至关重要。

6. 康复需求评估：根据患者的病情和预后，评估其在康复期间的需求，包括康复训练、辅助设备的使用等。

综上所述，耳鼻咽喉头颈外科患者护理评估是一项系统性的工作，它要求医护人员具备扎实的专业知识和敏锐的观察力，以确保评估的全面性和准确性。通过全面的护理评估，医护人员可以为患者提供更为精准和个性化的护理服务，从而提高治疗效果，促进患者的早日康复。

（姚梦婷　王双）

第三节　视力评估的进展

一般临床上所谓视力是指中心视力，亦即视锐度，是最基本而最重要的视功能，视力评估也是眼科临床上最基本和最常用的视功能评估项目，一般采用视力检查表（简称视力表）进行评估。视力分为远视力和近视力，视力表随之相应地分为远视力表和近视力表，通常所谓视力表指的是远视力表。

视力表的设计依据为视角原理。所谓视角指的是外界物体两个端点的光线进入眼球后于屈光结点处所形成的夹角，视角在视网膜上形成最小物像所需要达到的最小角度称为最小视角。最小视角与黄斑中心凹处视锥细胞解剖学间的关系是：物体两点的光线投射在两个互不相邻的视锥细胞上，同时其中间必须夹有至少一个未被光线刺激的视锥细胞。否则，物像两点将会融合成一点，而无法分辨。正视眼的视力正常，即以能够清晰分辨 1 分（1'）视角的两个物点为标准。

视角大小取决于物体的大小和远近两个因素，即与物体大小成正比，而与物体远近成反比。视力表的设计中以视标设计为中心环节，具体包括视标形状和视标大小两个方面，视标大小取决于视角大小和距离远近两个因素，而两者成反比关系，即：

实际视角（a）/ 基准视角（A）= 基准距离（D）/ 检查距离（d）。

不同类型视力表均以基准视角 =1 分（1'）为标准，但基准距离不一。Snellen 视力表为 6M，我国的国际标准视力表和标准对数视力表为 5M，而 LogMAR 视力表为 4M。视标大小可以说是视角大小的外在体现，实际设计中遵循 Snellen 最早提出的测量单位、即 M- 单位，1M- 单位相当于距离 1m 远处夹角 5 分视角，该单位可用大写或小写字母，也适用于字母视锐度和阅读视锐度的比较。于是规定，视标为 5 倍于 1 分视角对应的边长，至于每个视标的具体大小则取决于视角的大小和视标距离的远近（实为视力表的使用距离），我国惯例是标准距离设定为 5m。所以，正视眼中远视力正常以能够清晰分辨 5m 远处 1 视角对应的视标为标准。

至于视标形状，常见 4 种类型。

1. 跟斗 E：跟斗 E 实际上是字母 E，犹如翻跟斗翻出笔画朝向的 4 个方位，即上、下、左、右。也称为文盲 E，设计上呈现为正方体字母“E”，每个笔画的宽度相当于 1 分视角对应的距离；为我国惯例所采用。

2. 西文字母：现在常用的两套分为英式字母和 Sloan 字母，两者各有 10 个字母，其中英式字母为 D、E、F、N、H、P、R、U、V、Z，Sloan 字母为 C、D、H、K、N、O、R、S、V、Z，设计上字母高 5 个单位，宽 4 ～ 6 个单位，前者是基于 5×4 设计的，后者是基于 5×5 设计的，每一笔画的宽度通常是 1/5 高度，相邻笔画的间隔与笔画等宽。

3. Landolt 环：Landolt 环是类似字母 C 的缺口环，环的外径是笔画宽度的 5 倍，内径为 3 倍。缺口宽度与笔画等宽，相当于 1 分视角，大部分 Landolt 环视力表中缺口多为 4 个方位，即上、下、左、右，有时也有 8 个方位（4 个主要方向、4 个斜向）。

4. 数字和画图：主要用于儿童和文盲人群的视力检测。

（姚梦婷）

第四节　听力评估的进展

一、引言

听力评估作为听力障碍诊断、康复效果监测以及助听器效果评估的重要手段，近年来得到了广泛的关注和研究。随着科技的不断进步，听力评估技术也在不断发展，为听力障碍患者提供了更为准确、便捷的评估方法。本文将从听力评估的历史背景、主要阶段、技术原理、目的、方法、进展以及相关应用、未来发展趋势、未来展望等方面进行详细阐述，以期为读者提供一个清晰、全面的了解。

二、听力评估的历史背景

听力评估技术的发展可以追溯到古希腊和罗马时期，当时人们已经意识到听力损失的存在，并开始尝试通过各种方法来改善听力。随着科学技术的不断进步，听力评估技术也经历了多次革命性的突破。20 世纪初，电子技术的兴起为听力评估技术的发展提供了重要的技术支持，推动了听力评估技术的快速发展。

三、听力评估的主要阶段

听力评估主要经历了以下几个阶段。

1. 响度重振阶段：该阶段主要以纯音测听技术为基础，通过交替双耳响度平衡试验、短增量敏感指数试验等方法来评估听力损失。

2. 言语测听阶段：该阶段开始使用言语作为检测材料来评价电声器材的传递性能，并用于学童听力筛选。言语测听在助听器的选配和效果评估方面也有重要意义。

3. 导抗测听阶段：该阶段开创了导抗测试的时代，通过声导抗来评估中耳传音功能和咽鼓管功能。随着镫骨肌声反射的研究，声反射在临床应用方面更加广泛。

4. 电反应测听阶段：将声刺激引出的内耳、听神经及中枢神经系统的电反应用于听功能测试。这种客观测听技术对于耳蜗及蜗后病变的鉴别诊断及定位诊断具有重要价值。

5. 耳声发射阶段：自 Kemp 报告的外耳道记录到耳声发射以来，该技术已得到快速发展，并成为婴幼儿听力筛选、听力障碍诊断和听传出系统功能检查的重要方法。

四、听力评估的技术原理

听力评估的技术原理主要是通过听神经和听觉中枢等听觉系统对声音进行感知和理解。当声音波达到耳朵时，外耳和中耳结构会对声音进行初步的传递和放大。然后，这些声音信号通过听神经传送到听觉中枢，包括大脑皮质的听觉处理器部分。在听觉中枢中，这些信号被进一步处理和解释，最终形成对声音的感知和理解。

五、听力评估的目的

听力评估的主要目的在于早期发现、早期诊断、早期干预听力损失，以达到早期听力语言康复的目的。具体来说，听力评估的目的包括以下方面。

1. 早期发现：通过听力筛选，从特定群体中鉴别出可能存在听力障碍的个体，如新生儿、婴幼儿及学龄前儿童等。这有助于及早发现听力问题，避免错过最佳干预时机。

2. 明确诊断：对筛选出的可疑听力障碍儿童进行深入而全面的诊断性听力评估，了解听力损失的程度、性质、部位以及可能的病因。这有助于为听力障碍儿童制订个性化的康复计划，提高康复效果。

3. 选配助听器：为听力障碍婴幼儿选配合适的助听器，提供个性化的听力补偿方案。助听器是听力障碍儿童康复的重要手段之一，合适的助听器能够显著提高儿童的听力水平，促进语言发展。

4. 评估效果：对助听器的效果进行评估，了解助听器是否达到了预期的效果，以及是否需要调整助听器参数或优化康复计划。这有助于确保听力障碍儿童得到最佳的康复效果。

六、听力评估的方法

听力评估的方法主要包括听力筛选和听力诊断两个阶段。

1. 听力筛选：听力筛选是指用快速而简洁的方法从某个特定的群体中鉴别出可能存在听力障碍的个体的过程。常用的听力筛选方法包括高危登记、唤醒测验、耳声发射测试等。这些方法通常适用于新生儿、婴幼儿及学龄前儿童等群体。

（1）高危登记：通过收集新生儿及婴幼儿的高危因素信息，如早产、低出生体重、高胆红素血症等，进行听力筛查。这种方法简单易行，但敏感性较低，容易漏筛。

（2）唤醒测验：通过观察新生儿对声音刺激的反应，如转头、眨眼等，评估其听力水平。这种方法适用于新生儿及婴幼儿，但特异性较低，容易受到其他因素的影响。

（3）耳声发射测试：通过检测耳蜗外毛细胞产生的声波信号，评估内耳功能。这种方法具有高度的敏感性和特异性，是新生儿听力筛查的首选方法。

2. 听力诊断：听力诊断是指对筛选出的可疑听力障碍儿童进行深入而全面的诊断性听力评估。常用的听力诊断方法包括纯音听力测验、言语听力测验和行为测听等。

（1）纯音听力测验：通过发出不同频率和强度的纯音信号，测试受试者的听力阈值，从而确定听力损失的程度。纯音听力测验是听力评估中最常用的方法之一，其结果通常作为助听器选配的重要依据。

（2）言语听力测验：评估受试者在日常生活中的言语理解能力，了解个体言语听力的损失程度以及对不同语言声音的辨别能力。言语听力测验对于评估听力障碍对日常交流的影响具有重要意义。

（3）行为测听：通过观察受试者对声音刺激的反应，如转头、寻找声源等，评估其听力水平。行为测听适用于无法配合主观测试的婴幼儿和低龄儿童。

七、听力评估的进展

近年来，听力评估技术取得了显著的进展，主要体现在以下几个方面。

1. 自动化程度的提高：随着计算机技术的不断发展，听力评估设备的自动化程度越来越高。现代听力评估设备能够自动记录、分析测试数据，减少人为误差，提高评估的准确性和效率。例如，自动化听力测试系统可以自动播放测试音、记录受试者的反应并计算听力阈值，大大提高了测试效率。

2. 评估方法的创新：除了传统的纯音听力测验和言语听力测验外，还出现了许多新的评估方法，如游戏测听、视觉强化测听等。这些方法能够更好地适应不同年龄段和听力水平的患者需求，提高评估的趣味性和可接受性。例如，游戏测听通过将听力测试与游戏相结合，使儿童在轻松愉快的氛围中完成测试；视觉强化测听则通过视觉提示增强受试者对声音刺激的反应，适用于低龄儿童或无法配合主观测试的患者。

3. 个性化评估的发展：随着对听力损失认识的深入和康复需求的多样化，个性化评估成为听力评估的重要发展方向。通过结合患者的年龄、性别、病因等因素，制定个性化的评估方案，为患者提供更加精准、有效的康复建议。例如，对于年龄较小的婴幼儿，可以采用适合其年龄的游戏测听或视觉强化测听等方法进行评估；对于年龄较大的儿童或成人，则可以根据其听力损失程度和性质选择合适的评估方法。

4. 远程评估的兴起：随着互联网技术的不断发展，远程听力评估逐渐兴起。患者可以通过互联网平台接受专业的听力评估服务，实现线上线下的无缝对接。远程评估不仅方便快捷，还可以节省患者的时间和交通成本，提高评估的普及率和效率。例如，一些医院或听力中心已经开通了在线听力评估服务，患者可以在家中通过电脑或手机完成测试并获得专业的评估结果和建议。

八、听力评估的相关应用

听力评估的应用范围非常广泛，不仅在医疗和康复领域有重要作用，还在音乐艺术等领域扮演着重要角色。

1. 医疗和康复领域：听力评估技术为听力损失或耳聋患者提供了各种助听设备，如耳背式和耳内式助听器等，以提高他们的听力水平。同时，人工耳蜗等技术也得到了广泛应用，帮助许多重度耳聋患者恢复了部分甚至全部听力。

2. 音乐艺术领域：在音乐表演和创作中，艺术家们需要通过听力评估技术来精确地感知和表现声音。例如，音乐制作人可能需要使用音效处理器来调整声音的音色、音量和动态范围等。

九、未来发展趋势

未来听力评估的发展趋势将主要体现在以下几个方面。

1. 智能化评估：随着人工智能技术的不断发展，听力评估将逐渐实现智能化。通过利用大数据、机器学习等技术手段，对听力评估数据进行深入挖掘和分析，为听力障碍患者提供更加精准、个性化的康复建议。例如，智能听力评估系统可以根据患者的听力损失程度和性质自动推荐合适的康复方案和助听器类型；同时，系统还可以根据患者的康复进展自动调整评估参数和康复计划。

2. 跨学科融合：听力评估将逐渐与心理学、教育学、康复医学等多学科融合，形成跨学科的评估体系。通过多学科的合作与交流，为听力障碍患者提供更加全面、综合的康复服务。例如，心理学可以为听力障碍患者提供心理支持和干预；教育学可以指导患者如何更好地学习和适应环境；康复医学则可以提供针对性的康复治疗和训练。

十、听力评估的未来展望

随着科技的飞速发展和人们生活质量的提高，听力评估的未来发展将更加多元化和个性化。未来听力评估技术的发展趋势可能包括以下方面。

1. 定制化听力设备：未来的听力设备可能会更加定制化，可以根据每个人的耳道形状、听力损失程度等因素进行个性化设计，提高使用舒适度和效果。

2. 智能听力增强：除了助听器和人工耳蜗等现有技术外，未来可能会出现更加智能的听力增强设备。这些设备能够自动调整声音信号处理，帮助人们在各种环境下都能更好地听取和理解声音。

3. 虚拟现实技术在听力训练中的应用：虚拟现实技术可以为个体提供更真实、更丰富的听觉体验，帮助个体更好地适应不同的声音环境，提高其在复杂声音环境中的听力能力和认知能力。

（姚梦婷）

第三章

眼耳鼻咽喉头颈外科患者的常用护理诊断

第一节　眼科患者常用护理诊断

护理诊断是关于个人、家庭或社区对现存的或潜在的健康问题或生命过程所产生的反应的一种临床判断，护理诊断提供了选择护理干预的基础，以达到护士职责范围的预期结果。在临床护理工作中，护理诊断也可以被称之为护理问题，尤其是当患者的健康问题未找到合适的标准护理诊断名称时，不必拘泥于一定使用标准的护理诊断。眼科患者常见的护理诊断如下。

1. 感知觉紊乱：视力障碍与视功能异常有关。

2. 疼痛：眼痛与眼压升高、眼部炎症、外伤及手术有关。

3. 自理能力缺陷：与视力障碍或术后敷料遮盖双眼或年老体弱等因素有关。

4. 有受伤的危险：与视力障碍有关。

5. 舒适受损：眼干、眼痒、眼痛、异物感、畏光、流泪等，与眼部炎症反应或过敏反应有关。

6. 有感染的危险：与机体抵抗力低下，传染性眼病或局部创口预防感染措施不当等因素有关。

7. 知识缺乏：缺乏疾病的治疗、预防、用药、并发症的控制和监测、自我护理的知识和技能等。

8. 功能障碍性悲哀：与视力减退或疗效不明显，影响工作、学习及生活有关。

9. 自我形象紊乱：与眼睑内翻、眼睑外翻、上睑下垂、眼球突出等有关。

10. 睡眠形态紊乱：与环境改变、视力下降、长期卧床有关。

11. 组织完整性受损：由眼外伤所致。

12. 焦虑：与担心疾病的治疗和预后结果，对环境不熟悉，担心疾病会影响自己的家庭、工作和生活，增加经济负担等因素有关。

13. 恐惧：与视力下降、适应环境能力改变、不了解病情有关。

14. 便秘：与长期卧床、活动减少、精神紧张和生活习惯改变有关。

15. 潜在并发症：眼压升高、创口裂开、创口出血、角膜溃疡、穿孔、眼内炎等。

只有正确对患者做出护理诊断或明确护理问题，才可能从常规护理措施中选取针对该患者的护理措施，为患者提供个性化的护理。

（胡梦云　姚梦婷）

第二节　耳鼻喉头颈外科常规护理诊断

耳鼻喉头颈外科常规护理诊断如下。

1. 急性疼痛：耳鼻喉各器官的急慢性炎症、外伤、手术等因素有关。

2. 感知障碍：嗅觉减退、听力下降，与嗅觉、听力功能异常有关。

3. 语言沟通障碍：与听力下降不能理解他人、器官切开、喉部病变或喉切除术后发音功能受损有关。

4. 体温过高：与耳鼻喉科各种炎症有关，如急性化脓性扁桃体炎、急性会厌炎、急性中耳炎、急性鼻窦炎、耳部病变引起的各种颅内外并发症等。

5. 有窒息的危险：与存在喉部或器官异物、喉部急性炎症、外伤或器官切开后痰液积聚阻塞呼吸道等因素有关。

6. 有感染的危险：与鼻腔通气障碍、耳鼻喉部异物存在、外伤、各种手术后切口易被污染等因素有关。

7. 清理呼吸道无效：与鼻腔、咽喉、气管的炎症引起分泌物增多且黏稠，不易排出，或器官切开或喉部手术后气道分泌物增多且黏稠，患者咳嗽排痰能力下降有关。

8. 有受伤的危险：与平衡功能失调、嗅觉障碍或听力障碍所致察觉环境危害能力降低有关。

9. 体液不足的危险：与鼻出血、手术后出血、摄入液体不足等因素有关。

10. 营养失调：低于机体需要量，与咽喉部炎症引起吞咽疼痛、喉部肿瘤引起进食梗阻等因素有关。

11. 口腔黏膜受损：与喉切除术后不能经口进食、鼻腔填塞后张口呼吸等因素有关。

12. 自理能力缺陷：与手术后或疾病因素引起的疲劳和疼痛有关。

13. 知识缺乏：缺乏对疾病的治疗和预防，用药、并发症的控制和监测或自我护理的知识和技能等。

14. 焦虑：与担心疾病的治疗和预后结果，对环境不熟悉，担心疾病会影响自己的家庭、工作和生活，增加经济负担等因素有关。

15. 自我形象紊乱：与鼻部手术、喉部手术后面部结构和功能改变，鼻部、耳部先天畸形，或长期炎症引起分泌物过多、有异味等因素有关。

16. 社交隔离的危险：与听力障碍或喉部手术后语言交流能力受损，面部手术或先天畸形引起自卑等因素有关。

17. 舒适受损：鼻塞、鼻痒、流涕、咽干、咽痒等，与相关部位炎症反应或过敏反应有关。

只有正确对患者做出护理诊断或明确护理问题，才可能从常规护理措施中选取针对该患者的护理措施，为患者提供个性化的护理。

（雷雅婷）

第四章
眼耳鼻咽喉头颈外科患者的检查

第一节　眼科患者的检查

一、视力检查

视力检查是对视敏锐度的检查，是辨别最小物像的能力，反映的是黄斑部中心小凹的视功能，又称中心视力。

1. 远视力检查。

（1）目的：了解视网膜黄斑中心凹处的视觉敏锐度；辅助眼科疾病诊断。

（2）用物：标准视力表、遮眼板、灯箱、指示杆、平面反射镜（用于检查空间小于5m时扩大检查距离）。

（3）操作方法：被检者距离视力表5m，如空间小于5m，可使用平面反射镜，距离2.5m。先查右眼，后查左眼，由上向下指示视标，让被检者在5s内说出或指出缺口方向。如被检者在5m处不能辨认最大视标，则让其慢慢走近视力表直至看清。按实际检查距离换算后记录。换算方法为：d/5×0.1，d为看清最大视标的距离。如在2m处能看清最大视标，则视力为2/5×0.1=0.04。如被检者在0.5m处不能辨认最大视标，则让其背窗而坐，检查人员在暗背景前伸出手指，指距等于指宽，让被检者辨认手指数目，并记录能辨认指数的最远距离，如“指数/40cm”。如被检者在最近距离不能辨认手指数目，检查人员可用手在其眼前慢慢摆动，并记录辨知手动的最远距离，如“手动/眼前”。如被检者不能辨知手动，则在暗室中检查其能否感知手电亮光，光定位检查通常检测9个方位，呈“米”字形，用“+”和“–”表示光源定位的阳性和阴性。如各方位光感均消失，记为“无光感”。

（4）注意事项：视力表应有充足的光线照明，使用灯箱视力表时，视力表白底的亮度应达80～320cd/m^2。被检眼应与1.0视标在同一高度。戴镜者应先测裸眼视力，然后再测戴镜视力并记录矫正眼镜度数。检查视力时应使用遮眼器，一人一用。遮挡眼睛时避免压迫眼球，防止被检眼斜看、眯眼或偷看。

2. 近视力检查法。

（1）目的：同远视力检查法。

（2）用物：标准近视力表或 Jaeger 视力表、遮眼板、指示杆。

（3）操作方法：在充足照明下，根据所使用的近视力表上要求的检查距离放置近视力表，通常检查距离为 30cm 或 40cm，如在该处不能看见最大字符也可移近检查，记录时需标明实际距离。如将视力表放到眼前 10cm，方能看清近视力表上最小的一行字符的开口，记录为 1.0/10cm。

（4）注意事项：视力表检查应有充足的光线照明。一般先检查右眼，后检查左眼。使用遮眼器遮挡眼睛时避免压迫眼球。

3. 儿童视力检查：对于小于 3 岁不合作的患儿，检查视力需耐心诱导观察。新生儿有追光及瞳孔对光反射，1 月龄婴儿有主动浏览周围目标的能力，3 个月时可双眼注视手指。交替遮盖法可发现患眼，遮盖患眼时患儿无反应，遮盖健眼时患儿试图躲避。

二、视网膜视力检查

1. 目的：客观判断黄斑的功能状态；为白内障等手术患者的术后视力提供参考。

2. 用物：散瞳药、视网膜视力仪。

3. 操作方法：①核对患者姓名、眼别。②评估患者全身一般情况及眼部情况，了解合作程度。③耐心向患者讲解检查目的、方法、注意事项，取得配合。若患者配合不到位，可影响检查结果。④充分散大瞳孔，在暗室环境下进行。⑤被检者取坐位，固定头部，嘱其向前平视。⑥向各个方向轻微转动视网膜视力仪手柄，直至看见角膜上红色反光点。⑦嘱被检者说出或用手势表示出红灯内线条的方向，即“横、竖、左斜、右斜”。⑧从刻度盘上的 0.06 开始转动，并逐步增加线条的细度，不断改变条纹的方向，患者所能辨认的最细条纹所对应的视力即为视网膜视力。⑨记录在病历上，并注明是否散瞳。

4. 注意事项：检查前要充分散瞳，患者的眼睛不能接受强光刺激，如检眼镜、裂隙灯等，也不能在术后过早进行测量，以免影响测量结果。检查中，患者注意力要集中，先查视力相对好的眼，使患者熟悉检查要领后再测量视力相对较差的眼，检查持续时间不能过长，以免患者产生疲劳感，影响检查结果。每次检查前认真检查仪器电量是否充足，如果光源亮度不够，会增大假阴性率。

三、色觉检查法

色觉为人眼的辨色能力，从事许多工作如美术、交通运输、医学、化学、军事工作等必须具备正常的色觉。色觉异常按轻重程度可分为色弱和色盲。色盲以红绿色盲最常见，可为先天性即遗传得来，也可因后天某些眼病或颅脑疾病所致。色觉检查有假同色图即色盲本检查、色相排列法和色觉镜，以假同色图检查法最常用。

1. 目的：确定有无色觉异常，鉴别色觉异常的类型及程度。

2. 用物：色盲检查图。

3. 操作方法：在明亮的自然光线下，检查距离为 40 ～ 50cm，先用示教图，教以正确方法，再依次检查，做出诊断。一般双眼同时检查，要求在 5s 读出图中的图形或数字。按每图的说明判断患者为正常或异常，若为异常，进一步分辨其为全色盲、绿色盲、红色盲、红绿色盲或色弱。

4. 注意事项。

（1）检查应在自然光线下进行，避免阳光直射，不用人工光源。

（2）每图辨认时间不超过 5s。

（3）检查图应保持清洁、完好，污染或褪色不能使用。

四、眼压检查

1. 指压测量法。

（1）目的：粗略估计患者眼压高低，协助诊断。

（2）操作方法：嘱被检查者睁眼向下注视，检查者以双手的中指和无名指固定于被检查者前额，两手食指尖放在上睑皮肤上，两指交替轻压眼球，根据手指感到的眼球波动力的大小，来判断眼压的高低。正常值记录为 Tn，轻度、中度和重度增高分别记为 T+1、T+2 和 T+3，轻度、中度和重度降低分别记为 T−1、T−2 和 T−3。

（3）注意事项：指测法只能粗略估计眼压，且需要以临床经验为基础，需精确数值时，应用眼压计测量。初学者可触压自己的前额、鼻尖和嘴唇，体会高、中、低三种眼压手感。

2. Goldmann 压平式眼压计测量法。

（1）目的：了解患者眼压情况，协助诊断。

（2）用物：Goldmann 眼压计、裂隙灯、75% 酒精棉球、0.5% 爱尔卡因滴眼液荧光素钠试纸、棉签、抗生素眼药水。

（3）操作方法：患者取坐位，用 0.5% 爱尔卡因滴眼液滴眼 2 ～ 3 次；用消毒荧光素钠试纸轻轻接触被测眼下睑的内表面 2 ～ 3s 后取出，瞬目 2 ～ 3 次后，使角膜表面泪膜染色。根据患者身高调节升降台，患者将下颌放在裂隙灯下颌托上，前额抵住额托。将压平式眼压计刻度尺暂时设置在 10 ～ 20mmHg，裂隙灯显微镜放大率调整为 10 ～ 16 倍，将裂隙灯照明从患者颞侧 45° ～ 60° 方向以宽光带投射。将测压头对准患者的角膜中央，让患者瞬目几次后睁大眼睛直视前方。将测压头逐渐接近角膜，微调测压头位置，直到在视野中央水平分割线上下出现内面相接的两个同等大小的半绿环。移开测压头，再次检查角膜，用酒精棉球擦拭眼压计测压头。记录眼压读数、检查时间和检查方法。测试完毕，结膜囊内滴抗生素眼药水，并嘱患者不要揉擦眼球，以免角膜上皮脱落。

（4）注意事项：测压头使用前要消毒，使用时不可触及被测眼的睑缘及睫毛，以免患者眨眼无法配合完成检查，使用后要认真清洗，以备用。测眼压时因测压头位置不适当，致使中心垂直偏移，产生压平角膜面的两个半圆不等大时，则影响所测眼压值。每次测量时间不得超过半分钟，否则可使角膜上皮干燥，造成测量不准确，但可重复测量。一般连续测量 3 次，差值在 1mmHg 内，取其平均值为眼压值。有角膜病变（如水肿、炎症、瘢痕等）、角膜增厚或不平时均会影响测量结果，因而不能用本类型眼压计测量。测压时固定应患者头部，避免向后退缩，否则测压头不能持续与角膜接触而不可测得眼压值。用压平式眼压计检查后，其他眼压计必须间隔 3 ～ 5min 以后测量。

3. 非接触式眼压计测量法：非接触式眼压计测量法是一种不直接接触眼球的测量方法，利用可控的空气脉冲，使角膜压平到一定的面积，通过监测系统感受角膜表面反射的光线，并记录角膜压平到某种程度的时间，将其换算为眼压值。避免了直接接触角膜可能导致的交叉感染及可能对角膜造成的损伤，且操作简便、快捷。

（1）目的：同 Goldmann 压平式眼压计测量法。

（2）用物：非接触式眼压计、75% 酒精棉球、消毒棉签。

（3）操作方法：患者取坐位，头置于头架上，前额紧靠头架。嘱患者睁大眼睛注视仪器内的红色指示点。检查者调整仪器操纵杆，聚焦清晰后按动操纵杆上的气体触发器，显示屏上即出现眼压读数。连续测量 3 次，取平均值，即为眼压测量值。对于自动非接触眼压计，只需对焦好即能自动进行眼压测量。

（4）注意事项：对高度散光、角膜浑浊、角膜移植术后及固视不良者不宜用此法。眼睛睁不大者，可用棉签轻轻拉开眼睑，注意不能压迫眼球以免眼压增高。如遇急性结膜炎的患者，应避免测眼压，如病情需要，可选用非接触式眼压计测量。眼压的准确性对＜ 8mmHg 及＞ 40mmHg 者误差较大。只能坐位测量，不能用于卧位患者。

4. 压陷式眼压计测量法：压陷式眼压计测量法是针对角膜的压陷深度进行测量，而间接确定眼内压力，眼压计刻度标尺上每一格刻度相当于 0.05mm 的角膜压陷深度，由压陷深度示值查眼压换算表，获得眼压值。

（1）目的：同 Goldmann 压平式眼压计测量法。

（2）用物：压陷式眼压计、75% 酒精棉球、棉签、0.5% 爱尔凯因眼药水、砝码、抗生素眼药水。

（3）操作方法：患者取仰卧低枕位，眼部表面麻醉可滴 0.5% 的爱尔凯因眼药水

2～3次。用75%酒精棉球消毒底盘，待充分干燥后开始测量。嘱患者注视屋顶某一指定点，检查者右手持眼压计，左手拇指及食指分开上下睑固定于眼眶缘上，不可使眼球受压，将眼压计底板垂直放在角膜中央，开始测量时先以5.5g固定砝码测量，若刻度值小于“3”时，改用7.5g砝码；若刻度值仍小于“3”时再改用10g砝码，以此类推。将所测结果用分数记录法，即砝码重量/指针刻度，以mmHg为单位。查眼压换算表，得到眼压数值。例如5.5g砝码重量，测得刻度为5时，记录为5.5/5=17.3mmHg。测毕，结膜囊内滴抗生素眼药水，并嘱被检查者不要揉擦眼球，以免角膜上皮脱落。将眼压计足板用酒精擦干保存。

（4）注意事项：在测量前应校对眼压计，确保其指针位于“0”位。眼部有急性炎症和眼球穿通伤者禁忌测量眼压。测量时切勿加压于眼球，以免影响准确性。在眼球壁硬度显著异常时，如高度近视，应用两个砝码测量后查校正眼压。角膜的曲率半径亦影响眼压值。测量前使用75%酒精消毒后，应用干棉签擦拭干净或待充分干燥后再使用，以免残留酒精损伤角膜上皮。

5. 24h动态眼压测量法。

（1）目的：了解患者昼夜眼压波动情况，以协助诊断和用药指导。

（2）用物：非接触式眼压计、75%酒精棉球、消毒棉签。

（3）操作方法：给患者安排床位，并嘱患者安静休息。告诉患者眼压测量时间：5am、7am、10am、2pm、6pm、10pm。按“非接触式眼压测量操作”法，给患者测量眼压并记录。24h眼压波动不应＞5mmHg，若≥8mmHg，则认为是病理性眼压波动。

（4）注意事项：为保证眼压测量的准确性，需保持环境安静和患者处于自然放松状态。为减小误差，要求使用同一台测量仪和同样测量方法。

五、裂隙灯显微镜检查

1. 目的：主要用于检查眼前节，也包括晶状体和前部玻璃体。

2. 用物：裂隙灯显微镜。

3. 操作方法：检查前先调整仪器，避免长时间用强光照射患眼。检查时尽量使患者头部舒适地固定于颌架上。医师右手调节显微镜的手柄、裂隙的宽度和隔板的孔洞，先嘱患者闭眼，在上睑皮肤上调节照明光线的焦点至清晰，再让患者睁眼进行检查。

（1）弥散光照射法：将裂隙充分开大，用弥散光低倍镜进行观察。用于眼睑、结膜、巩膜的一般检查和角膜、虹膜、晶状体的全面观察。

（2）直接焦点照射法：为最常用的检查方法。照射光线的焦点与显微镜的焦点完全一致。裂隙光照射在透明的角膜和晶状体上，可见一境界清楚的乳白色、透明的光学六面体。可以观察到角膜、晶状体各层和前房中的病变。根据检查的需要可分为宽光照射、窄光照射和圆锥光照射。

(3)后部反光照射法：将光线聚焦在目标的后方，借后方反射的光线检查组织的病变。用此方法易于查出角膜上皮水肿、角膜实质层病变、角膜内皮及晶状体病变等。

(4)镜面反光照射法：将光线从角膜颞侧照射，在角膜光带的颞侧有一反光区，将角膜光带的内皮面与此区重合，即可出现镜面发光。镜面反光照射法用于观察角膜内皮细胞和晶体前囊、后囊。

(5)角膜缘分光照射法：利用光线通过角膜组织的全反射，将光线从侧面照射角膜缘，使对侧角膜缘出现明亮的光晕，聚焦在角膜上可清晰观察角膜的各种病变。

(6)间接照射法：将光线聚焦目标旁侧，借光线的折射观察目标的病变，用间接照射法可检查出病变的深度。

(7)应按顺序检查角膜、前房、虹膜、晶状体和前玻璃体。加用相应附件可进行眼压、前房深度、前房角、后部玻璃体和眼底检查。记录病变的位置、大小、形状、颜色、透明度及其与周围组织的关系。

4. 注意事项：应尽量缩短患眼曝光时间，一般检查时不宜超电压使用裂隙灯，也不可持续使用时间太长，以免裂隙灯灯泡烧坏；检查完毕务必关闭电源。注意保持仪器的清洁，检查完毕应拭净遗留在裂隙灯上的泪液及药液。

六、眼底检查

眼底检查常用的方法有 3 种：直接检眼镜法、间接检眼镜法和裂隙灯显微镜眼底检查法。最常用的是直接检眼镜法。

1. 直接检眼镜检查法。

(1)目的：直接检眼镜是检查玻璃体和视网膜病变最常用的工具。所见眼底为正像，放大率约为 16 倍。检查在暗室内进行。

(2)用物：检眼镜。

(3)操作方法：在暗室中，患者取坐位，朝正前方注视，对于瞳孔较小不能看清眼底者，或需要检查周边眼底时需散大瞳孔。检查右眼时，检查者站在被检查者右侧，用右手持检眼镜，右眼观察。检查左眼时相反。先将镜片拨到 +8 ～ +10D，距被检眼 10 ～ 20cm，将检眼镜灯光摄入瞳孔，嘱患者上下左右转动眼球，检查屈光质有无浑浊。然后将转盘拨到“0”处，让患者双眼平视前方，将检眼镜移近至被检眼前约 2cm 处，检查者自颞侧用检眼镜灯光射进患者的瞳孔区，看到眼底的红光反射，拨动转盘直到能清晰地看到视网膜的结构。正常时，瞳孔区呈橘红色反光，如屈光间质浑浊，则红色反光中出现黑影，此时嘱患者转动眼球，如黑影移动方向与眼动方向一致，表明浑浊位于晶状体前方，如相反，则位于晶状体后方，如不动则为晶状体浑浊。然后进行眼底检查，让患者双眼平视前方，尽量将检眼镜靠近被检眼前，将镜盘拨到“0”处，如有屈光不正，调拨镜片至看清眼底为止；要检查周边部眼底，可嘱患者向各个方位转动眼球，同时检眼镜也随之做相应倾斜进行检查；检查完毕，关闭电源。病变的描写：①位置。以视盘、黄斑或某一血管做标准，并说明在视网膜血管第几分支之前后上下左或右。②大小。以视盘直径或某一血管为标准。③高度。以检眼镜之镜片屈光度为标准。④颜色。⑤形状。⑥边缘。⑦如有寄生虫时应记录有无蠕动。必要时绘图或照相。

（4）注意事项：在直接检眼镜下，一个视野里只能看到视网膜的一小部分，故需逐区检查，并将观察到的影像综合成一个完整的眼底形态。检查时先找到视盘，位于眼注视点的鼻侧，看到由视盘发出的视网膜中央动静脉的大分支。然后沿着颞上、颞下、鼻上、鼻下四支大血管将视网膜分为 4 个区域，自中心向周边部逐区检查，最后检查黄斑区。青光眼或有发生青光眼之可能者，检查完毕应测量眼压，如眼压增高应予以缩瞳。

2. 双目间接检眼镜检查法。

（1）目的：各类原发性继发性视网膜脱离。各类眼底疾患所致之隆起不平者，如肿物、炎症渗出和寄生虫等。屈光质透明之球内异物，尤其是睫状体平坦部异物。屈光质欠清或高度屈光不正，用直接检眼镜观察眼底困难者可试用。

（2）用物：双目间接检眼镜由光源及目镜组成的头灯和物镜两部分及附件组成。间接检眼镜放大的倍数小，可见范围大，所见为倒像，具有立体感。

（3）操作方法：患者取平卧或坐位。右眼检查者以左手拇指及食指或中指持镜，小指做支点固定于受检眼之眶缘，使物镜与眼表面距离约 5cm，物镜的凸面向检查者。根据患者屈光情况、病变高度及检查者屈光情况等微微前后移动，以调节影像的清晰度。检查者围绕患者，辅以受检眼向各方向转动，按直接检眼镜眼底检查顺序检查眼底，以防遗漏。远周边部，需用巩膜压迫器在眼睑外顺序、正确压迫检查，力量要轻缓，力的方向向检查者，使光源、物镜、压迫的部位三点保持在一直线上方可看到。因所见之物像为倒像，图纸方向与患眼上、下相反，将检查者观察之影像直接绘于同侧图纸上，如此所得眼底图即为眼底实际情况。绘图采用国际统一标准颜色表示（表 4–1）。

表 4–1　国际统一标准颜色

眼部疾病	颜色
视网膜动脉、出血	红色
视网膜静脉	蓝色
正常视网膜	淡红色
脱离之视网膜	淡蓝色

续表

眼部疾病	颜色
视网膜裂孔	蓝色轮廓，内涂红色
视网膜变性	蓝色线条
视网膜变薄	蓝色表示范围，其间画红线
视网膜色素	黑色
脉络膜病变	棕色
渗出	黄色
屈光质浑浊	绿色

（4）注意事项：检查前用后马托品或阿托品滴眼液充分散瞳。戴头灯并调整好目镜的瞳距，经平面反光镜将光束照在被检眼内。物镜为非球面镜，有 +20D 及 +28D 两种，其物像的放大倍率和视野各不相同。一般常用 +20D 物镜。瞳孔不能散大，需查之病变范围大或偏远周边部者可用 +28D 物镜。严禁手指或各种纺织物触及擦拭镜面，以防磨损物镜。

3. 裂隙灯显微镜眼底检查法。

（1）目的：用裂隙灯显微镜检查眼底需联合不同的物镜，常用的有前置镜和接触镜。传统的前置镜为 –55 ～ 58.6D 的平凹镜，装置于裂隙灯上、被检眼前方。前置镜所检眼底为立体正像，视野小，放大倍率高。仅适用于观察眼底的后极部及靠近眼球中央轴的玻璃体。接触镜中常用的为 Goldmann 三面镜，三面镜中央为凹面镜，所见为正像，三面镜反射镜的斜度分别为 59°、67°、75°。用中央部可观察眼底的中央部分，用 3 个截图（Alt + A）反射镜分别可观察前房角和眼底及周边部、赤道部至周边部、眼底 30° 内至赤道部的视网膜。

（2）用物：前置镜、接触镜。

（3）操作方法：检查前应用短效散瞳剂充分散瞳。先在裂隙灯上调整好前置镜装置，患者头部固定于颌架上，并注意投射光轴与视轴间的角度在 30° 以内。将裂隙灯显微镜向被检眼方向推进，直至光线聚焦在视网膜上。三面镜的安装方法同前房角镜。检查时投射光轴与视轴间的角度也应在 30° 以内。先用中央部分检查，然后用 3 个反射镜分别旋转 1 周检查不同部位的眼底。

（4）注意事项：要求在暗室内使用，避免长时间用强光照射患眼引起患者不适。检查完毕应随时关闭电源开关，避免长时间持续使用导致裂隙灯灯泡过热烧坏；注意保持仪器干净，定期清洁，一用一消毒，防止交叉感染。

七、视野检查

1. 目的：视野是指当眼球向正前方固视不动时所看见的空间范围，亦称周边视力。一般将视野分为 30° 以内的中心视野和 30° 以外的周边视野。许多眼底病和视路疾病都可以引起视野的改变。视野是反映正常视功能的一项重要检查。检查视野的方法有对比法和视野计法。

2. 用物：视野计。

3. 操作方法。

1）对比法：一般为快速检查，无须特殊仪器，但一定程度上敏感度不够。检查者与患者对面而坐，眼位等高，相距 1m。检查右眼时令患者右眼与检查者左眼对视，分别遮盖另一眼，检查者将手指置于与两人等距离处在各方向由外周向中央缓慢移动，以医师所见之视野与患者做对照。这种方法可粗略地检查明显的周边视野缩小。

2）视野计法。

（1）弧形视野计：①弧形视野计用于检查距注视点 30° 以外的周边视野。②检查时让患者下颌固定在托架上，受检眼与视野计中央注视点在同一水平线上，并固视中央注视点，遮盖另眼，用不同大小、颜色的视标沿视野计的弧板自周边向中心移动，记录患者能看见视标的点连接画线即为被检眼的周边视野范围。常用视标为 3mm 白色和红色视标。③正常周边视野范围：白色视标，颞侧 90°、鼻侧 60°、上方 55°、下方 70°。蓝、红、绿色视野依次递减 10°。

（2）平面视野计：①平面视野计用于检查距离注视点 30° 以内的中心视野。适于发现较小的视野缺损。对于诊断有中心视野缺损的疾病更有价值。②受检者在距平面视野屏 1m 处，下颌固定在托架上，受检眼与视野屏中央注视点在同一水平线上，注视视野屏上的注视中心，遮盖另一眼。用视标在不同子午线上从周边向中央移动，记录视标消失和重新出现的位置。为放大暗点，可增加检查距离或缩小视标。③在中心视野中固视点颞侧 15.5°，下方 1.5° 处有一竖椭圆形暗点为生理盲点，是视盘在视野屏上的投影，因视盘处仅有神经纤维、无视细胞，故在视野上呈现为一个暗点。④视野中除生理盲点以外的任何暗点均为病理性暗点，完全看不见视标的暗点为绝对性暗点，虽能看见但感暗淡的暗点为相对性暗点。

（3）自动视野计：自动视野计能自动按照程序在视野的各个位点用不同亮度的光刺激测定光阈值，并加以记录，计算出视野丢失总量及视野缺损的深度和范围，从而增加了视野检查的准确性和敏感度。

4. 注意事项：影响正常视野检查结果的主要因素有以下几点。

（1）年龄：随年龄增长，平均光敏感度有所下降。

（2）屈光：屈光不正未矫正会使光标在视网膜上形成模糊的斑，影响检查结果。错误的矫正镜片和镜片架边缘常会造成视野的改变。屈光介质浑浊、瞳孔过大或过小均会影响检查结果。

（3）视野计：动态和静态视野检查的不同，背景光和视标的不同等。

（4）环境因素：检查室应保持安静和相对暗室。

（5）其他：学习效应、固视情况和患者理解水平都对结果有影响。检查时间过长也可能导致患者疲劳，假阳性率增高。

八、屈光状态检查

1. 目的：屈光检查是使用不同的方法检测眼屈光不正的性质及程度，以了解眼屈光状态的方法。此检查可分为两大类：主观检查法与客观检查法。

2. 用物：镜片箱、视力表、综合验光仪。

3. 操作方法。

（1）主观检查法：主观检查法是受检者在自然调节状态下，依其叙述视力情况选择最适宜的镜片，根据所用矫正透镜的性质与屈光度值来测知受检眼之屈光异常状态及其矫正视力的方法。

主觉插片法为最常用的主觉屈光检查法。患者坐在距远视力表 5m 处，将镜架放好（注意要使试镜片的光学中心对准眼的视轴），两眼分别检查，检查一眼时用不透光遮片遮挡另一眼。为了较快地检查屈光状态，可根据被检眼的远、近视力来推断其屈光的性质，再根据视力降低的程度来估计其度数。如远视力不能达到 1.0，而能看清近视力表的 1.0，则可能为近视眼，此时可加凹球镜片，至视力最佳状态。如远、近视力都不好，用针孔片试之，如视力提高，则可能为远视眼，可试凸球镜片，至视力增加至最好。如只用球镜片，视力不能矫正满意，再加用凹或凸柱镜片，并转动柱镜的轴位，直至达到最佳视力。如所选择的球镜片和柱镜片已将视力矫正到 1.0 或 1.2，仍需按下述六步法加以证实：① +0.25D 球镜片；② –0.25D 球镜片；③ +0.25D 柱镜片轴相同；④ +0.25D 柱镜片轴垂直；⑤ –0.25 柱镜片轴相同；⑥ –0.25D 柱镜片轴垂直。循序加于镜片的前面以增减原镜片的屈光度，直至患者不再接受任何镜片为止。此方法易受调节作用的影响，不够准确，但 40 岁以上者调节力已减退，可使用主觉插片法。

针孔片法：针孔片是中央有直径为 1mm 圆孔的黑色金属片。根据小孔成像的原理，用来增加物像在视网膜上的清晰度以提高视力，对眼屈光检查有一定帮助。如在判断视力减退是由屈光不正引起的还是由眼病引起的，最简单的方法是利用针孔片进行测验。如果光线充足，让针孔对准视线，则一个目标或物体的影像和针孔照相机一样，能在眼底上形成。当视力提高时，则表明被检眼必有屈光不正；如视力无明显改善，则说明被检眼患有其他眼病。

裂隙片法：镜片箱内有一黑遮片，其中央刻有一长20mm、宽1mm的裂隙，此谓裂隙片。对那些低视力又不能做出满意检影的患者可使用裂隙片。检查时，在被检眼试镜架上放裂隙片，将另一只眼遮好，然后缓慢转动此片，使裂隙合于每个径线方向，记录患眼距5m远处获得最好视力的裂隙方位。在裂隙之前用各种强弱的凸或凹球镜片矫正其视力，找出使视力提高最多的最强度凸球镜片或最弱度凹球镜片，即为此径线的屈光度数。然后将裂隙片旋转90°，再以各种镜片试之，以获得最好视力的镜片度数。这样，两个主径线的屈光不正度数即被测出来了。

（2）客观检查法：自动验光仪法为目前最常用的方法，操作简单、快捷，可迅速测定眼屈光度。检查时应注意让受检者保持头、眼位的相对不动，尽量处于松弛状态。验光时每眼连续测3次。检查者要熟练掌握操作技术，操作要力求迅速，尽量缩短测试时间，不要使受检者感到极度疲劳而影响测量的准确性。因此，其准确性会受被检者的合作程度、眼调节作用及仪器精确度等因素的影响。

4. 注意事项。

（1）主观屈光检查是高度个性化的检查，要结合多方面因素给予最合适的矫正度数。

（2）主观检查法易受调节作用的影响，不够准确，但40岁以上者调节力已减退，可用主觉插片法。

（3）进行主观屈光检查之前，一般先进行眼底常规检查。

（4）小孔检查是一种粗试检查，主要用于鉴别视力低下的原因。

（5）自动验光仪操作环境要求：安静整洁，避免对测试者的干扰，在白天正常自然光线下测试。

（6）自动验光仪对患者要求：患者能保持坐位，精神状态正常，能配合检查，无明显影响测量结果的眼病。

九、眼底荧光血管造影

眼底血管造影是将造影剂从肘静脉注入，利用特定滤光片和眼底照相机，拍摄其随血液在眼底血管内流动及灌注的过程。

1. 荧光素眼底血管造影（FFA）。

（1）目的：荧光素眼底血管造影检查是眼底疾病最常用、最重要的检查方法，对眼底疾病（如糖尿病视网膜病变、视网膜静脉阻塞、视网膜动脉阻塞、葡萄膜炎、中心性浆液性脉络膜视网膜病变、黄斑变性等）的诊断、鉴别诊断、治疗、预后判定有着重要意义。

（2）用物：20%荧光素钠3mL或10%荧光素钠5mL及0.1%的荧光素钠稀释液、

美多丽。

（3）操作方法：造影前详细询问受检查者有无过敏史，高血压、心脑血管疾病，支气管哮喘及肝、肾疾病等，有明显过敏体质、严重的全身疾病者应禁忌或慎做造影。用美多丽进行双眼充分散瞳至 8mm。调节机器至患者适合的高度，让患者端坐于造影机前，将下颌放在托架上，前额紧贴额杆，调清楚眼底图像，拍摄双眼彩色眼底图像及无赤光眼底像，若病变部位不光有后极部，应拍摄周边图像。将眼底照相模式切换至造影界面，将 0.1% 的荧光素钠稀释液缓缓注入患者的肘前静脉或前臂静脉，观察 30min 有无过敏反应。若患者无不适，可让其坐至眼底照相机前调整适当位置，固定好头部。此时将造影机镜头对准主摄眼，调节造影机焦距，使眼底图像清晰。荧光素注入前，先拍摄双眼的彩色眼底像。然后对准主拍眼，转换成蓝色激发滤光片，拍摄 1 张对焦照片。然后由助手在 4 ～ 5s 经患者肘前静脉快速注入 10% 荧光素钠 5mL 或 20% 荧光素钠 3mL，开始注射时即计时。在前 30s 内每秒拍摄 1 ～ 2 张，30 ～ 60s 可每秒拍摄 1 张。然后应连续拍摄对侧眼数张，一般拍摄 7 ～ 9 个视野。

（4）注意事项：向患者介绍造影要点，做好心理疏导工作，解除患者的顾虑及紧张情绪。交代造影过程中及其后可能出现的反应及意外，签订造影同意书。造影室应常规准备抢救设备及药品。静脉注射后，荧光素钠主要经肾脏随尿液排出。常见的不良反应有恶心、呕吐、荨麻疹，严重者出现呼吸困难、过敏性休克，但很少见。部分患者出现一过性恶心，甚至呕吐，可嘱患者做张口深呼吸，多数能继续进行拍摄。个别紧张患者发生晕厥、甚至休克时应立即停止拍摄，扶患者平卧并进行抢救。血压高于 160/95mmHg 以上、非稳定期心脏病、严重肾功能不全、血糖大于 9.0mmol/dL 等患者应慎重进行此项检查。被检查者宜先行过敏试验。

2. 吲哚青绿眼底血管造影（ICGA）。

（1）目的：荧光素眼底血管造影对视网膜血管疾病和视网膜色素上皮病变具有重要的临床价值，但对脉络膜疾病的观察有局限性。而吲哚青绿眼底血管造影能很好地显示脉络膜的循环，它为眼科医师提供了更好的了解脉络膜相关疾病的病理生理改变及血流动力学变化的新技术。

（2）用物：25mg 或 50mg 吲哚青绿、注射用蒸馏水 3mL 或 5mL、5mL 或 10mL 注射器、美多丽。

（3）操作方法：造影前详细询问受检查者有无过敏史，高血压、心脑血管疾病，支气管哮喘及肝、肾疾病等，有染料过敏史尤其是碘过敏及妊娠者应禁忌或慎做造影。用美多丽进行双眼充分散瞳至 8mm。将 25mg 或 50mg 吲哚青绿溶于厂家配制的注射用蒸馏水 3mL 或 5mL 中，用一个 5mL 或 10mL 空针抽取；若需与荧光造影同步检查，则将荧光素钠抽取在同一管空针内；另抽取 5mL 注射用蒸馏水。调节机器至患者适合的高度，让患者端坐于造影机前，拍摄双眼彩色眼底照，拍摄无赤光或红外光照片。将 5mL 注射用蒸馏水缓缓注入肘前静脉或前臂静脉，同时做造影准备。将配制好的吲哚青绿溶液或吲哚青绿与荧光素钠的混合液，于 5s 内注入血管内，注射的同时计时、拍片，每拍完一段都应及时储存图像。整个过程约需 30min。

（4）注意事项：吲哚青绿通过肝脏迅速排泄，约 5% 的吲哚青绿染料中含有碘。吲哚青绿血管造影的主要不良反应包括恶心、呕吐及染料的血管外渗漏，因此造影室应准备一些针对过敏反应的抢救药品和器材。应掌握好拍摄重点，注意采集好病变部位的早中晚各时期的图像。

十、Schirmer 泪液试验法

1. Schirmer 泪液试验法。

（1）目的：泪液能保持眼球表面的湿润。泪液过少可发生结膜及角膜干燥，过多则引起流泪。检查泪液分泌量是否正常，适用于各种疾病引起的泪液分泌障碍。

（2）用物：标准滤纸。

（3）操作方法：患者取坐位。用宽 5mm、长 35mm 的条状标准滤纸，将其一端距离 5mm 处折叠。以食指放在患眼下睑中央向下牵拉，嘱患者向上看，将折叠的条状标准滤纸一端挂以下睑外侧 1/3 结膜部，另一端悬垂于下睑之外。嘱患者轻闭双眼，5min 后取出滤纸，2min 后测量被浸润的长度。记录结果。记录方法如 OD 10mm/5min、OS 5mm/5min，并签名。滤纸被泪液浸湿 10 ～ 15mm，则表明泪液分泌量大致正常，若浸湿范围少于 5mm，则表明泪液分泌减少；大于 15mm 者视为分泌量过多。

（4）注意事项：滤纸应避开角膜，否则会刺激角膜影响结果。试验前眼睛不滴任何药物。流泪患者先将眼部擦干。睁眼时生理泪液流量为闭眼的两倍，因此，应嘱受检者轻轻闭目。

2. 基础 Schirmer 泪液试验法。

（1）目的：基础 Schirmer 泪液试验可排除反射性泪液分泌，对干眼的诊断具有重要的参考价值。

（2）用物：表面麻醉药（0.5% 爱尔凯因）、棉签、Schirmer 试纸。

（3）操作方法：患者玫坐位。先在结膜囊内滴 1 ～ 2 滴爱尔凯因，5min 后用干燥棉签吸干结膜囊和下睑等处余泪。将 Schirmer 试纸一端 5mm 处折痕后，置入于下睑外 1/3 处结膜部，另一端悬垂于下睑之外。患者轻闭眼，5min 后取出试纸，从折叠处记录湿长。记录结果。记录方法如 OD 10mm/5min、OS 5mm/5min，并签名。检查结果：＞ 10mm 为正常，5 ～ 10mm 为可疑，＜ 5mm 疑为干眼。

（4）注意事项：放置时动作须轻巧，避免损伤角膜。结膜囊内滴爱尔凯因 1 ～ 2 滴即可，如滴入过多，反射分泌被抑制的同时，部分基础分泌也被抑制。麻醉剂使用的时间应严格掌握，如遇患者多时，可同时用多个定时器依次掌握时间。

（王罡艳）

第二节　耳鼻咽喉头颈外科患者的检查

一、耳鼻咽喉科常用检查器械

耳鼻咽喉各器官均为管腔状结构，因其位置深、腔道小且弯曲而不易直视，必须借助合适的光源和专用器械才能窥清其深部结构和病变位置。

二、检查者和患者的位置

成人检查时，检测者与被检查者的位置处于面对面。儿童检查时，需做好保护措施，在成人陪同下进行。

三、专科检查

（一）耳部检查

1. 耳郭及耳周检查：以视诊和触诊为主。观察耳郭有无畸形（如缺损、副耳郭即副耳、瘘管等），有无局限性隆起、增厚及皮肤有无红肿或皲裂，耳周有无红肿、瘘口、瘢痕、赘生物及皮肤损害等。

2. 外耳道及鼓膜检查：成人将耳郭向后、上、外方轻轻牵拉，小儿将耳郭向下牵拉，使外耳道变直。通过额镜观察外耳道有无耵聍、异物，皮肤是否红肿，有无疖肿，骨性外耳道后上壁有无塌陷，外耳道内有无分泌物及其性状与气味。清除外耳道内的耵聍、异物或分泌物，观察鼓膜的正常解剖标志是否存在，鼓膜的色泽、活动度以及有无穿孔及其部位、大小。

3. 咽鼓管功能检查：咽鼓管功能障碍与许多中耳疾病的发生、发展及预后有关。咽鼓管功能检查的主要目的是查明咽鼓管的通气功能，根据鼓膜是否穿孔而采取不同的检查方法。鼓膜完整者的常用方法包括吞咽试验、咽鼓管吹张、声导抗仪检查法等。鼓膜穿孔者的常用方法有鼓室滴药法、荧光素试验法、咽鼓管造影、声导抗仪检查、咽鼓管纤维内镜检查法、咽鼓管压力测量仪等。

（1）吞咽试验。

目的：查明鼓膜无穿孔者咽鼓管的通气功能。

适应证：鼓膜无穿孔者。

禁忌证：上呼吸道急性感染，鼻腔或鼻咽部有脓液、溃疡、新生物者忌用。

（2）瓦尔萨尔法。

目的：同吞咽试验，通过此法咽鼓管到达中耳腔的气体多于吞咽试验。

适应证：同吞咽试验。

禁忌证：同吞咽试验。

（3）波氏球吹张法。

目的：同吞咽试验，另外此法也可用于治疗咽鼓管功能不良。

适应证：咽鼓管功能差的患者或小儿。

禁忌证：同吞咽试验。

（4）导管吹张法。

目的：此法最常用。既可用于检查咽鼓管是否通畅，鼓室是否有积液，亦可用于咽鼓管功能不良及分泌性中耳炎的治疗。

适应证：同吞咽试验。

禁忌证：上呼吸道急性感染；鼻腔或鼻咽部有脓液、溃疡、肿瘤者；鼻出血。

（5）鼓室滴药法。

目的：检查咽鼓管是否通畅，同时能了解咽鼓管排液和自洁能力。

适应证：适用于鼓膜有穿孔的患者。

（6）咽鼓管压力测量仪。

目的：通过定量检测咽鼓管在吞咽时的开放压，据此评估患者咽鼓管功能。

适应证：①主诉为耳闷胀感、闭塞感的患者；②各种原因引起的鼓膜内陷患者；③分泌性中耳炎患者；④慢性中耳炎患者；⑤慢性中耳通气障碍。

4. 听功能检查法：临床听功能检查分为主观测听法和客观测听法两大类。主观测听法主要是依靠受试者对刺激声信号进行主观判断，并做出某种行为反应，故又称行为测听，包括语音检查法、秒表试验、音叉试验、纯音听阈及阈上功能测试、Bekesy 自描测听、言语测听等。其结果经常受到受试者主观意识、情绪、年龄、文化程度和反应能力及行为配合的影响，故在某些情况下（如伪聋、智障者、婴幼儿、反应迟钝者等）检测结果不能完全反映受试者的实际听功能水平。客观测听法无须受试者的行为配合，不受其主观意识的影响，结果相对客观、可靠，但结论判断的正确性与操作者的经验、水平有关。常用的客观测听法有声导抗测试、电反应测听以及耳声发射测试等。与主观测听相比，客观测听的频率特性较差，对每一个频率的听阈难以做出精确的评价。

（1）音叉试验及护理配合：音叉试验是门诊最常用的基本听力检查法。每套音叉由5个不同频率的音叉组成，即C128、C256、C512、C1024、C2048，其中最常用的是C256和C512。

目的：初步判定耳聋性质，鉴别传导性或感音神经性聋，验证电测听结果的正确性，但不能判断听力损失的程度。

适应证：听功能受损的患者。

检查方法：①林纳试验即骨气导比较试验。②韦伯试验又称骨导偏向试验，用于比较受试者两耳的骨导听力。③施瓦巴赫试验又称骨导比较试验，用于比较受试者与正常人（一般是检查者本人）的骨导听力。方法：先试正常人骨导听力，当正常人骨导消失后，迅速测受试者同侧骨导听力，再按反向测试。④盖莱试验用于鼓膜完整者检查镫骨底板是否活动。将鼓气耳镜置于外耳道内，用橡皮球向外耳道内交替加、减压力的同时，将振动音叉的叉柄底部置于乳突部。若镫骨活动正常，受试者感觉到随耳道压力的变化一致的音叉声强弱变化，为阳性（+），反之为阴性（-）。

（2）纯音听力计检查。

目的：用于测试听觉范围内不同频率的听敏度，能较准确地判断耳聋的类型、程度，初步判断病变部位，且能记录存档，供前后比较。

适应证：能正确配合的听力障碍患者。

检查方法：利用纯音听力计产生125～10 000Hz的倍频纯音（其强度可调节）进行听阈及阈上功能测试。包括气导听阈及骨导听阈两种测试方法。测试前，先向受试者说明检查方法，请受试者在听到测试声时，无论其强弱，立即以规定的动作表示。一般先测试气导再测试骨导。正常情况下，气导和骨导的听阈曲线均在25dB以内，气骨导之间差距小于10dB。检查结果见图4-1。

（3）声导抗测试：是临床最常用的客观测试听功能的方法之一。主要通过测量鼓膜和听骨链的弹性（劲度）以反映整个中耳传音系统的声导抗状态。

目的：测试中耳传音系统、内耳功能、听神经和脑干听觉通路功能；检测咽鼓管功能。

适应证：判断耳聋的性质、病变的部位、对周围性面瘫进行定位诊断及预后判断。

操作方法：中耳导抗仪根据等效容积工作原理，由刺激信号、导抗桥和气泵三大部分组成。改变外耳道压力，测量鼓膜被压入或拉出时声导抗的动态变化，同时用记录仪以压力声顺函数曲线形式记录下来，形成鼓室导抗图。根据导抗图曲线的形状和特点，可较客观地反映鼓室内各种病变的情况。

（4）电反应测听法：是用于检测声波经耳蜗毛细胞换能、听神经和听觉通路到听觉皮质传递过程中产生的各种生物电位，从而反映听觉通路各个部分功能的客观测听法。

包括耳蜗电图描记、听性脑干反应测听、40Hz 听觉相关电位。

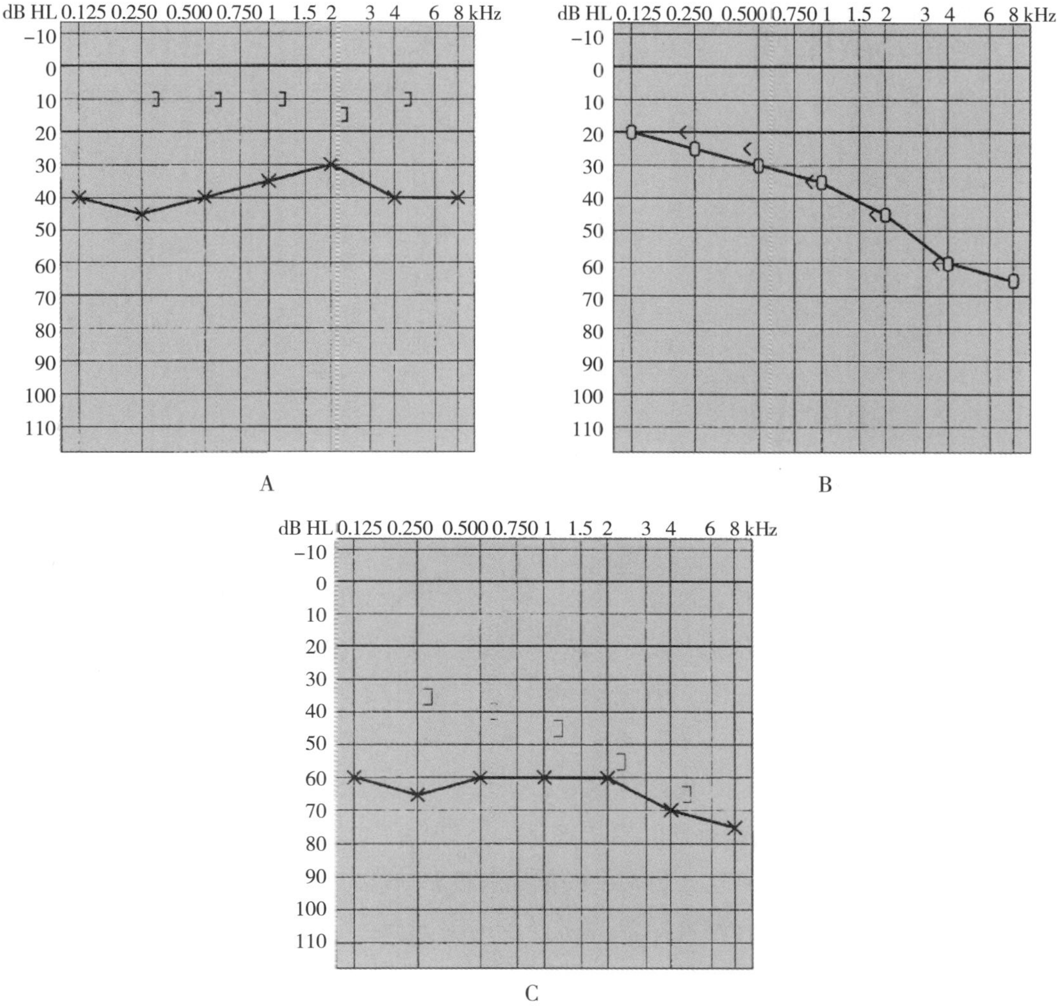

图 4-1 纯音听力计检查结果

A. 传导性聋（左耳）；B. 感音神经性聋（右耳）C. 混合性聋（左耳）。

（5）耳声发射检测：声波引起耳蜗基底膜振动时，外毛细胞产生主动收缩，并由内耳向中耳、外耳道逆行传播振动波，这种产生于耳蜗，经听骨链和鼓膜传导释放到外耳道的音频能量称为耳声发射。

目的：可以准确反映耳蜗外毛细胞的功能状态。

适应证：①因其具有客观、简便、省时、无创、灵敏等优点，已作为新生儿听力筛查的首选。②对耳蜗性聋的早期定量诊断。③对耳蜗性聋和蜗后性聋的鉴别诊断。

操作方法：对受试耳进行一定的声刺激诱发耳声发射，用高灵敏度的微音器记录，并将不同频率的声反射阈连线绘成耳声发射图，进行综合分析。

5. 前庭功能检查法：前庭功能检查法是通过一些特殊的测试方法，了解前庭功能状况，为定位诊断提供依据。前庭功能不仅与耳科疾病有关，而且和神经内科、神经外科、内科、眼科及创伤科等疾病亦有密切关系。前庭功能检查包括平衡功能检查和眼动检查。

1）平衡功能检查。

目的：评价前庭脊髓反射、本体感觉及小脑平衡协调功能。

适应证：前庭脊髓反射系统平衡功能障碍及某些迷路、小脑疾病。

（1）闭目直立检查法：属静平衡功能检查。请受试者直立两脚并拢，两手手指互扣于胸前并向两侧拉紧，观察受试者睁眼及闭目时躯干有无倾倒。正常者无倾倒，迷路或小脑病变者出现自发性倾倒。

（2）闭目行走试验：属动平衡功能检查。即受试者蒙眼，向正前方行走 5 步，继之后退 5 步，如此行走 5 次。观察其步态，并计算起点与终点之间的偏差角，偏差角大于 90° 者，示两侧前庭功能有显著差异。

（3）过指试验法：属肢体试验。检查者与受试者相对端坐，检查者双手置于前下方，伸出双食指，请受试者抬高双手，然后以检查者的两食指为目标，请受试者用两手食指同时碰触之。测试时睁眼、闭目各做数次。正常人双手均能准确接触目标，迷路及小脑病变时出现过指现象。

（4）闭眼垂直写字试验：属肢体试验。受试者正坐于桌前，身体各处不得与桌接触，左手抚膝，右手握笔，垂腕，自上而下书写文字或画简单符号一行，睁眼或闭眼各书写一次，两行并列，观察两行文字的偏离程度和偏离方向，偏斜不超过 5° 为正常，超过 10° 示两侧前庭功能有差异。

此外尚有姿势描记法及指鼻试验、跟膝胫试验、轮替运动等方法。

2）眼动检查：是通过观察眼球运动来检测前庭眼反射径路、视眼反射径路和视前庭联系功能状态。眼球震颤是眼球的一种不随意的节律性运动，简称眼震。眼震检查的目的是为了评价前庭眼反射的功能，确定眼震是由于周围性病变、中枢性病变还是某些眼病引起。检查方法包括自发性眼震检查法、位置性眼震和变位性眼震检查法、冷热试验、旋转试验以及视动反射检查等。

6. 面神经功能检查：面神经检查的主要目的是判断面神经损害的部位和程度，为诊断和治疗提供依据。

（1）面神经损害部位的判断：主要通过泪液分泌试验、镜骨肌声反射、味觉试验和 CT、MRI 检查来判断，若损害在膝状神经节以下者常无泪腺分泌障碍，若损害在面神经管的远端常无听觉过敏，若损害在鼓索支以下则无舌前 2/3 味觉障碍。

（2）面神经损伤程度的判断：可以通过客观检查法和主观指标评定法来判断。客观评定法主要包括神经电兴奋试验、肌电图、面神经电图。

（二）鼻部检查

1. 外鼻：观察外鼻的形态、颜色、活动是否正常，有无鼻小柱过宽、鼻翼塌陷、前鼻孔狭窄等。有时需触诊有无压痛点、乒乓球样弹性感、增厚、变硬，鼻骨有无骨折、移位及骨擦音。检查者在检查的同时可询问其病史，听其发音，了解有无“闭塞性鼻音”或“开放性鼻音”，同时还要注意是否嗅到特殊的腥臭味。

2. 鼻腔：观察鼻腔时，可以用拇指将鼻尖抬起并左右活动，利用反射的光线观察鼻前庭皮肤有无红肿、糜烂、结痂、鼻毛脱落、有无赘生物等，有时可借助前鼻镜检查。

（1）前鼻镜检查法。目的：观察鼻前庭及鼻腔的情况。

（2）后鼻镜（间接鼻咽镜）检查法。目的：可弥补前鼻镜检查的不足。检查后鼻孔及鼻甲和鼻道的形态、颜色、分泌物等，观察软腭背面、鼻中隔后缘。同时可检查鼻咽部，包括咽鼓管咽口及咽鼓管圆枕、咽隐窝、鼻咽顶部及腺样体。

3. 鼻窦：鼻窦位置较隐蔽，病变时在面部相应的投射点有表现，因此，可先观察面颊部、内眦及眉根附近皮肤有无红肿，局部有无硬性或弹性隆起，眼球有无移位或运动障碍，面颊部或眶内上角处有无压痛，额窦前壁有无叩痛等。

鼻内镜检查是目前临床上常用的鼻腔和鼻窦检查法，在鼻部疾病的诊断和治疗过程中有重要作用。前鼻镜和后鼻镜检查可观察鼻道中分泌物的色、质、量、引流方向等，以判断鼻窦炎的位置。上颌窦穿刺冲洗可协助判断病变的性质和程度。

（1）硬管鼻内镜检查法。目的：完成对鼻腔内各部分的检查，可观察鼻腔深部出血部位及早期肿瘤，确定颅底骨折及脑脊液鼻漏的瘘孔部位，还可以在直视下取活组织检查，行电凝固止血等。

（2）软管鼻内镜检查。目的：可观察上颌窦、额窦、筛窦和蝶窦的自然开口及其附近的病变。

4. 鼻功能检查：主要是呼吸功能检查法和嗅觉功能检查法。在此主要介绍嗅觉功能检查法。

（1）嗅瓶实验。目的：检查有无嗅觉功能。

（2）嗅阈检查法。目的：检查某一嗅觉缺失。

（三）咽部检查

1. 观察面容与表情：患者取坐位，摆正头位，放松。检查者观察患者面部有无痛苦表情、颈项强直、头侧倾、张口流涎等；在与患者交流过程中注意患者有无说话或哭声含糊不清等，这些情况提示患者可能患有扁桃体周围脓肿或咽后脓肿。儿童如果张口呼吸，缺乏表情，应注意观察其有无特征性的腺样体面容。

2. 口咽检查：包括口唇、口腔内以及咽部的检查。受检者取坐位，检查者首先观察口唇颜色，有无唇裂畸形、疱疹、口角溃烂。然后观察口腔黏膜有无出血、溃疡等。用压舌板轻压患者舌前2/3处，自前向后依次观察双侧腭舌弓、腭咽弓、咽侧壁及咽后壁。检查时嘱患者发“啊”音，观察软腭运动情况。同时还应注意牙齿、牙龈及舌有无异常。

3. 鼻咽部检查：主要通过间接鼻咽镜进行检查。鼻咽触诊主要用于儿童，助手固定患儿，检查者立于患儿的右后方，左手食指紧压患儿颊部，防止小儿咬伤手指，用戴好手套的右手食指经口腔伸入鼻咽，触诊鼻咽各壁，注意后鼻孔有无闭锁及腺样体大小。检查者操作应迅速、准确而轻柔（图 4–2）。

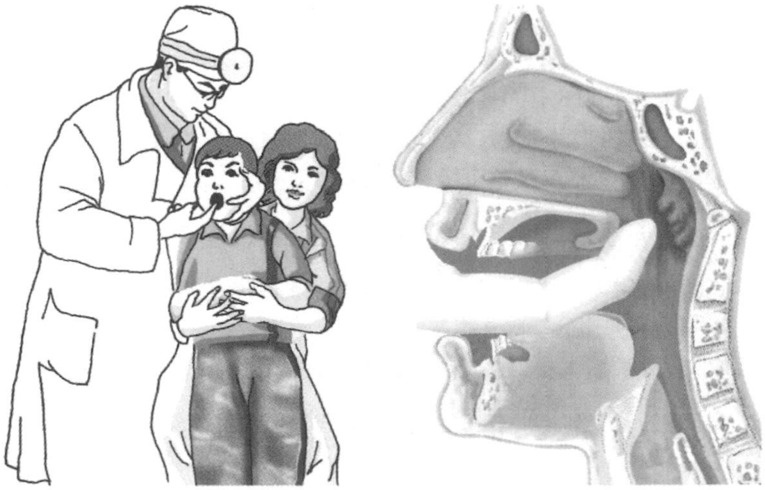

A　　B

图 4–2　鼻咽部检查

A. 小儿鼻咽指诊的姿势；B. 鼻咽指诊示意图。

4. 喉咽部检查：参见喉部检查相关内容。

（四）喉部检查及护理配合

1. 喉的外部检查：主要是视诊和触诊，先观察喉部外形大小、位置以及甲状软骨是否居中，是否对称等。然后进行触诊，主要是甲状软骨、环状软骨、环甲间隙，注意局部有无肿胀、触痛、畸形、颈部有无肿大的淋巴结或皮下气肿等。最后用手指捏住甲状软骨两侧左右摆动，并稍加压力使之与颈椎发生摩擦，正常时应有摩擦音，某些病理情况下（如喉癌向后侵犯）摩擦音消失。

2. 间接喉镜检查：为检查喉咽及喉腔最常用、最简便的方法（图 4–3）。

目的：检查喉咽及喉腔有无病变。

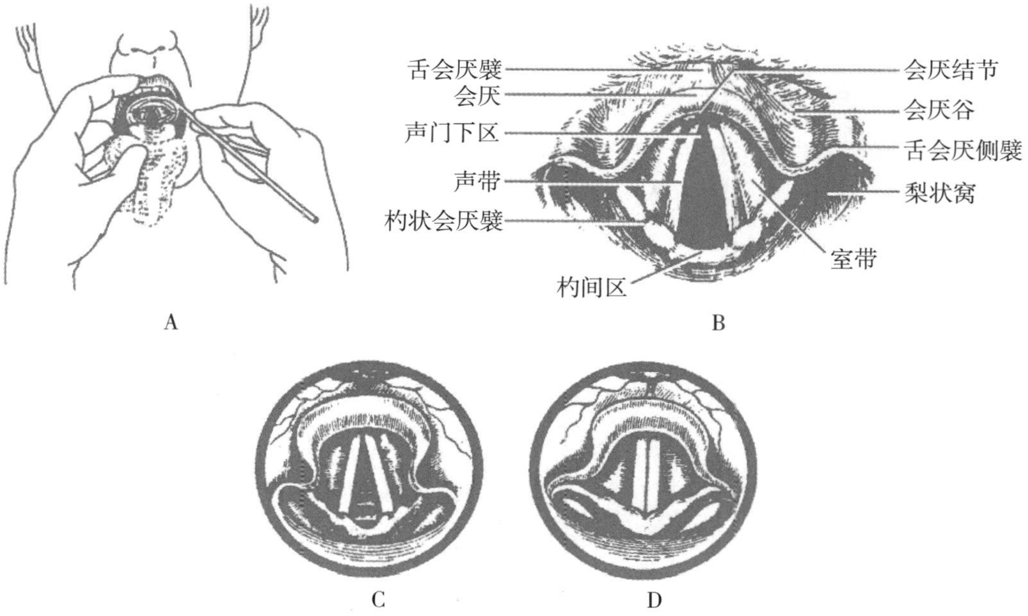

图 4-3　间接喉镜检查

A. 间接喉镜检查操作；B. 间接喉镜检查所见正常喉象；C. 呼吸时声带外展；D. 发声时声带内收。

3. 直接喉镜检查。

目的：进一步窥清喉部病变。

适应证：适用于儿童支气管镜检查时导入支气管镜；间接喉镜检查不能查清的喉部病变；需要喉部活检者；气管内插管；气管内吸引等。

禁忌证：严重的颈椎病变，如脱位、外伤、结核等禁用直接喉镜检查；危重体弱、高血压、心脏病患者应慎用。

4. 纤维喉镜检查：纤维喉镜是用导光纤维制成的软性内镜，其外径 3.2 ～ 6mm，长度在 300mm 以上，远端可向上、下弯曲，患者易耐受（图 4-4）。

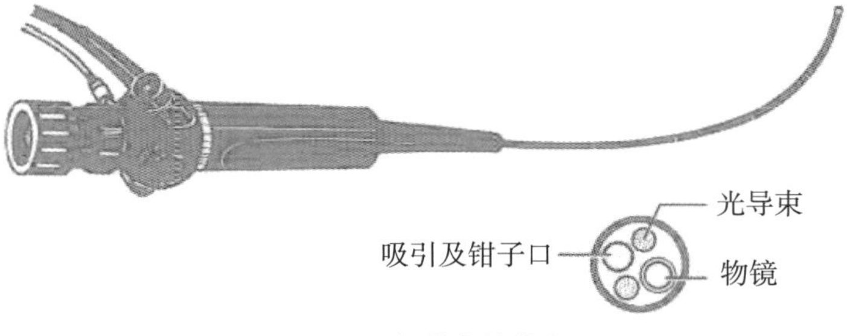

图 4-4　纤维喉镜检查

目的：进一步对喉部及喉咽部病变进行检查，还可进行活检、息肉摘除、异物取出等。

适应证：间接喉镜检查不满意，可采用此项检查；颈部有畸形、张口困难以及年老体弱者；不能耐受直接喉镜检查的患者。

5. 显微喉镜检查：系用手术显微镜通过支撑式或悬吊式直接喉镜进行更细致、更精确的检查方法，可观察一些细微的病变，如癌前病变、轻度上皮增厚、黏膜下充血以及声带小结、息肉或其他新生物等，也可用于声带小结和小新生物的摘除，视野清，声带损伤小。患者采用全身麻醉。护理配合同直接喉镜检查。

（五）耳鼻咽喉科影像学检查

耳、鼻、咽、喉、颈部、气管及食管的病变在临床上均需影像学检查，以确定诊断以及鉴别诊断，同时了解病变性质和范围，为进一步制定针对性的治疗方案提供依据。影像学检查包括X线片、B超、CT、MRI等。作为耳鼻喉科护士，应了解每种检查的主要目的和大致过程，以便协助患者更好地配合完成检查。同时还应关注检查结果的报告，及时准确了解患者病变的性质和范围，预测患者可能的护理诊断，及时采取个性化的护理措施。

（段欢）

第二篇　专科知识培养

第五章
常见眼科疾病的护理

眼睑疾病的护理要点是局部清洁、局部用药和保护角膜。泪器疾病的护理要点包括泪道冲洗、行鼻内镜下泪囊鼻腔吻合术，术前 3d 滴用抗生素眼药水，术前 1d 用 1% 麻黄碱液滴鼻，术后患者采取半坐卧位，出血量较多者，可行面颊部冷敷，同时注意密切观察病情，及时发现并处理并发症。

第一节　眼睑及泪器患者的护理

一、眼睑炎症患者的护理

（一）睑腺炎

睑腺炎是常见的眼睑腺体的急性化脓性炎症，又称麦粒肿，根据部位分为外睑腺炎（图 5-1）和内睑腺炎（图 5-2）。

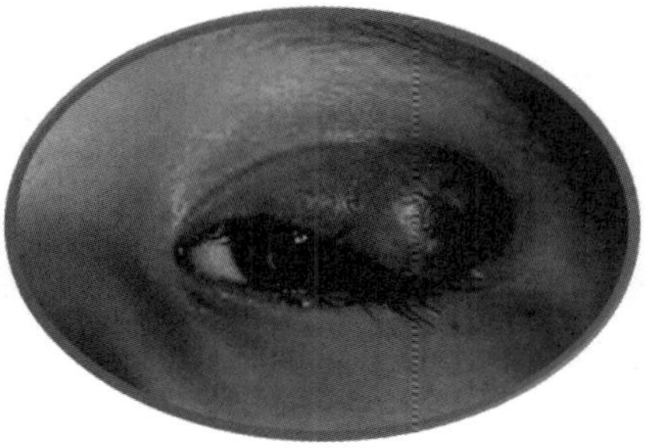

图 5-1　外睑腺炎

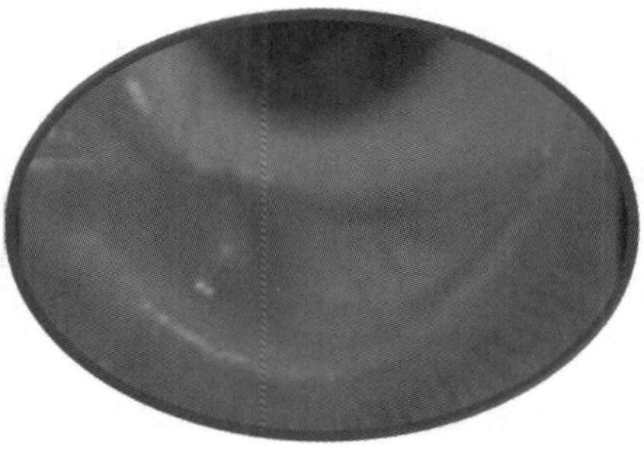

图 5-2　内睑腺炎

1. 病因：细菌通过腺体睑缘开口沿腺管上行而引起感染，大多数为葡萄球菌，特别是金黄色葡萄球菌感染引起。

2. 护理评估。

(1) 健康史：了解患者有无糖尿病、睑缘炎等慢性病；评估患者眼睑肿痛时间、程度，有无体温升高、寒战，有无挤压或针挑，以及用药史；了解患者用眼卫生情况。

(2) 身体状况：① 局部眼睑红、肿、热、痛，淋巴结肿大。② 多发生于儿童及青年人。

(3) 辅助检查：分泌物细菌培养及药物敏感试验。

(4) 心理－社会状况：睑腺炎起病较急，眼睑部疼痛，且影响外观，患者较为着急，在脓肿未破溃之前，患者容易自行采取措施如挤压或针挑，护士应评估患者对疾病的认知程度。

3. 治疗要点。

(1) 早期局部热敷，促进血液循环和炎症吸收，应用抗生素眼药水或眼药膏。

(2) 重症或合并全身中毒症状者，全身应用有效的抗生素。

(3) 当脓肿尚未形成时不宜切开以及挤压排脓。

(4) 脓肿形成后切开引流。

4. 常见护理诊断 / 护理问题。

(1) 急性疼痛。

(2) 潜在并发症：颅内感染或全身感染。

(3) 知识缺乏。

5. 护理措施。

(1) 急性疼痛：① 耐心听取患者的疼痛主诉，关心安慰患者，解释疼痛原因，指导患者放松技巧，必要时采取措施缓解疼痛。② 指导患者进行热敷，注意温度，防止烫伤。③ 掌握脓肿切开引流的指征。脓肿成熟后如未溃破或引流排脓不畅者，应切开引流。外睑腺炎应在皮肤面切开，切口与睑缘平行，脓肿较大，应放置引流条。内睑腺炎在睑结膜面切开，切口与睑缘垂直。④ 指导患者正确使用抗生素眼药水和眼膏。

(2) 潜在并发症：颅内感染或全身感染。① 当脓肿尚未形成或未成熟时，嘱患者不要自行挤压或针挑，也不宜切开治疗。② 一旦出现脓毒血症或败血症，应尽早全身使用足量的以抑制金黄色葡萄球菌为主的广谱抗生素，并对脓液或血液进行细菌培养和药敏试验，选择更敏感的抗生素。③ 合并糖尿病者，应积极控制血糖，按糖尿病常规护理。④ 对顽固复发、抵抗力低下者，给予支持治疗，提高机体抵抗力。

(3) 知识缺乏：① 告知患者睑腺炎相关的知识，指导患者注意个人卫生，避免用手随意揉眼睛或使用不洁手帕揉眼，预防感染发生。② 告知患者治疗原发病的重要性，如有慢性结膜炎、睑缘炎或屈光不正者，应及时治疗或矫正。

（二）睑板腺囊肿

睑板腺囊肿又名霰粒肿，是睑板腺分泌物潴留引起的特发性无菌性慢性肉芽肿性炎症（图 5-3）。睑板腺囊肿是常见的眼睑炎症，常见于青少年及中年人，并以上眼睑居多，可能与睑板腺分泌功能旺盛有关。

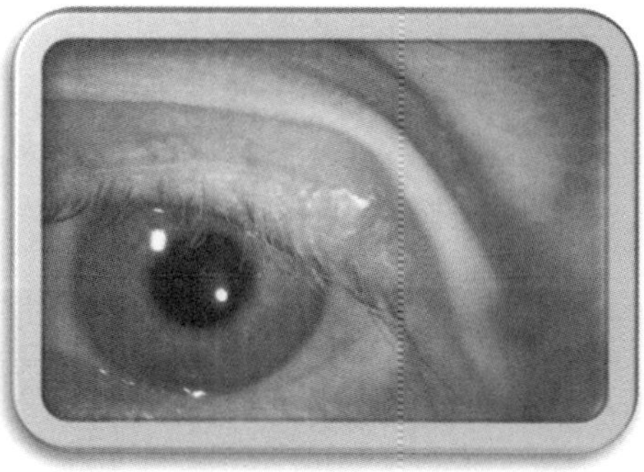

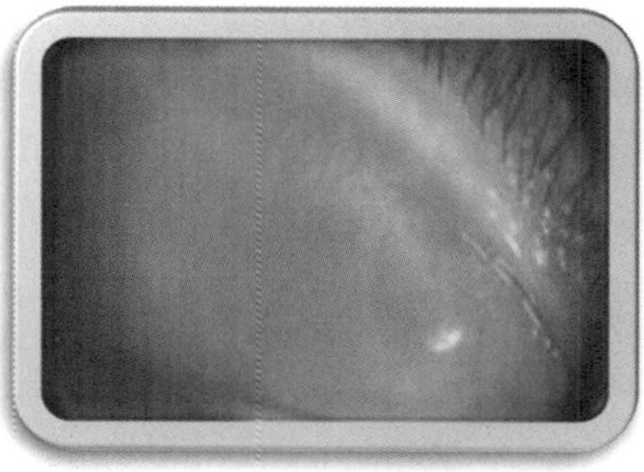

图 5-3 睑板腺囊肿

1. 病因：由于睑板腺排出口阻塞，腺体分泌物潴留在睑板内，对周围组织产生慢性刺激而引起。

2. 护理评估。

（1）健康史：患者年龄、眼睑肿块发生的时间、部位和大小，以及肿块是否反复发作，有无做过病理检查等情况。

（2）身体状况：① 本病进程缓慢，较小的囊肿可无明显自觉症状。常因异物感或无痛性肿块而就医。② 较大的囊肿可使眼睑皮肤隆起，表现为皮下圆形肿块，大小不一，触之不痛，与皮肤不粘连。睑结膜面略呈紫红色的微隆起。③ 如继发感染时，形成急性化脓性炎症，临床表现与内睑腺炎相似，切开后有脓性物质流出。

3. 辅助检查：对于反复发作或老年人睑板腺囊肿，应将切除标本送病理检查，以排除睑板腺癌的可能。

4. 心理－社会状况：评估患者有无焦虑情绪；对于反复发作者，注意是否情绪低落、对治疗缺乏信心。了解患者及其家属对所患疾病的认识。

5. 治疗要点。

（1）小而无症状的睑板腺囊肿无须治疗，有时可自行吸收或通过局部热敷促进其吸收。

（2）如囊肿仍不消退，可行睑板腺囊肿刮除术。

（3）较大的囊肿可予热敷或向囊肿腔内注射抗生素和糖皮质激素促其吸收。

（4）继发感染者，先抗感染治疗，待炎症控制后再行睑板腺囊肿刮除。

6. 常见护理诊断 / 问题。

（1）有感染的危险。

（2）知识缺乏。

7. 护理措施。

（1）有感染的危险：① 指导患者进行热敷，注意温度，防止烫伤。② 按医嘱进行眼部或全身用药护理，先控制炎症，再行手术刮除囊肿。③ 睑板腺囊肿刮除术围手术期的护理：按外眼手术常规准备，滴抗生素眼液、查凝血功能、清洁面部皮肤等。在睑结膜面做与睑缘垂直的切口，刮净囊肿内容物，并向两侧分离囊壁，将囊肿完整摘除，以防复发。术后创口不需缝合。注意复发性或老年人的囊肿，应将标本送病理检查。术后用手掌压迫眼部 10 ～ 15min，观察局部有无出血等病情变化。

（2）知识缺乏：① 告知患者睑板腺相关知识。② 指导患者及家属掌握睑板腺囊肿术前、术后的护理。③ 遵医嘱合理用药，预防感染，一般术后次日进行眼部换药，涂抗生素眼膏，并用眼垫遮盖。④ 建立合理的生活制度，按时门诊随访。

（三）睑缘炎

睑缘炎（图 5–4）指睑缘表面、睫毛毛囊及其腺体组织在各种致病因素作用下引起的亚急性或慢性炎症。主要分为鳞屑性睑缘炎、溃疡性睑缘炎和眦部睑缘炎。

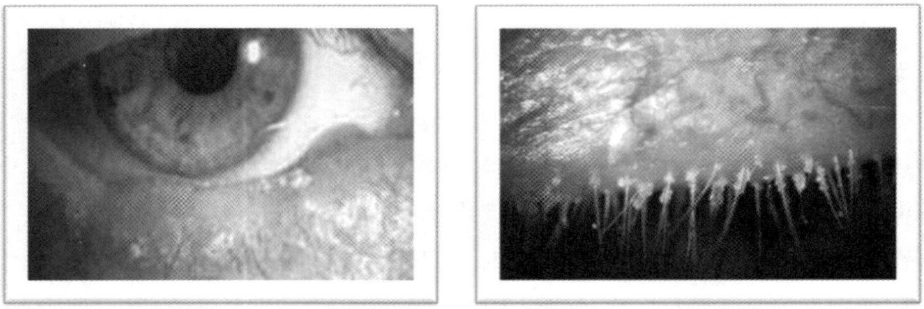

图 5–4　睑缘炎

1. 病因。

（1）鳞屑性睑缘炎：患眼睑缘常发现卵圆皮屑芽孢菌，它能将脂类物质分解为有刺激性的脂肪酸。常见诱因如屈光不正、视疲劳、营养不良和长期使用劣质化妆品等。

（2）溃疡性睑缘炎：大多为金黄色葡萄球菌感染引起，多见于营养不良、贫血或有全身慢性消耗性疾病的儿童；也可因鳞屑性睑缘炎感染后转变而来。

（3）眦部睑缘炎：主要因莫 – 阿双杆菌感染引起；或与维生素 B_2 缺乏有关。

2. 护理评估。

1）健康史：评价患者是否有屈光不正、视疲劳和营养不良等病史，最近有无文眼线，以及平时的卫生习惯；患病期间的用药史。

2）身体状况。

（1）鳞屑性睑缘炎：因睑缘皮脂溢出造成的慢性炎症，特点是睑缘无溃疡。表现为睑缘充血、潮红，睫毛和睑缘表面附着上皮鳞屑，睑缘表面有点状皮脂溢出，皮脂集于睫毛根部，形成黄色蜡样分泌物，干燥后结痂。去除鳞屑和痂皮后，暴露出充血的睑缘，但无溃疡或脓点。睫毛容易脱落，但可再生。如长期不愈，可使睑缘肥厚，后唇钝圆，泪小点肿胀、外翻而导致溢泪。

（2）溃疡性睑缘炎：睫毛毛囊及其附属腺体的慢性或急性化脓性炎症。与鳞屑性睑缘炎相似，但症状更为严重。溃疡性睑缘炎的睑缘有更多的皮脂，睫毛根部可见散布的小脓疱，并有痂皮覆盖。除去痂皮后，露出睫毛根端和浅小溃疡。炎症感染破坏睫毛毛囊，睫毛常被干痂粘结成束，随着痂皮而脱落，且不能再生，形成秃睫。溃疡愈合后，瘢痕组织收缩，使睫毛生长方向改变，形成睫毛乱生，如倒向角膜，可引起角膜损伤。如患病较久，可引起慢性结膜炎和睫缘肥厚变形，睫缘外翻，泪小点肿胀或阻塞，导致溢泪。

（3）眦部睑缘炎：多为双侧，好发于外眦部。外眦部睑缘和外眦部皮肤充血、肿胀，并有浸渍、糜烂。

3）心理－社会状况：评价患者因睑缘炎反复发作引起焦虑心理，并了解因眼部分泌物过多给患者带来的学习、工作影响，以及患者对疾病的认知程度。

3. 治疗要点。

（1）积极寻找并消除病因和各种诱因。

（2）清洁睑缘，拭去鳞屑。

（3）局部应用抗生素眼药。

4. 常见护理诊断 / 护理问题。

（1）潜在并发症：角膜炎。

（2）舒适受损：眼部干痒、刺痛。

（3）知识缺乏。

5. 护理措施。

（1）潜在并发症：角膜炎。① 注意观察泪小点肿胀、阻塞情况，如果眼部出现异物感、流泪、畏光、结膜充血等症状，及时来院就诊。② 积极治疗如屈光不正、慢性结膜炎及全身性慢性病等，去除睑缘炎的病因和各种诱因。

（2）舒适受损：眼部干痒、刺痛。① 清洁睑缘分泌物，临床上常用生理盐水或 3% 硼酸溶液清洁睑缘，并拭去鳞屑，清除脓液、脓痂。② 根据医嘱选用敏感抗生素眼药，2 ～ 3 次 /d。痊愈后改为 1 次 /d，至少坚持用药 2 周，以防复发。

（3）知识缺乏：① 指导患者加强营养，平时注意体育锻炼。② 保持大便通畅，减少烟酒刺激。③ 保持良好的用眼卫生，避免视疲劳。

二、眼睑功能、位置和先天异常患者的护理

（一）睑内翻与倒睫

睑内翻是指睑缘向眼球方向内卷，部分或全部睫毛倒向眼球的一种眼睑位置异常。倒睫是睑缘位置正常，睫毛倒向眼球，刺激角膜和球结膜而引起一系列角膜、结膜继发改变的睫毛位置异常。睑内翻与倒睫常同时并存。

1. 病因。

（1）先天性睑内翻：由于内眦赘皮牵拉、眼轮匝肌过度发育及睑板发育不良所致。多见于婴幼儿，女性比男性更常见。

（2）退行性睑内翻：由于眼睑皮肤和皮下组织萎缩变薄，失去牵制眼轮匝肌收缩作用，以及老年人眶脂肪减少，眼睑后面缺少足够的支撑所致。多发生于下睑，以老年人为常见，又称老年性睑内翻。

（3）瘢痕性睑内翻：常因睑结膜与睑板瘢痕性收缩所致，上下睑均可发生，常见于外伤、沙眼患者。

2. 护理评估。

（1）健康史：了解患者眼部疾病史，如沙眼、白喉性结膜炎、结膜天疱疮；有无眼化学伤病史；婴幼儿出生时有无睑内翻等。

（2）身体状况：先天性睑内翻常为双侧，痉挛性和瘢痕性睑内翻多为单侧。常见症状为异物感、畏光、流泪、眼睑痉挛等。检查发现睑缘向眼球方向内卷，睫毛内翻，倒向眼球，刺激球结膜和角膜，导致结膜充血，角膜上皮脱落、溃疡、角膜新生血管形成及角膜瘢痕，并有不同程度的视力障碍。

（3）心理 – 社会状况：评估患者因眼部刺痛、异物感、畏光、流泪、眼睑痉挛等引起的心理焦虑，以及对患者学习、工作的影响。

3. 治疗要点。

（1）睑内翻：先天性睑内翻随年龄增长可自行消失，不必急于手术治疗。但若内翻严重，长期刺激引起角膜损伤，则可考虑手术治疗，常采用睑内翻矫正术；老年性睑内翻大多需要手术治疗；瘢痕性睑内翻必须手术治疗，常用术式有睑板部分切除、睑板切断术及缝线术。

（2）倒睫：如果倒睫 1 ～ 2 根，用拔睫毛镊子拔除。如果需要较彻底治疗，常选择电解方法破坏倒睫的毛囊。睑内翻导致的倒睫，按照睑内翻治疗原则进行治疗。

4. 常见护理诊断 / 护理问题。

（1）潜在并发症：角膜炎。

（2）舒适受损：异物感、刺痛、流泪。

5. 护理措施。

（1）潜在并发症：角膜炎。① 密切观察倒睫有无引起角膜损伤。② 遵医嘱给予抗生素眼药水滴眼，预防角膜炎发生。

（2）舒适受损：异物感、刺痛、流泪。① 针对不同年龄的患者，做好个性化的心理疏导，向患者解释疼痛的原因，缓解患者焦虑心理。② 及时去除疼痛原因。如仅有 1 ～ 2 根倒睫，可用镊子拔除；也可采用较彻底的治疗方法即睫毛电解法，通过电解破坏倒睫的毛囊，减少倒睫睫毛再生机会。③ 如睑内翻症状明显，可用胶布法或缝线法在患者眼睑皮肤面牵引，使睑缘向外复位。④ 行手术治疗时，做好围手术期护理。

（二）睑外翻与眼睑闭合不全

睑外翻是指睑缘向外翻转离开眼球，睑结膜不同程度地暴露在外，常合并睑裂闭合不全。眼睑闭合不全又称兔眼，为眼睑闭合受限、不能完全闭合。

1. 病因。

（1）瘢痕性睑外翻：多因眼部创伤、烧伤等引起眼睑皮肤瘢痕收缩，而导致睑外翻。

（2）退行性睑外翻：仅限于下眼睑。由于老年人眼睑皮肤松弛及外眦韧带、眼轮匝肌纤维变性或松弛，使睑缘不能紧贴眼球所致。

（3）麻痹性睑外翻：也仅限于下眼睑。由于面神经麻痹，眼轮匝肌失去收缩功能，下睑因重力而下垂，导致睑外翻。

（4）眼睑闭合不全：最常见于麻痹性睑外翻；其次是瘢痕性睑外翻；也可见于眼眶容积与眼球大小比例失调的患者，如甲状腺相关性眼病、先天性青光眼等疾病引起的眼球突出；还可见于全身麻醉或昏迷患者。

2. 护理评估。

（1）健康史：了解患者有无眼部外伤史，如眼部创伤、烧伤、化学伤；有无神经系统疾病，如面部神经麻痹史；老年人要注意有无向下擦泪的习惯。

（2）身体状况：患者常有泪溢、畏光、疼痛等症状。轻度睑外翻和眼睑闭合不全患者常见症状为溢泪，因睑缘离开眼球，泪小点不能与泪湖紧密接触。重度患者由于睑结膜长时间不同程度地暴露在外，导致结膜充血、干燥、肥厚及角化；最后导致角膜上皮脱落、溃疡，角膜新生血管形成及角膜瘢痕形成，出现不同程度的视力障碍。

（3）心理 – 社会状况：睑外翻和眼睑闭合不全患者因外观受到影响，容易产生自卑、孤独情绪，不愿与他人交往。如果是因为眼部创伤、烧伤等导致睑外翻，患者往往由于不能接受突然发生的事实而产生焦虑、恐惧，甚至绝望的情绪，或对手术矫正产生很高的期望值。护士应评估患者的心理状况，了解疾病对患者生活、工作的影响。

3. 治疗要点。

手术矫正睑外翻，恢复睑缘正常位置，及时消除睑结膜暴露。瘢痕性睑外翻常用的手术方法是游离植皮，增加眼睑前层皮肤的垂直长度；退行性睑外翻，常行睑板楔状切除睑缘缩短术；麻痹性睑外翻应先去除麻痹原因，积极治疗面瘫。如睑外翻不能恢复时，可选择外眦部睑缘缝合，以缩短睑裂。

4. 常见护理诊断 / 护理问题。

（1）潜在并发症：暴露性角膜炎。

（2）舒适受损：溢泪。

（3）体象紊乱。

5. 护理措施。

（1）潜在并发症：暴露性角膜炎。① 遵医嘱给患者眼部滴用抗生素眼药水，防止角膜炎症。 ② 保持眼部湿润。合并睑裂闭合不全者，结膜囊内涂大量抗生素眼膏，再以眼垫遮盖。严重睑裂闭合不全者，可用“湿房”即用透明塑料片或胶片做成锥形空罩覆盖眼上，周围空隙用胶布密封，利用蒸发的泪液保持眼球的湿润；或戴软性角膜接触镜，行暂时性睑缘缝合，以保护角膜。

（2）舒适受损：溢泪。指导患者正确揩拭泪液的方法，用棉签或手帕由下眼睑往上揩。

（3）体象紊乱：①护士应评估患者对身体障碍的感受和认识，并鼓励患者表达内心的感受，鼓励亲友共同支持患者。 ②为患者搭建病友相互交流的平台，通过成功的护理经验和体验，减轻患者的心理压力和负担。

（三）上睑下垂

上睑下垂是指上睑提肌和 M ǔ ller 肌功能不全或丧失，导致上睑部分或全部不能提起的状态，自然睁眼向前方平视时，上睑缘遮盖角膜超过 2mm，甚至部分或全部遮盖瞳孔而影响视功能发育。

1. 病因。

（1）先天性上睑下垂是一种常染色体显性遗传病，是由于提上睑肌本身或动眼神经核发育不良所致。

（2）获得性上睑下垂的原因较多，常有神经系统或其他系统疾病的症状，如动眼神经麻痹、交感神经疾病、上睑提肌损伤、重症肌无力及机械性开睑运动障碍，如上睑炎症肿胀或肿瘤等。

2. 护理评估。

（1）健康史：了解患者有无神经系统疾病和家族遗传史，以及发病期间对药物的敏感性。

（2）身体状况：先天性上睑下垂多为双侧，患者睑裂不能睁开到正常大小，伴视力障碍及弱视。如瞳孔被眼睑遮盖，患者常常缩额肌抬高上睑缘位置，以克服视力障碍；或仰头视物。还可伴有其他眼睑发育异常，如内眦间距过宽、睑裂狭小、鼻梁低平及眼球震颤等。获得性上睑下垂多为单侧，伴有其他神经系统病变，如动眼神经麻痹可伴有其他眼外肌麻痹；上睑提肌损伤有外伤史；交感神经损伤有 Horner 综合征；重症肌无力所致的上睑下垂者，其特点为晨轻夜重，频繁眨眼后上睑下垂加重，注射新斯的明后症状明显减轻。

（3）心理－社会状况：患者身体外形的改变如睁眼困难、两眼大小不对称等导致容貌、形象受损，可造成患者自卑心理。护士应评估患者的心理状况，鼓励家庭、朋友给予患者支持。

3. 治疗要点：先天性上睑下垂应尽早手术；获得性上睑下垂应先进行病因治疗或药物治疗，必要时考虑手术。常用手术方法有上睑提肌缩短术和额肌瓣悬吊术。

4. 常见护理诊断 / 护理问题。

（1）体象紊乱。

（2）知识缺乏。

5. 护理措施。

（1）体象紊乱：① 耐心倾听患者表达内心感受，鼓励亲友共同支持患者。② 请有类似经验的患者分享成功经验，减轻患者压力。

（2）知识缺乏：① 向患者及家属讲解手术目的及效果、手术的基本过程、术后可能出现的不适。② 术前按外眼手术护理，如果进行额肌悬吊术，需要剃眉毛。③ 术后特别注意患者有无缝线和睫毛刺激角膜情况，了解其眼睑闭合状态、角膜暴露程度等。④ 保持局部创口干燥，一般术后加压包扎 24h，术后 7d 拆线。

三、泪液排出系统障碍患者的护理

（一）泪道阻塞或狭窄

泪道阻塞或狭窄指泪道的各部位如泪小点、泪小管、泪总管、鼻泪管等，因先天或外伤、炎症、肿瘤和异物等因素引起管径狭窄、阻塞，泪液不能流入鼻腔而导致溢泪。

1. 病因。

（1）泪小点异常：眼睑及泪小点位置异常，泪小点不能接触泪湖。泪小管狭窄、闭塞或缺如，泪液不能进入泪道。

（2）泪道异常：泪小管至鼻泪管的阻塞或狭窄，包括先天性闭锁、炎症、肿瘤、外伤、异物、药物毒性作用等各种因素引起的泪道结构或功能不全，导致泪液不能排出。鼻泪管下端是解剖学上的狭窄段，更易受鼻腔病变的影响。

（3）其他原因：如鼻阻塞等。

2. 护理评估。

1）健康史：沙眼史、泪道外伤、先天性泪道闭锁。

2）身体状况。

（1）溢泪为主要症状，在刮风或寒冷气候时症状加重。

（2）因长期泪液浸渍，可引起慢性刺激性结膜炎、下睑和面颊部湿疹性皮炎；由于不断揩拭眼泪，可导致下睑外翻，加重溢泪症状。

（3）溢泪分为功能性和器质性两种。功能性溢泪患者无明显的泪道阻塞，泪道冲洗仍然通畅。溢泪主要是因为患者眼轮匝肌松弛，泪液泵作用减弱或消失而导致的泪液排出障碍。器质性溢泪是因为泪道阻塞或狭窄等器质性病变引起的溢泪，泪道冲洗不畅。

3）辅助检查。

（1）染料试验：患者双眼结膜囊内滴入 2% 荧光素钠溶液，5min 后用湿棉棒擦拭下鼻道，观察棉棒颜色，比较双眼泪膜中荧光素消退情况。正常情况下，棉棒带黄绿色，说明泪道通畅或没有完全阻塞；如其中一眼荧光素保留较多，说明该侧泪道可能有狭窄或相对性阻塞。

（2）泪道冲洗：使用钝圆针头从泪小点注入生理盐水，根据液体流向判断泪道有无阻塞及阻塞部位。正常情况下冲洗无阻力，液体顺利进入鼻腔或咽部，表明泪道通畅。如果有阻塞，通常有以下几种情况：冲洗液完全从注入原路返回，提示泪小管阻塞；冲洗液自下泪小点注入，液体由上、下泪小点反流，泪囊部没有隆起，提示泪总管阻塞；冲洗有阻力，部分自泪小点返回，泪囊部隆起，提示鼻泪管狭窄；如果同时有脓性分泌物，提示鼻泪管阻塞合并慢性泪囊炎。

（3）泪道探通：具有诊断和治疗作用。诊断性泪道探通有助于明确泪小点、泪小管、泪囊的阻塞部位；治疗性泪道探通主要用于婴幼儿泪道阻塞，成人不能起到根治效果。

（4）影像学检查：如 X 线碘油造影、CT 泪囊造影，可显示泪囊大小及阻塞部位。

4）心理 - 社会状况：患者常常因为对原发病治疗的不重视，导致不良后果。护士要评估患者的心理状态和对疾病的认知程度，了解疾病对患者工作、学习的影响。

3. 治疗要点。

（1）功能性溢泪：选用硫酸锌及肾上腺素溶液滴眼，以收缩泪囊黏膜。

（2）器质性溢泪：睑外翻泪小点位置异常，手术矫正使泪小点复位；泪小点狭窄、闭塞或缺如，可用泪小点扩张器扩张或探通；泪小管狭窄或阻塞，狭窄可行泪小管探通或泪道置管术，阻塞可在泪道内镜下行激光、环切等方式再通泪小管，同时置管 3 ～ 6 个月；鼻泪管狭窄或阻塞，狭窄可行探通加置管术，阻塞可行泪囊鼻腔吻合术，近年来多开展鼻内镜下泪囊鼻腔吻合术。

4. 常见护理诊断 / 护理问题。

（1）舒适受损：溢泪。

（2）潜在并发症：出血、感染。

5. 护理措施。

（1）舒适受损：溢泪。① 帮助患者查找溢泪原因，检查阻塞部位和阻塞程度。通过泪道冲洗了解泪道是否通畅，如有阻塞，根据液体流向判断泪道阻塞部位。② 向患者解释疾病发生的诱因，积极治疗鼻炎、泪道炎症、睑内翻等疾病。

（2）潜在并发症：出血、感染。① 向患者解释手术过程，泪囊鼻腔吻合术是将泪囊和中鼻道黏膜，通过一个人造的骨孔吻合起来，使泪液经吻合孔流入中鼻道。② 术前 3d 滴用抗生素眼药水，并进行泪道冲洗。③ 行鼻内镜下泪囊鼻腔吻合术者，术前需清洁鼻腔、剪除鼻毛。术前 1d 用 1% 麻黄碱液滴鼻。④ 评估患者心理状态以及对疾病认知程度，加强沟通、疏导。⑤ 术后指导泪囊鼻腔吻合术患者采取半坐卧位，出血量较多者，可行面颊部冷敷。⑥ 注意鼻腔填塞物的正确位置，嘱患者勿牵拉填塞物及用力擤鼻。用 1% 麻黄碱液滴鼻。⑦ 术后当天不要进食过热饮食。⑧ 术后第 3 天开始进行泪道冲洗，并保持泪道通畅。⑨ 行鼻内镜下泪囊鼻腔吻合术者，术后注意眶周淤血、复视等并发症的观察。

（二）慢性泪囊炎

慢性泪囊炎是泪囊黏膜的慢性炎症，是常见类型的泪囊病变，中老年女性占 70% ～ 80%，尤其是绝经期妇女；多为单侧发病。

1. 病因：鼻泪管狭窄或阻塞，泪液滞留于泪囊内，引起细菌大量繁殖并刺激泪囊内壁黏膜导致感染。致病菌多为肺炎球菌、白色念珠菌等。

2. 护理评估。

（1）健康史：了解患者的病情发病史、治疗经过和治疗效果。慢性泪囊炎患者常因溢泪前来就诊，但治疗效果不满意，随后泪囊部出现肿块。

（2）身体状况：以溢泪为主要症状，检查发现结膜充血、内眦部位的皮肤浸渍、糜烂、粗糙肥厚及湿疹。泪囊区囊样隆起，用手指压迫或泪道冲洗，有大量黏液脓性分泌物自泪小点反流。由于分泌物大量潴留，泪囊扩张，可形成泪囊黏液囊肿。

（3）辅助检查：X 线泪道造影检查可了解泪囊的大小及阻塞部位；分泌物培养可确定致病菌和选择有效抗生素。

（4）心理－社会状况：评估患者的生活、工作情况以及对疾病的认知程度。慢性泪囊炎的反复发作常常使患者失去治疗信心，或者因病情开始时症状轻微，对疾病的及时治疗不太重视。

3. 治疗要点。

（1）药物治疗：抗生素滴眼液或同时全身应用抗生素。

（2）手术治疗：炎症控制后，行泪囊鼻腔吻合术、鼻内镜下鼻腔泪囊造口术或泪囊摘除术（已去除病灶，但溢泪症状仍存在）。

4. 常见护理诊断 / 护理问题。

（1）舒适受损：溢泪、内眦部皮肤糜烂。

（2）潜在并发症：角膜炎和眼内炎。

5. 护理措施。

（1）舒适受损：溢泪、内眦部皮肤糜烂。① 指导患者正确滴眼药，4 ～ 6 次 /d，每次滴抗生素眼药前，先用手指按压泪囊区或行泪道冲洗，以排空泪囊内的分泌物，利于药物吸收。② 向患者解释疾病发生的诱因，积极治疗鼻炎、泪道炎症、睑内翻等疾病。③ 指导患者用湿毛巾轻轻地清洗内眦部位皮肤，不要使用香皂、洗面奶等，以免刺激皮肤。④ 如患者需行泪囊鼻腔吻合术或鼻内镜下鼻腔泪囊造口术，做好围手术期护理（参照泪道阻塞或狭窄患者的手术护理）。如患者需进行泪囊摘除术，应说明手术可以消除病灶，但溢泪症状仍然可能存在。

（2）潜在并发症：角膜炎和眼内炎。① 观察患者畏光、流泪、眼部分泌物、视力等情况，注意角膜炎和眼内炎等并发症的早期表现。② 向患者解释及时治疗慢性泪囊炎及其他相关疾病的重要性，因慢性泪囊炎会使结膜囊处于带菌状态。行眼外伤或眼部手术，极易引起化脓性感染，导致角膜炎、角膜溃疡和眼内炎。③ 及早治疗沙眼和鼻炎、鼻中隔偏曲等鼻部疾病，预防慢性泪囊炎的发生。

（三）急性泪囊炎

急性泪囊炎是泪囊黏膜的急性卡他性或化脓性炎症。

1. 病因：常见致病菌多为金黄色葡萄球菌或溶血性链球菌等。儿童常因流行性感冒感染嗜血杆菌。

2. 护理评估。

（1）健康史：往往有慢性泪囊炎的病史，与侵入细菌毒力强或机体抵抗力差有关。

（2）身体状况：患眼充血、流泪，有脓性分泌物。泪囊区皮肤红肿，触之坚实、剧痛，炎症可扩展到眼睑、鼻根及面颊部，甚至引起眶蜂窝织炎，常伴有耳前淋巴结肿大。严重时可伴畏寒、发热等全身症状。数日后红肿局限，并有脓点，脓肿可穿破皮肤，脓液排出，这时局部炎症症状减轻。

（3）辅助检查：血常规检查发现白细胞计数升高。

（4）心理－社会状况：急性泪囊炎患者由于起病急，症状重，常常有焦虑心理。

3. 治疗要点。

（1）早期可行局部热敷，局部、全身应用足量抗生素，待炎症控制后进行择期手术。

（2）炎症期间切忌泪道探通或冲洗。

（3）常采用的手术方式：泪囊鼻腔吻合、鼻内镜下鼻腔泪囊造口或泪囊摘除等。

4. 常见护理诊断 / 护理问题。

（1）急性疼痛。

（2）知识缺乏。

5. 护理措施。

（1）急性疼痛：① 指导患者正确进行热敷和超短波物理治疗，以缓解疼痛，但要注意防止烫伤。② 按医嘱应用有效抗生素，注意观察药物不良反应。③ 急性期切忌泪道探通或泪道冲洗。

（2）知识缺乏：嘱患者在脓肿形成后切忌挤压，尽量保持泪囊壁完整，以备炎症消除后可以行泪囊鼻腔吻合术。

◆临床链接

急性泪囊炎患者的护理

患者，女性，80 岁。患者自诉 6 个月前出现右眼间断性溢泪，挤压右眼后有脓性液体流出，随后点眼药水治疗（具体不详），后就诊于眼科门诊，诊断为“右眼慢性泪囊炎”，一直局部给予左氧氟沙星眼药水治疗，近 1 周出现泪囊区红、肿、热、痛伴发热 1d，急诊来院，以“慢性泪囊炎急性发作”收治入院。患者既往体健，无传染病及其他慢性病史。

体格检查：T38.6℃，P 98 次 /min，R21 次 /min，BP136/76mmHg。

专科检查：右眼裸眼视力为 0.6，矫正视力为 1.0；左眼裸眼视力为 0.8，矫正视力为 1.0。右眼眼压 13.8mmHg，左眼眼压 15.1mmHg。右眼红肿，无内翻及倒睫，双眼位正。右眼结膜充血，角膜出现点状角膜后沉着物，右眼有脓性分泌物。瞳孔大小正常，对光反应灵敏，晶状体及玻璃体未见浑浊。右眼泪囊区触之有经微波动感，挤压后有少量脓性分泌物溢出。

辅助检查：眼眶CT示右眼泪囊炎，血常规检查示白细胞计数升高，心电图正常。

诊断：右眼急性泪囊炎。

治疗：局部和全身抗感染治疗，炎症控制后择期行“右眼鼻内镜下鼻腔泪囊造口术”。

1. 护理评估。

（1）健康史：患者1周前因情绪低落突然出现右眼胀痛，伴头痛、眼红、恶心、呕吐、畏光、流泪。患者既往有慢性泪囊炎病史。

（2）身体状况：T38.6℃，P 98次/min，R21次/min，BP136/76mmHg。疼痛评分6分。右眼充血、流泪，有脓性分泌物，泪囊区皮肤红肿，触之有轻微波动感，挤压有少量脓性分泌物溢出。患者伴畏寒、发热等全身症状。

（3）心理－社会状况：患者起病急，有焦虑心理；患者知晓疼痛的原因，愿意配合治疗，家属非常焦急，希望尽快减轻患者疼痛。

（4）辅助检查：眼眶CT示右眼泪囊炎，血常规检查发现白细胞计数升高。

2. 主要护理诊断/问题。

（1）急性疼痛：与泪囊局部感染有关。

（2）体温过高：与泪囊炎急性发作的感染有关。

（3）知识缺乏：缺乏泪囊炎急性发作的相关知识。

3. 护理措施。

（1）疼痛护理：① 指导患者正确进行热敷和超短波物理治疗，以缓解疼痛，但要注意防止烫伤。② 按医嘱应用有效抗生素，注意观察药物不良反应。③ 急性期切忌泪道探通或泪道冲洗。

（2）体温护理：① 加强观察。高热患者每隔4h测温1次，体温恢复正常3d后，改为1～2次/d。② 卧床休息。减少患者能量消耗。③ 降温。给予患者温水擦浴或大动脉冷敷等物理降温措施，同时报告医生给予相应的处理。药物或物理降温半小时后，应测量体温，并做好记录。④ 遵医嘱按时、足量使用抗生素静脉滴注和局部滴眼，以控制感染所引起的发热。⑤ 补充营养和水分。给予高热量、高蛋白、高维生素、易消化的流质或半流质饮食，鼓励患者少量多餐，多饮水，以补充大量消耗的水分。

（3）做好泪囊炎急性发作的健康教育。

（王双　江霞）

第二节　结膜及角膜患者的护理

结膜病患者的护理要点是做好以预防为主的健康教育、用药护理、结膜囊冲洗及做好消毒隔离。角膜病患者的护理要点包括角膜炎的预防、角膜移植手术护理要点。

一、结膜炎患者的护理

结膜炎是结膜与多种多样的微生物以及外界环境相接触，眼表的特异性和非特异性防护机制使其有一定的预防感染和使感染局限的能力，当防御能力减弱或致病因素过强时，将引起结膜组织发生急性或慢性的炎症，统称为结膜炎。

1. 症状和体征。

（1）症状：异物感、烧灼感、痒、畏光、流泪。

（2）体征：结膜充血、水肿、渗出物、乳头增生（图 5–5）、滤泡、假膜和真膜、肉芽肿、假性上睑下垂、耳前淋巴结肿大等。

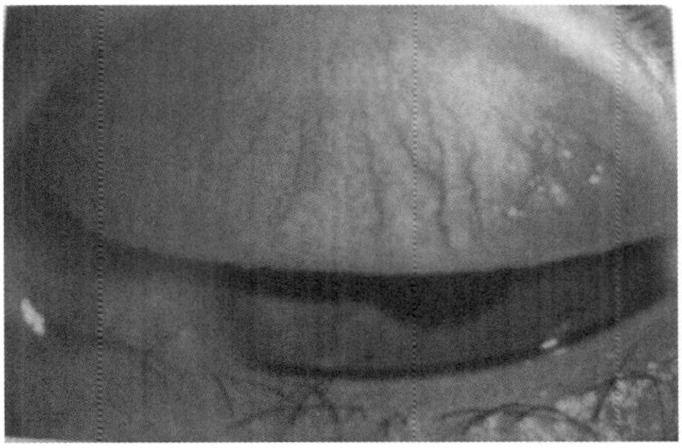

图 5–5　睑结膜乳头增生

2. 病因。

（1）超急性细菌性结膜炎：由奈瑟菌属细菌（淋病奈瑟球菌或脑膜炎奈瑟菌）引起。潜伏期短，病情进展迅速，治疗不及时可发生角膜穿孔，严重影响视力。淋病奈瑟球菌性结膜炎在成人主要是通过生殖器 – 眼接触传播而感染，新生儿主要是分娩时经患有淋病奈瑟球菌阴道炎的母体产道感染。脑膜炎奈瑟菌性结膜炎的最常见患病途径是血源性播散感染，也可通过呼吸道分泌物传播。

（2）急性或亚急性细菌性结膜炎：又称“急性卡他性结膜炎”，俗称“红眼病”，传染性强，多见于春秋季节。主要致病菌为肺炎双球菌、金黄色葡萄球菌和流感嗜血杆菌。

（3）慢性细菌性结膜炎：可由急性结膜炎演变而来，或毒力较弱的病原菌感染所致；多见于鼻泪管阻塞或慢性泪囊炎患者，或慢性睑缘炎或睑板腺功能异常者。金黄色葡萄球菌和莫拉菌是慢性细菌性结膜炎最常见的两种病原体。

3. 细菌性结膜炎的护理评估。

（1）健康史：了解患者有无传染性眼病接触史，用眼卫生习惯等。

（2）身体状况：超急性细菌性结膜炎进展快，传染性极强，分泌物性状为脓性，结膜高度水肿、充血。急性或亚急性细菌性结膜炎进展快，传染性强，分泌物性状为浆液性、黏液性、脓性，结膜充血、水肿。慢性细菌性结膜炎进展慢，传染性不强，分泌物性状为黏液性或白色泡沫样，结膜轻微充血、乳头增生。

（3）辅助检查：结膜分泌物涂片及结膜刮片可见大量中性粒细胞及细菌，必要时还可做细菌培养及药物敏感试验，以明确致病菌和选择敏感抗生素。特异性诊断需要做糖发酵试验。有全身症状的还应进行血培养。

（4）心理－社会状况：急性细菌性结膜炎发病突然，结膜高度充血、水肿，可见大量分泌物，患者较为恐惧和焦虑。评估患者自发病以来的心理状况和疾病对工作、学习的影响。

4. 治疗要点：去除病因，抗感染治疗。局部使用广谱抗生素眼药，确定病原菌后给予敏感抗生素，切勿包扎患眼。超急性细菌性结膜炎治疗应在诊断标本收集后立即进行，以减少潜在的角膜感染及全身感染的发生。成人急性或亚急性细菌性结膜炎选择滴眼剂，儿童一般选择眼膏。慢性细菌性结膜炎治疗基本原则与急性结膜炎相似，需长期治疗。

5. 细菌性结膜炎的常见护理诊断 / 护理问题。

（1）急性疼痛。

（2）舒适受损。

（3）有交叉感染的危险。

（4）潜在并发症：角膜炎症、溃疡和穿孔。

6. 细菌性结膜炎的护理措施。

（1）急性疼痛：① 解释疼痛的原因及疾病过程，评估疼痛程度，做好相应的处理。② 炎症较重者，可局部冷敷减轻充血、水肿、灼热等。

（2）舒适受损：① 常选用无刺激性的冲洗液如生理盐水等冲洗结膜囊；抗生素滴眼液频繁点眼。如有假膜形成，应先去假膜再冲洗。② 禁忌包扎患眼，可戴太阳镜，健眼用透明眼罩保护。

（3）有交叉感染的危险：① 向患者讲解本病易传染的特点、手卫生常识及预防措施。② 必要时实行接触隔离。眼药水一眼一瓶，禁忌互用。医务人员接触患者前后要消毒双手。③ 接触过分泌物的仪器及用物彻底消毒，用过的敷料焚烧，加强传染源的管控。

（4）潜在并发症：角膜炎症、溃疡和穿孔。① 按医嘱局部应用抗生素眼药滴眼，急性阶段遵医嘱间隔 1 ～ 2h/ 次。临睡前应用抗生素眼膏。② 严重的结膜炎、淋病性结膜炎可按医嘱全身应用抗生素。

7. 病毒性结膜炎：病毒性结膜炎是一种常见感染，病变程度因个体免疫状况、病毒毒力大小不同而存在差异，通常有自限性。临床上按病程分为急性和慢性两类，前者多见，包括流行性角膜结膜炎、流行性出血性结膜炎、咽结膜热和单纯疱疹病毒性结膜炎等。慢性病毒性结膜炎包括传染性软疣性睑结膜炎、水痘 – 带状疱疹病毒性睑结膜炎和麻疹性角膜结膜炎等。传染力强，好发于夏秋季节。临床上以流行性角膜结膜炎、流行性出血性结膜炎最常见。

8. 病毒性结膜炎的护理评估。

（1）健康史：询问患者有无病毒性眼病接触史，或近期是否去过病毒性眼病流行区域。询问患者发病时间，评估其潜伏期，区分疾病类型。

（2）身体状况。① 症状：起病急、症状重、双眼发病。主要表现为眼红、疼痛、畏光、异物感，伴水样分泌物。② 体征：眼睑水肿，结膜充血，睑结膜滤泡增生，分泌物呈水样。流行性出血性结膜炎患者球结膜下呈点状或片状出血。

（3）辅助检查：结膜刮片，可见大量单核细胞，并可分离到病毒。

（4）心理 – 社会状况：病毒性结膜炎出现异物感、疼痛、畏光和流泪等症状，患者较为焦虑。评估患者的心理状况和疾病对工作、学习的影响，鼓励患者配合治疗。

9. 病毒性结膜炎的治疗要点。

（1）注意接触隔离。

（2）眼部滴用抗病毒药。

（3）合并细菌感染加用抗生素眼药。

（4）充血、水肿严重时可局部冷敷。

10. 病毒性结膜炎的常见护理诊断 / 护理问题。

（1）急性疼痛。

（2）有传播感染的危险。

（3）知识缺乏。

11. 病毒性结膜炎的护理措施。

（1）急性疼痛：① 向患者讲解疼痛的原因，评估疼痛程度，并做相应的处理，如眼局部冷敷等。 ② 遵医嘱使用抗病毒眼液滴眼 1 次 /h；合并角膜炎、混合感染者，使用抗生素眼药水；角膜基质浸润者可酌情使用糖皮质激素。③ 遵医嘱给予人工泪液或促进上皮细胞修复的药物滴眼。

（2）有传播感染的危险：① 实行接触隔离，并按要求做好传染病报告。② 做好传染性眼病的消毒隔离及健康教育，嘱咐患者发病期间勿去公共场所，如游泳池等。

（3）知识缺乏：① 向患者讲解本病的特点及预防措施，如注意眼部卫生及手卫生，做到一人一巾一盆；外出时可以戴有色眼镜或眼垫遮盖患眼等。② 加强营养，多食富含维生素的蔬菜、水果等，从而提高机体抵抗力，促进炎症减退。

12. 免疫性结膜炎的护理评估。

（1）健康史：了解患者是否存在疾病反复发作和季节性的特点，有无接触花粉、动物皮毛、烟尘等变应原或在户外活动后症状加重的情况。

（2）身体状况：春季角膜结膜炎变应原有花粉、微生物、动物羽毛，眼部奇痒。泡性角膜结膜炎变应原有结核杆菌、葡萄球菌等，轻微异物感。

（3）辅助检查：春季角膜结膜炎患者的结膜刮片中发现嗜酸性粒细胞即可诊断。

（4）心理－社会状况：评估疾病反复发作对患者的心理影响，以及患者对疾病的认知程度。

13. 免疫性结膜炎的常见护理诊断 / 护理问题。

（1）舒适受损：奇痒、畏光、流泪等。

（2）潜在并发症：角膜炎。

（3）知识缺乏。

14. 免疫性结膜炎的护理措施。

（1）舒适受损：奇痒、畏光、流泪等。① 根据医嘱在急性期选择激素间歇疗法。② 对于顽固性春季角膜结膜炎，注射激素类药物治疗，并注意观察眼痛、头疼、眼压及视力变化。③ 合并感染时，遵医嘱使用抗生素。④ 患眼红肿严重时，可用毛巾包裹冰袋局部冷敷，冷敷过程中注意观察，时间不宜过长，避免眼睑皮肤冻伤。

（2）潜在并发症：角膜炎。① 注意了解患者眼部有无刺痛甚至烧灼感，是否伴有视力下降和分泌物增加等。② 若发现异常，立即通知医生及时处理。

（3）知识缺乏：① 讲解本病的特点及危害，嘱患者避免接触过敏原，外出时戴墨镜以减少风沙的刺激。② 戒烟酒，补充维生素，加强营养。患病季节不宜食用鱼、虾、蟹等易过敏的食物。③ 根据本病季节性的特点，可提早就医，同时积极治疗邻近器官感染。

二、角膜患者的护理

（一）细菌性角膜炎

细菌性角膜炎是由细菌感染引起的角膜上皮缺损及缺损区下角膜基质坏死的化脓性炎症，又称为细菌性角膜溃疡。

1. 护理评估。

（1）健康史：了解有无角膜外伤史、角膜异物剔除史、戴角膜接触镜史；有无慢性泪囊炎、眼睑异常、倒睫病史等；有无营养不良、糖尿病病史；有无长期使用激素或免疫抑制剂，以及发病以来的用药情况、治疗效果等。

（2）身体状况：起病急骤，有明显的眼痛、畏光、流泪、异物感、视力障碍、眼睑痉挛等症状，伴有较多的脓性分泌物。常见体征为眼睑、球结膜肿胀，睫状充血或混合性充血，病变早期角膜上出现界限清楚的上皮溃疡，溃疡下有边界模糊、致密的浸润灶，周围组织水肿。浸润灶迅速扩大，继而形成溃疡，溃疡表面和结膜囊多有脓性分泌物。并发虹膜睫状体炎，表现为角膜后沉着物（KP）、瞳孔缩小、虹膜后粘连及前房积脓。

（3）辅助检查：角膜病变区刮片镜检可发现致病菌；微生物培养、药物敏感试验可进一步明确病因和指导临床用药。

（4）心理–社会状况：角膜炎因起病急、进展快，严重影响视力，对疾病的发生、发展和转归缺乏相关知识，担心预后，害怕失明，患者易出现紧张、焦虑、恐慌等心理。

2. 治疗要点。

（1）积极控制感染。

（2）减轻炎症反应。

（3）促进溃疡愈合。

（4）减少瘢痕形成。

3. 常见护理诊断 / 护理问题。

（1）急性疼痛。

（2）有感染的危险。

（3）潜在并发症：角膜穿孔。

4. 护理措施。

（1）急性疼痛：① 评估患者疼痛的严重程度，解释疼痛的原因，嘱患者注意休息，减少眼球转动，必要时按医嘱给予止痛药。② 球结膜下注射时，先向患者解释清楚，充分麻醉后进行注射。

（2）有感染的危险：① 告知患者床边隔离和手卫生的相关知识，严格执行消毒隔离制度。② 检查、换药、滴眼药等操作要遵守隔离技术和无菌技术操作原则。③ 滴眼剂、眼膏专人专眼专用，器械应严格消毒灭菌。

（3）潜在并发症：角膜穿孔。① 治疗操作时动作要轻柔，禁翻转眼睑，避免加压眼球。② 嘱患者勿用手揉眼；用眼罩保护患眼，避免外物撞击。③ 饮食宜清淡，多吃易消化、富含维生素、粗纤维食物，保持大便通畅。④ 嘱患者头部减少活动，避免低头、咳嗽、打喷嚏。⑤ 按医嘱使用散瞳剂。⑥ 若角膜后弹力层膨出，可用绷带加压包扎患眼，配合全身应用降眼压药物。

（二）单纯疱疹病毒性角膜炎

单纯疱疹病毒性角膜炎是由单纯疱疹病毒引起的角膜感染。此病为最常见的角膜溃疡，在角膜病中致盲率占第一位。

1. 护理评估。

（1）健康史：了解患者有无感冒发热、全身或局部应用糖皮质激素、免疫抑制剂；有无复发诱因的存在，如过度疲劳、熬夜、饮酒、日光暴晒、月经来潮、角膜外伤等；有无疾病的反复发作史；发病以来的用药情况、治疗效果等。

（2）身体状况：原发感染常见于幼儿，有全身发热，耳前淋巴结肿大，唇部或皮肤疱疹，眼部表现为急性滤泡性结膜炎或假膜性结膜炎，眼睑皮肤疱疹，点状或树枝状角膜炎。疾病过程呈自限性。复发感染见于过度疲劳、发热、熬夜、饮酒、日光暴晒、月经来潮、精神压力、角膜外伤及一些免疫缺陷病等，常见症状有眼痛、畏光、流泪、眼睑痉挛，中央角膜受累时视力下降明显。

（3）辅助检查：角膜上皮刮片可见多核巨细胞，角膜病灶分离到单纯疱疹病毒；单克隆抗体组织化学染色可发现病毒抗原；分子生物学方法如 PCR 技术可检测角膜、房水、玻璃体内及泪液中的病毒 DNA。

（4）心理－社会状况：评估患者的心理状况、个人卫生习惯；了解该疾病对患者工作、学习、生活的影响以及患者、家属对疾病的认知度。

2. 治疗要点。

（1）病灶清除：树枝状角膜炎可以刮除病灶区上皮，减少病毒向角膜基质蔓延，上皮刮除后，加压包扎，上皮缺损通常在 72h 内修复，联合抗病毒药物使用可加速上皮愈合。

（2）药物治疗：常用抗病毒药物有更昔洛韦滴眼剂和眼膏，剂型均为 0.15%；阿昔洛韦滴眼剂为 0.1%，眼膏为 3%；1% 三氟胸腺嘧啶核苷以及重组人干扰素滴眼液。有虹膜睫状体炎时，使用阿托品滴眼液或眼膏散瞳。

（3）手术治疗：已穿孔的病例可行治疗性穿透角膜移植。手术宜在静止期进行。

（4）减少复发：单纯疱疹病毒性角膜炎容易复发，持续口服阿昔洛韦片 1 ～ 2 年可减少单纯疱疹病毒性角膜炎的复发率；控制诱发因素对于降低复发率很重要。

3. 常见护理诊断 / 护理问题。

（1）舒适受损：畏光、眼睑痉挛。

（2）知识缺乏。

4. 护理措施。

（1）舒适受损：畏光、眼睑痉挛。① 提供安静、舒适的环境，病房要适当遮光，减少光线刺激，根据病情包眼；嘱患者充分休息、减少眼球转动。② 注意观察患者耳前瘘管口局部的情况，有无红、肿、热、痛，有无分泌物排出。

（2）知识缺乏：① 点眼用药指导。② 单纯疱疹性角膜炎有复发的可能，指导患者坚持用药，定期复查。③ 嘱患者注意防寒保暖，预防感冒；加强营养，避免吃刺激性食物；保证休息，避免疲劳，适当参加体育锻炼。④ 注意保护眼睛，避免过度用眼，外出要戴防护眼镜。

（三）真菌性角膜炎

真菌性角膜炎是一种由致病真菌引起的致盲率极高的感染性角膜病变。随着抗生素和糖皮质激素的广泛使用以及对本病的认识和诊断水平的提高，其发病率不断升高。

1. 护理评估。

（1）健康史：询问患者有无植物外伤史，如角膜被谷粒弹伤、植物枝叶擦伤等；了解患者有无长期应用广谱抗生素和糖皮质激素的药物，有无糖尿病或眼表疾病。

（2）身体状况：病程进展相对缓慢，呈亚急性，自觉症状较轻，有轻度眼痛、畏光、流泪，伴视力下降。眼部充血明显，角膜浸润灶呈白色或灰白色，表面微隆起，外观干燥而欠光滑，似牙膏样或苔垢样，溃疡周围有胶原溶解形成的浅沟或抗原抗体反应形成的免疫环。有时在角膜感染病灶旁可见“伪足”或“卫星样”浸润病灶，角膜后可有斑块状沉着物。前房积脓呈灰白色，黏稠或呈糊状。真菌穿透性强，进入前房或角膜穿破时易导致真菌性眼内炎。

（3）辅助检查：角膜病变区刮片 Gram 和 Giemsa 染色可发现真菌菌丝，为早期诊断最常见的方法。病变区角膜组织活检可提高培养和分离真菌的阳性率。共焦生物显微镜检查角膜感染灶，可直接发现病灶内真菌病原体（菌体或菌丝）。

（4）心理－社会状况：评估患者的心理状况、个人卫生习惯；了解该疾病对患者工作、学习、生活的影响以及患者、家属对疾病的认知度。

2. 治疗要点。

（1）药物治疗：以抗真菌药物治疗为主。局部常用抗真蓖药物有 0.25% 两性霉素 B 滴眼剂、5% 那他霉素滴眼剂、0.5% 咪康唑滴眼剂、0.5% 氟康唑滴眼剂、1% 氟胞嘧啶滴眼剂。症状严重者可静脉滴注 0.2% 氟康唑 100mg 或伏立康唑 100mg。并发虹膜睫状体炎者，应使用 1% 阿托品滴眼剂或眼膏散瞳。不宜使用糖皮质激素。

（2）手术治疗：角膜溃疡接近或已经导致穿孔者，可考虑行治疗性角膜移植。以穿透性角膜移植为宜，板层角膜移植只适用于病灶可以板层切除干净的病例。术后选用敏感的、毒性较低的抗真菌药物治疗，以防止术后感染复发。

3. 常见护理诊断 / 护理问题。

（1）舒适受损。

（2）有感染的危险。

（3）潜在并发症：角膜穿孔。

4. 护理措施。

（1）舒适受损：① 评估患者疼痛的严重程度，解释疼痛的原因，嘱患者注意休息，减少眼球转动，必要时按医嘱给予止痛药。② 球结膜下注射时，先向患者解释清楚，并充分麻醉后进行注射。

（2）有感染的危险：① 告知患者床边隔离和手卫生的相关知识，严格执行消毒隔离制度。② 检查、换药、滴眼药等操作要遵守隔离技术和无菌技术操作原则。③ 滴眼剂、眼膏、裂隙灯专人专眼专用，器械应严格消毒灭菌。

（3）潜在并发症：角膜穿孔。① 治疗操作时动作要轻柔，禁翻转眼睑，避免加压眼球。② 嘱患者勿用手揉眼；用眼罩保护患眼，避免外物撞击。③ 饮食宜清淡，多吃易消化、富含维生素、粗纤维食物，保持大便通畅。④ 嘱患者头部减少活动，避免低头、咳嗽、打喷嚏。

（四）角膜基质炎

角膜基质炎是以细胞浸润和血管化为特点的角膜基质非化脓性炎症，通常不累及角膜上皮和内皮。

1. 病因：机体对感染源的迟发性超敏反应与本病发病有关。先天性梅毒为最常见的原因，结核、带状疱疹、麻风、腮腺炎等也可引起本病。

2. 护理评估。

（1）健康史：了解患者有无先天性梅毒、结核、单纯疱疹、带状疱疹、麻风、腮腺炎等病史。

（2）身体状况：可有眼痛、畏光、流泪等角膜刺激症状，伴视力下降。早期可见典型的扇形或弥漫性角膜炎症浸润，最终炎症扩展到角膜中央，导致角膜浑浊、水肿。

（3）辅助检查：血清学检查和特异性梅毒螺旋体抗体测定有助于诊断。

（4）心理 – 社会状况：评估患者的心理状况。了解患者的职业、经济、文化、教育背景，以及疾病对患者工作、学习、生活的影响。评估患者、家属对疾病的认知度和重视度等。

3. 治疗要点：全身给予抗梅毒、抗结核治疗。在炎症急性期，局部使用睫状肌麻痹剂和糖皮质激素，以减轻炎症及预防虹膜后粘连、继发性青光眼等并发症。角膜瘢痕形成而造成视力障碍者，可行角膜移植术。

4. 常见护理诊断 / 护理问题。

（1）感知觉紊乱：视力障碍。

（2）舒适受损：角膜刺激征。

（3）知识缺乏。

5. 护理措施。

（1）感知觉紊乱：视力障碍。① 评估患者的视力对生活的影响，做好安全教育和风险防范。② 嘱患者缓慢活动，防止跌倒。③ 患者外出或检查时需有人员陪同。

（2）舒适受损：角膜刺激征。① 告知患者床边隔离和手卫生的相关知识，严格执行消毒隔离制度。② 检查、换药、滴眼药等操作要遵守隔离技术和无菌技术操作原则。③ 滴眼剂、眼膏、裂隙灯专人专眼专用，器械应严格消毒灭菌。

（3）知识缺乏：① 治疗操作时动作要轻柔，禁翻转眼睑，避免加压眼球。② 嘱患者勿用手揉眼；用眼罩保护患眼，避免外物撞击。③ 饮食宜清淡，多吃易消化、富含维生素、粗纤维食物，保持大便通畅。④ 嘱患者头部减少活动，避免低头、咳嗽、打喷嚏。

（王双　江霞）

第三节　白内障患者的护理

白内障（cataract）指晶状体透明度降低或者颜色改变所导致光学质量下降的退行性改变。按病因分为年龄相关性、外伤性、并发性、代谢性、中毒性、辐射性、发育性和后发性白内障。按发病时间分为先天性白内障、后天获得性白内障。按晶状体浑浊部位分为皮质性白内障、核性白内障和后囊下白内障。按晶状体浑浊形态分为点状白内障、冠状白内障和绕核性白内障等。本节主要介绍年龄相关性白内障的护理。

年龄相关性白内障又称老年性白内障，是最为常见的白内障类型，多见于50岁以上的中、老年人，随年龄增长其发病率明显升高。常双眼发病，但可有先后，程度也可不一致。

1. 护理评估。

（1）健康史：了解视力下降时间、程度、发展的速度和治疗经过，家族史及合并症。

（2）身体状况：症状有渐进性、无痛性视力下降。体征有晶状体浑浊。

（3）辅助检查：视力、视野、眼压、眼底检查、角膜内皮细胞检查等。裂隙灯检查，了解晶状体浑浊的程度。眼A超、眼B超、角膜曲率及眼轴长度测量，计算人工晶状体的度数。眼电生理检查，了解视网膜、视神经的功能。术前眼表环境的评估、干眼问卷评估、泪膜破裂时间检查、角膜荧光素试验、术眼泪河高度、基础泪液分泌试验、评估眼红指数等。

（4）心理－社会状况：评估患者的心理状况，了解视力障碍对患者工作、学习及自理能力的影响。

2. 治疗要点：药物治疗白内障的疗效均不确切，手术是主要治疗方式。当白内障的发展影响到工作和日常生活时，即主张手术。手术方法有白内障囊外摘除术联合人工晶状体植入术、超声乳化白内障吸除术联合人工晶状体植入术、飞秒激光辅助超声乳化白内障吸除术联合人工晶状体植入术等。

3. 术前常见护理诊断 / 护理问题。

（1）感知觉紊乱：视力障碍。

（2）恐惧。

（3）知识缺乏。

4. 术前常见护理措施。

（1）感知觉紊乱：视力障碍。① 针对视力障碍的患者，评估患者的自理能力，及时给予必要的帮助，做好安全教育；床头悬挂“防跌倒”标识，加强巡视。② 详细介绍病房环境，暗室、浴室等容易跌倒的地方要加强提示；患者用品固定放置，呼叫器置于患者身边。③ 提供充足的光线，通道无障碍物。床栏及卫生间防滑垫、扶手等安全设施齐全。

（2）恐惧：① 护士热情接待新入院患者，服务周到、耐心答疑。② 评估患者心理状态，适时给予心理疏导。③ 向患者介绍手术原理和相关流程，重视与患者家属的交流，增强医患双方信任。

（3）知识缺乏：① 针对性地讲解疾病的相关知识，术前各项检查的目的，泪道及结膜囊冲洗的意义等，并注意同患者互动。② 讲解术中配合的注意事项，告知抑制咳嗽与打喷嚏的方法，指导患者进行眼位固视训练。

5. 术后常见护理诊断 / 护理问题。

（1）有受伤的危险。

（2）有感染的可能。

（3）知识缺乏。

6. 术后常见护理措施。

（1）有受伤的危险：① 患者术后当日术眼包扎，影响视力，做好安全教育，嘱患者注意防坠床，防跌伤。② 患者到暗室检查、浴室等容易跌倒的地方，有人陪同。

（2）有感染的可能：① 术前泪道冲洗、冲洗结膜囊。② 遵医嘱给予患者局部滴眼治疗，遵守无菌操作原则。③ 注意观察患者术眼敷料渗血、渗液情况，并随时更换敷料，保持其干燥。④ 指导患者勿用手揉眼，注意用眼卫生。

（3）知识缺乏：① 指导患者术后当日宜取平卧位，1d 后可自由体位。② 指导患者术后 3 个月内勿突然低头、弯腰、防止术眼碰伤，避免重体力劳动和剧烈活动；注意保暖，预防感冒、咳嗽，禁烟酒、浓茶、辛辣刺激性食物，防止便秘。③ 教会患者滴眼药和涂眼膏的正确方法。④ 严格按医嘱门诊随访，若出现头痛、眼痛、视力下降、恶心、呕吐等症状，立即就诊。⑤ 术后配镜指导：嘱患者手术 3 个月后屈光状态稳定时，验光配镜。⑥ 嘱患者不宜长时间用眼，多休息；避免紫外线、红外线、放射线等直接、长时间照射眼部，外出时可戴太阳镜保护。适量补充维生素 E、维生素 C。

（王双）

第四节　青光眼患者的护理

青光眼是一组以特征性视神经萎缩和视野缺损为共同特征的疾病，病理性眼压升高是其主要的危险因素。眼压升高水平和视神经对压力的耐受性与青光眼视神经萎缩和视野缺损的发生和发展有关。

根据前房角形态、病因机制以及发病年龄三个主要因素，一般分为三大类：原发性青光眼、继发性青光眼、先天性青光眼。原发性青光眼又分为闭角型青光眼和开角型青光眼。闭角型青光眼又可分为急性闭角型青光眼和慢性闭角型青光眼。本节主要介绍急性闭角型青光眼患者的护理。

1. 护理评估。

（1）健康史：起病时间，起病缓急，促发因素，疾病发作次数、规律性，伴随症状，青光眼家族史。

（2）身体状况：临床前期浅前房、窄房角、虹膜膨隆、有另一眼发作史、有家族史、暗室激发试验阳性。先兆期症状轻微，可自行缓解。角膜上皮轻度水肿、前房极浅，房角关闭，眼压常在 40mmHg 以上。急性发作期表现为剧烈头痛、眼痛；视力下降；流泪；虹视、雾视；畏光。全身症状表现为恶心、发热、寒战、便秘、呕吐、同侧头痛。视力锐减可仅存光感，眼压升高＞50mmHg，结膜混合充血、水肿，角膜雾状浑浊，角膜后色素性颗粒沉着，前房浅，房角窄或关闭，虹膜节段萎缩，瞳孔散大，青光眼斑。间歇期有明确的小发作史；房角重新开放或大部分开放；不用药或仅用少量缩瞳剂眼压即可以稳定在正常水平。慢性期房角广泛粘连；小梁功能严重损害；眼压中度升高；视力进行性下降；青光眼性视盘凹陷；视野缺损。绝对期持续高眼压；视神经破坏严重；无光感；剧烈疼痛。

（3）辅助检查：房角镜检查、眼前段 OCT、UBM 检查、暗室试验、视野检查、眼轴测量、OCT 检查。

（4）心理－社会状况：心理负担重；紧张、焦虑、恐惧；情绪反应的强度和紧张度；性格特征、文化层次；患者及家属对本病的认知程度。

2. 术前常见护理诊断 / 护理问题。

（1）急性疼痛：与眼压升高有关。

（2）感知觉紊乱：视力障碍。

（3）焦虑。

（4）知识缺乏。

3. 术前常见护理措施。

（1）急性疼痛：与眼压升高有关。① 遵医嘱给予降眼压药，监测眼压情况。② 向患者解释疼痛的原因及疾病的过程，及时评估疼痛程度。③ 观察药物疗效和可能出现的副作用。

（2）感知觉紊乱：视力障碍。① 提供光线充足的环境；将常用物品以方便患者的原则定位放置，活动的空间不设置障碍物。② 指导患者了解预防跌倒的安全措施，教会患者使用床边传呼系统，并鼓励患者寻求帮助。

（3）焦虑：① 热情接待患者，妥善安置，向患者介绍病区环境及医院提供的服务。② 向患者介绍急性闭角型青光眼的相关知识和治疗方法。③ 耐心做好心理疏导工作，教患者控制情绪的方法，如深呼吸、听音乐等，消除紧张、焦虑心理，保持良好心态。

（4）知识缺乏：① 告知全身检查及眼科专科检查的目的、项目、配合及注意事项。② 向患者及家属讲解术前准备的目的，手术治疗的配合事项。

4. 术后常见护理诊断 / 护理问题。

（1）感知觉紊乱：视力障碍。

（2）潜在的并发症：浅前房、前房积血等。

（3）知识缺乏。

5. 术后常见护理措施。

（1）感知觉紊乱：视力障碍。① 提供光线充足的环境；将常用物品以方便患者的原则定位放置，活动的空间不设置障碍物。② 指导患者了解预防跌倒的安全措施，教会患者使用床边传呼系统，并鼓励患者寻求帮助。

（2）潜在的并发症：浅前房、前房积血等。① 眼垫包眼，眼罩保护，指导患者闭眼静卧，减少头部活动。② 观察视力、眼压、前房、滤过泡的情况，发现异常及时通知医生给予处理。

（3）知识缺乏：① 向患者讲解青光眼是一种不能完全根治的疾病，对视力的损害是不可逆的，抗青光眼手术后需监测眼压、视野缺损等眼部情况。② 讲解观察治疗对侧眼的意义。③ 教会患者正确使用滴眼液和眼膏方法，以及遵医嘱用药的重要性。④ 指导滤过手术后的患者避免碰撞或揉擦术眼，避免剧烈运动，如打球、游泳等。⑤ 学会控制情绪，保持心情舒畅；睡眠时枕头不能过低；避免长时间阅读、看电影、看电视，不要在暗室久留；不要长时间低头、弯腰，衣领、腰带不要过紧等；选择清淡易消化的饮食，保持大便通畅；生活要有规律，劳逸结合，适当进行体育锻炼，如慢跑、太极、跳舞等。⑥ 视野缺损者不宜骑自行车和驾驶车辆。

◆临床链接

原发性闭角型青光眼患者的护理

患者，女性，65 岁。患者主诉 1 周前无明显诱因出现右眼痛伴右侧头痛，伴眼红、视力下降，伴头晕、呕吐，症状不缓解，遂来门诊就诊。门诊以“双眼原发性急性闭角型青光眼（右眼发作期，左眼临床前期）”收治入院。发病以来，患者精神可，睡眠一般，大小便正常，体重无明显波动。体格检查：T36.3℃，P80 次 /min，R20 次 /min，BP158/92mmHg。专科检查：右眼视力为 0.1；左眼视力为 0.6。右眼眼压 53mmHg，左眼眼压 11mmHg。右眼结膜充血，角膜水肿，角膜后有色素性沉着物，前房浑浊，中央前房深度 2.5CT，周边前房深度 1/4CT，瞳孔椭圆，直径 5mm × 6mm，晶状体浑浊，眼底窥不清。左眼结膜充血，角膜透明，前房清，中央前房深度 2.5CT，周边前房深度 1/4CT，瞳孔圆，直径 3mm × 3mm，晶状体浑浊，眼底 C/D=0.4。辅助检查：房角镜检查，OD：Nv（全周关闭），OS：Nlv（全周开放）；光学相干断层扫描（OCT）检查示右眼视网膜神经纤维层水肿增厚，左眼视网膜神经纤维层厚度正常，黄斑区视网膜结构大致正常。血生化、心电图检查结果正常。

诊断：双眼原发性急性闭角型青光眼（右眼发作期，左眼临床前期）。

治疗：局部和全身降眼压药物治疗，眼压控制后择期行“右眼小梁切除术 + 前房成形术，左眼激光周边虹膜切开术”。

1. 护理评估。

（1）健康史：患者1周前无明显诱因出现右眼痛伴右侧头痛，伴眼红、视力下降。患者既往有高血压病史。

（2）身体状况：T36.3℃，P80次/min，R20次/min，BP148/92mmHg。疼痛评分8分。患者伴有头痛、头晕、呕吐等全身症状，血压偏高。右眼眼压53mmHg，结膜充血，角膜水肿，前房浅，房角关闭。左眼前房浅，房角开放。

（3）心理－社会状况：患者起病急，视力下降，有焦虑心理；家属非常焦急，希望尽快降低眼压，减轻患者疼痛，提高视力。

（4）辅助检查：右眼全周房角关闭，左眼房角开放；OCT检查示右眼视网膜神经纤维层水肿增厚，左眼大致正常。

2. 主要护理诊断。

（1）疼痛：与眼压升高有关。

（2）焦虑：与知识缺乏、担心疾病的预后以及血压控制不良有关。

3. 护理措施。

（1）疼痛护理：① 提供安静、整洁、舒适、安全的休息环境。保证睡眠时间，休息不足将会导致眼压升高。提供足够的光线亮度，不要在光线太暗处久留，否则可能因瞳孔散大，虹膜根部向前，机械性堵塞房角，房水排出受阻，使眼压升高。② 向患者解释头痛、眼胀痛的原因，关心、安慰患者，与患者进行交流，帮助患者放松，分散患者注意力。③ 遵医嘱正确及时使用降眼压药，注意观察药物的疗效及不良反应，做好用药护理。

（2）缓解患者焦虑情绪：① 健康教育。提供热情主动的服务，详细做好各种宣教，以多种宣教形式介绍青光眼的一般知识，如急性发作的病因、治疗、护理等，提高患者及家属对疾病的认知。同时介绍高血压的一般知识（病因、用药、饮食、运动等）以及控制血压稳定的重要性。② 增进患者的心理健康。给予安慰、心理疏导，同时联同家属一起发挥家庭－社会的支持作用，使患者尽快适应自己的角色，并教会患者控制情绪的方法，如深呼吸、转移法等。

（王双）

第五节　葡萄膜炎、视网膜及玻璃体病变患者的护理

一、葡萄膜炎患者的护理

（一）葡萄膜炎

通常将发生于葡萄膜、视网膜、视网膜血管以及玻璃体的炎症，称为葡萄膜炎。根据病因可分为感染性和非感染性；根据炎症的临床和组织学改变分为肉芽肿性和非肉芽肿性葡萄膜炎；根据解剖位置分为前葡萄膜炎（即虹膜睫状体炎）、中间葡萄膜炎、后葡萄膜炎和全葡萄膜炎。葡萄膜炎多发生于青壮年，易合并全身性自身免疫病，常反复发作，是一类常见而重要的致盲性眼病。病程小于 3 个月为急性炎症，大于 3 个月为慢性炎症。本节主要介绍急性虹膜睫状体炎。

（二）急性虹膜睫状体炎

1. 病因。

（1）感染因素：细菌、真菌、病毒、寄生虫、立克次体等通过侵犯葡萄膜、视网膜、视网膜血管或内容物引起炎症，也可通过诱发抗原抗体及补体复合物反应而引起葡萄膜炎，还可通过病原体与人体或眼组织的交叉反应而引起免疫反应和炎症。可分为内源性和外源性（外伤或手术）感染两大类。

（2）自身免疫因素：正常眼组织中的抗原在机体免疫功能紊乱时引起免疫反应，而引起葡萄膜炎。

（3）创伤及理化损伤：主要因激活花生四烯酸代谢产物而引起葡萄膜炎。

（4）免疫遗传机制：已发现多种类型的葡萄膜炎与特定的 HLA 抗原相关。

2. 护理评估。

（1）健康史：发病时间，有无反复发作史，全身相关性疾病如强直性脊柱炎、Reiter 综合征、炎症性肠道疾病、牛皮癣性关节炎、结核、梅毒等，眼外伤史或眼部感染病史。

（2）身体状况：急性虹膜睫状体炎通常有突发眼痛、流泪和视力减退的症状。睫状充血或混合充血、角膜后沉着物、前房闪辉、虹膜改变、瞳孔改变、晶状体改变、玻璃体及眼后段改变。

（3）辅助检查：了解患者的血常规、血沉、HLA-27 抗原分型等实验室检查，对怀疑病原体感染所致者，应进行相应的病原学检查。

（4）心理－社会状况：评估患者对虹膜睫状体炎的认识程度、文化水平，有无紧张、

焦虑等心理表现。

3. 常见护理诊断 / 护理问题。

（1）急性疼痛。

（2）感知觉紊乱：视力障碍。

（3）潜在并发症。

（4）焦虑。

（5）知识缺乏。

4. 常见护理措施。

（1）急性疼痛：① 仔细观察患者对疼痛的反应，遵医嘱给药。② 指导患者正确使用抗炎药物和散瞳治疗。③ 指导患者热敷，注意温度，以防烫伤。

（2）感知觉紊乱：视力障碍。① 遵医嘱用药，观察药物的疗效和副作用。② 散瞳时要注意药物浓度，按压泪囊。如出现不良反应，立即停药，及时通知医生采取措施。③ 使用糖皮质激素时，观察患者精神状态、体重、睡眠、眼压和眼底的变化。④ 使用免疫制剂，定期监测血常规、尿常规、生化检查。⑤ 避免随意停用或加减药物，以免影响疗效。⑥ 向患者讲解生活中的安全注意事项，改善工作和居住环境。

（3）潜在并发症：① 观察视力、眼压变化。② 及时发现晶状体浑浊、眼压升高、低眼压及眼球萎缩。

（4）焦虑：① 关心、鼓励患者，做好安慰解释工作。② 年轻患者使用环磷酰胺要权衡利弊。

（5）知识缺乏：① 告知患者疾病相关知识。② 讲解葡萄膜炎需长期服药及复查的重要性。③ 生活规律，锻炼身体，提高机体抵抗力。④ 长期服药，定期复查。

二、视网膜病变患者的护理

（一）视网膜动脉阻塞

因视网膜动脉血流受阻而使视网膜缺血、缺氧、视力严重减退和/或视野扇形缺损，视网膜组织呈灰白色水肿，动脉血管变细，称为视网膜动脉阻塞。根据视网膜阻塞部位的不同又可分为视网膜中央动脉阻塞、视网膜分支动脉阻塞、睫状视网膜动脉阻塞。本节主要介绍视网膜中央动脉阻塞患者的护理。

1. 护理评估。

（1）健康史：评估疾病史、既往史，本次失明发生的时间，有无明显的诱因，有无采取治疗措施。

（2）身体状况：是否表现为突然发生一眼无痛性急剧视力下降至指数甚至无光感；瞳孔，对光反射，眼底视网膜颜色，黄斑区“樱桃红点”。

（3）辅助检查：FFA 检查显示视网膜阻塞支动脉充盈时间延长。

（4）心理－社会状况：应评估患者的心理状况、年龄、性别、性格特征、受教育程度、对疾病认知度。

2. 常见护理诊断 / 护理问题。

（1）感知觉紊乱：视力障碍 。

（2）恐惧。

（3）有受伤的危险。

（4）知识缺乏。

3. 常见护理措施。

（1）感知觉紊乱：视力障碍。① 立即吸氧，告知吸氧的目的、用氧安全。② 迅速使用扩张血管、增加血流灌注的药物。③ 给予患者眼球按摩。④ 观察视力变化，急救期（12h）应 1 ～ 2h 检查 1 次，急救期后每天检查 2 次，视力改变时及时报告医生。

（2）恐惧：① 解释各项治疗的目的及注意事项。② 指导患者学会自我调节的方法，解除紧张心理。

（3）有受伤的危险：① 监测血压情况。遵医嘱用药，观察药物副作用。② 采取防跌倒、防坠床措施。嘱患者尽量卧床休息，指导患者改变体位时动作要缓慢，避免突然站立、低头、用过热的水洗澡或蒸汽浴。

（4）知识缺乏：① 讲解视网膜动脉阻塞与全身血管性疾病（高血压、动脉硬化等）有密切关系。② 指导患者均衡饮食，低盐低脂，多吃水果蔬菜，限制饮酒；避免刺激性饮料，如咖啡、可乐、浓茶等。③ 告知一旦出现一过性或阵发性黑矇，应立即就诊。

（二）糖尿病视网膜病变

糖尿病视网膜病变是指糖尿病的病程中引起的视网膜循环障碍，造成视网膜发生缺血和增殖性变化而引起视网膜结构和功能的改变，是糖尿病引起失明的主要并发症。

1. 护理评估。

（1）健康史：评估患者的糖尿病病史、血糖控制状况、肾功能情况，是否合并有其他全身并发症。

（2）身体状况：评估全身症状和眼部症状；眼底检查明确糖尿病视网膜病变的临床分期。

（3）心理－社会状况：评估情绪状态、年龄、饮食习惯、生活习惯、经济状况、对疾病的认知等。

2. 术前的常见护理诊断 / 护理问题。

（1）有跌倒的危险。

（2）焦虑。

（3）知识缺乏。

3. 术前的常见护理措施。

（1）有跌倒的危险：① 详细介绍住院环境，协助生活护理。告知患者及家属防跌倒措施：裤腿不宜过长，保持地面干燥，将物品放置于妥当位置，保证房间光线照明充足、通道无障碍物、台阶处做好标识等。② 定期监测患者血糖情况；指导患者识别、发现低血糖的症状，如出冷汗、心跳加速、头晕、手抖、乏力等；嘱随身携带食物，有低血糖症状时立即进食，或口服糖水。

（2）焦虑：① 聆听患者主诉，了解其焦虑的原因，予心理疏导，介绍成功案例。指导患者采取适当活动，如深呼吸、冥想等措施减少不良情绪，使患者保持良好心境接受手术治疗。② 加强患者的社会支持，指导其亲友关心患者。

（3）知识缺乏：① 向患者讲解术前全身检查和专科检查的意义，观察患者血糖的情况。② 详细讲解内眼手术的护理常规和配合事项。

4. 术后的常见护理诊断 / 护理问题。

（1）舒适受损。

（2）有跌倒的危险。

（3）潜在并发症：出血、感染、继发性青光眼。

（4）知识缺乏。

5. 术后的常见护理措施。

（1）舒适受损：① 讲解体位休息的目的，以及其对手术效果与疾病预后的重要性。②通过示范、讲解及图片等形式指导患者特殊体位的正确姿势，及时纠正患者的不当体位。③ 采取多种方式减轻患者因体位所导致的不适，如为患者按摩或热敷腰、颈、背部及双臂，适当使用扶他林等缓解肌肉酸痛。

（2）有跌倒的危险：① 密切观察病情变化，监测患者血糖变化，观察有无出现低血糖的症状。② 有低血糖症状时立即进食，或予口服糖水，严重者静脉滴注葡萄糖注射液。

（3）潜在并发症：出血、感染、继发性青光眼。① 眼垫包眼，眼罩保护，防碰伤，指导患者闭眼静卧，减少头部活动，保持大便通畅。② 遵医嘱使用药物，局部炎症、出血明显合并有全身症状或反复发作者，加强抗炎抗菌、止血治疗。③ 密切观察病情变化，如视力、眼压、有无眼痛等。眼压高者，遵医嘱采用降眼压药物治疗。④ 指导患者识别早期并发症的症状，积极干预，掌握眼部保护的方法。

（4）知识缺乏：① 指导患者控制好血糖，遵医嘱按时按量用药，每天监测血糖，坚持糖尿病饮食、高蛋白、高纤维素饮食。② 定期检查双眼眼底变化。

（三）视网膜脱离

视网膜脱离是指视网膜的神经上皮层和色素上皮层之间的脱离。按照发生脱离的病因不同分为孔源性视网膜脱离与非孔源性视网膜脱离，非孔源性视网膜脱离又按其病因分为牵拉性及渗出性视网膜脱离。

1. 护理评估。

（1）健康史：孔源性视网膜脱离应重点评估患者的发病年龄，有无高度近视、眼外伤病史。非孔源性视网膜脱离应评估患者全身疾病，包括有无妊娠高血压综合征、恶性高血压、肾炎、糖尿病病史；眼部疾病评估包括有无中心性浆液性脉络膜视网膜病变、葡萄膜炎、后巩膜炎、玻璃体积血、糖尿病性视网膜病变以及特发性葡萄膜渗漏综合征等。

（2）身体状况：初发时有“飞蚊症”、眼前黑影飘动、变性的玻璃体和视网膜形成粘连，当眼球运动时，玻璃体震荡激惹视网膜，患者有眼前闪光感。黄斑区受到影响则有中心视力明显减退。视野缺损相当于视网膜脱离区。早期脱离面积不大时，眼压正常或稍偏低，以后眼压随脱离范围的扩大而下降。脱离的视网膜失去正常的红色反光而呈灰白色隆起，大范围的视网膜脱离区呈波浪状起伏不平。严重者，视网膜表面增殖，可见固定皱褶。

（3）辅助检查：应用检眼镜、前置镜、三面镜和B超检查视网膜脱离的部位、范围、隆起程度等。

（4）心理－社会状况：患者的年龄、性别、职业、性格特征、对视网膜脱离的认知程度和心理情绪等。

2. 术前的常见护理诊断 / 护理问题。

（1）焦虑。

（2）知识缺乏。

3. 术前的常见护理措施。

（1）焦虑：① 讲解此病的知识，安慰并及时解答患者疑问。② 听音乐舒缓心情。

（2）知识缺乏：① 告知患者疾病的防治知识及饮食指导。② 做好眼部护理，多卧床休息，告知术前、术中注意事项，训练眼球转动的方法，根据手术方式行体位指导和训练。

4. 术后的常见护理诊断 / 护理问题。

（1）急性疼痛。

（2）舒适受损。

（3）潜在并发症：出血、感染、继发性青光眼、复发性视网膜脱离。

（4）睡眠型态紊乱。

(5)知识缺乏。

5. 术后的常见措施。

(1)急性疼痛：① 分析和判断疼痛原因，如果是手术治疗引起伤口疼痛，予止痛药物治疗；若眼压高引起疼痛，予降眼压治疗。② 解释疼痛的原因，给予支持和安慰，指导放松技巧及相应处理措施。

(2)舒适受损：① 讲解体位休息的目的，以及其对手术效果与疾病预后的重要性。需对行眼内注气体或硅油填充的患者采取治疗性顶压护理，即根据裂孔的位置指导患者保持特殊体位。② 通过示范、讲解及图片等形式指导患者特殊体位的正确姿势，及时纠正患者的不当体位。③ 在保证有效的顶压作用下变换体位休息，采取多种方式减轻患者因体位所导致的不适，如为患者按摩或热敷腰、颈、背部及双臂，适当使用扶他林等缓解肌肉酸痛。

(3)潜在并发症：出血、感染、继发性青光眼、复发性视网膜脱离。① 眼垫包眼，眼罩保护，防碰伤，指导患者闭眼静卧，减少头部活动，保持大便通畅。② 遵医嘱使用药物，局部炎症、出血明显合并有全身症状或反复发作者，加强抗炎抗菌、止血治疗。③ 密切观察病情变化，如视力、眼压、有无眼痛等。眼压高，遵医嘱采用降眼压药物治疗。④ 指导患者识别早期并发症的症状，积极干预，掌握眼部保护的方法。

(4)睡眠型态紊乱：① 保持睡眠环境安静舒适，光线适宜。② 听轻音乐，避免睡前情绪激动，协助按摩和指导泡脚等方法促进睡眠质量。③ 必要时遵医嘱服用镇静催眠药物治疗。

(5)知识缺乏：① 向患者介绍治疗的目的、意义及具体措施，并监督落实。② 向患者介绍用药的种类、剂量、时间、方法等，指导患者正确用药。③ 重建良好生活习惯，注意用眼卫生，避免熬夜或过度用眼、剧烈活动，减少头部晃动。戒烟戒酒，控制饮食，合理运动，多吃新鲜的蔬菜和水果。④ 居住外地的患者尽量选乘火车，如乘坐汽车，最好坐在汽车的前部。惰性气体填充者，在气体未完全吸收前禁止乘坐飞机。⑤ 告知患者和家属疾病的防治知识。出院 1 周后复查，如出现视力突然下降、眼痛、分泌物增加、眼前黑影等，应立即就诊。

三、玻璃体病变患者的护理

(一)玻璃体液化及后脱离

玻璃体液化是由于玻璃体内的代谢变化或光线与玻璃体内的维生素 C、氧和铁离子发生氧化反应，导致透明质酸大分子降解、胶原纤维支架塌陷浓缩、水分析出，凝胶变性而成液体。玻璃体后脱离是指玻璃体后皮质从视网膜内表面分离。

1. 护理评估。

（1）健康史：重点评估患者有无高度近视。

（2）身体状况：玻璃体液化患者主诉眼前黑影飘动；玻璃体后脱离可有飞蚊症、眼前自发性闪光现象，严重可产生玻璃体积血、视网膜脱离。

（3）辅助检查：裂隙灯或检眼镜检查。

（4）心理 – 社会状况：注意评估患者的紧张或焦虑的心理、年龄和文化层次。

2. 常见的护理诊断 / 护理问题。

（1）感知觉紊乱：视力障碍。

（2）焦虑。

（3）知识缺乏。

（4）潜在并发症：视网膜裂孔、视网膜脱离。

3. 常见的护理措施。

（1）感知觉紊乱：视力障碍。① 做好患者的心理护理，告知患者黑影飘动或飞蚊症的原因。② 关心、体贴患者，聆听患者感受，与其沟通，缓解其紧张情绪。

（2）焦虑：① 指导患者掌握疾病的相关知识。② 消除紧张情绪，树立战胜疾病的信心。

（3）知识缺乏：① 用通俗易懂的语言给患者及家属讲解疾病的相关知识。② 告知患者如出现明显视力下降或部分视野缺失，应立即就诊。

（4）潜在并发症：视网膜裂孔、视网膜脱离。① 仔细询问患者有无感觉眼前黑影飘动。散瞳检查眼底、超声波检查并警惕视网膜裂孔的形成。② 告知患者减少活动，特别是剧烈运动及重体力劳动。

（二）玻璃体积血

玻璃体本身无血管，不发生出血。当眼内附近组织或外伤造成视网膜、葡萄膜血管破裂出血进入玻璃体腔内时，称为玻璃体积血。玻璃体内积血量大时，会造成严重的视力障碍。

1. 护理评估。

（1）健康史：评估患者有无视网膜血管性疾病；有无外伤及手术史；近期有无剧烈运动、咳嗽、重体力劳动、酗酒或热浴等；有无高血压、糖尿病病史。

（2）身体状况：少量积血时，患者仅有飞蚊症，或不同程度的视力障碍；大量积血时，患者突感眼前一片漆黑，视力仅存手动或光感。

（3）辅助检查：眼底检查见微弱的红光反射，甚至红光反射也消失。眼底不能窥见时，应进行超声波检查。

（4）心理－社会状况：视力障碍明显的患者出现焦虑、恐惧等心理问题。

2. 常见的护理诊断 / 护理问题。

（1）感知觉紊乱：视力障碍。

（2）焦虑。

（3）知识缺乏。

（4）潜在并发症：再出血、视网膜脱离、继发性青光眼等。

3. 常见的护理措施。

（1）感知觉紊乱：视力障碍。① 告知患者视力下降或飞蚊症的原因。② 关心、体贴患者，聆听患者感受，讲解疾病相关知识或请有相同经历的病友交流经验。

（2）焦虑：① 提供心理支持，帮助患者掌握疾病的知识，讲解玻璃体积血的处理措施。② 消除紧张情绪，树立战胜疾病的信心。

（3）知识缺乏：① 向患者讲解玻璃体积血的相关知识，出血患者应限制活动，给予半卧位，嘱闭眼休息，勿碰伤眼睛。② 高血压、糖尿病患者需每日监测血压、血糖，讲解按时服药，控制好血压、血糖的重要性。③ 指导患者饮食，多吃易消化、富含维生素的食物，避免刺激性、过硬的食物。

（4）潜在并发症：再出血、视网膜脱离、继发性青光眼等。① 密切观察病情变化。② 告知患者如果视力突然下降、视野缺损、眼球肿胀疼痛等，应立即就诊。

（王双）

第六节　屈光不正及老视患者的护理

一、屈光不正患者的护理

平行光线进入眼内，通过各屈光间质发生折射后不能聚焦于黄斑中心凹处，则形成的像不清晰，此时的屈光状态为非正视状态，称为屈光不正。屈光不正包括近视、远视和散光。

（一）近视

近视是在眼调节静止状态下，外界平行光线经过眼的屈光系统后，聚焦于视网膜之前的一种屈光状态，近视患者远点移近（图 5–6）。

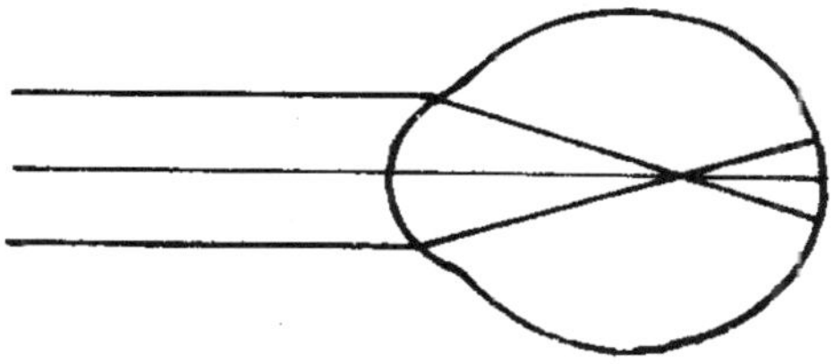

图 5–6　近视

1. 护理评估。

（1）健康史：了解家族史、用眼卫生，近视发生的时间及进展程度，是否验光、佩戴眼镜，戴镜视力和舒适度。

（2）身体状况：远视力降低，近视力正常。视疲劳，眼位外隐斜或外斜，飞蚊症，眼球突出常见于高度近视。眼底改变有豹纹状眼底、黄斑变性、周边视网膜变性、视网膜裂孔（图 5–7）。并发症有视网膜脱离、青光眼、白内障等。

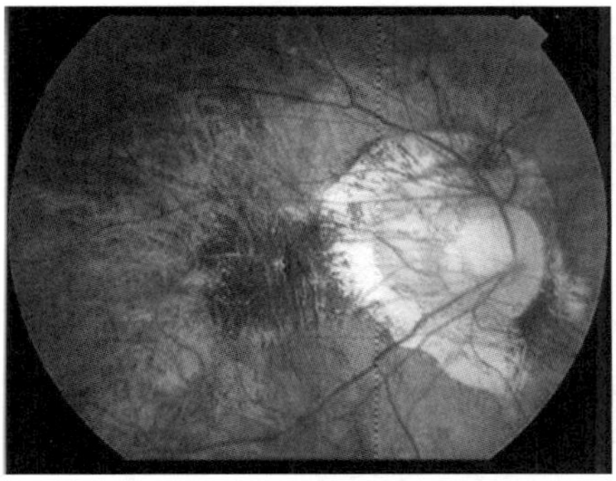

图 5–7　高度近视眼底改变

（3）辅助检查：视力检查包括远视力检查、近视力检查、裂隙灯检查、眼底检查、眼压测量等。医学验光包括客观验光法和主观验光法。常用的客观验光法包括检影法、自动验光仪法。常用的主观验光法包括插片验光法、雾视法、红绿双色法、散光表法和交叉柱镜法。综合验光仪的应用使验光更准确和方便。验光的目的不仅仅是为了看得清楚，更重要的是要获得持久舒适的用眼体验，即要采用医学验光，其核心是双眼单视功能。角膜厚度测量、角膜地形图、角膜曲率计、眼轴长度测量等。

（4）心理 – 社会状况：评估患者年龄、受教育的水平，学习、生活和工作环境，对近视的认识程度，家庭经济状况等。

2. 常见护理诊断 / 护理问题。

（1）感知觉紊乱：视力下降。

（2）舒适受损。

（3）知识缺乏。

3. 常见的护理措施。

（1）感知觉紊乱：视力下降。① 向患者及其家属解释近视可导致视力下降。② 需要戴眼镜等治疗。

（2）舒适受损：① 评估影响患者舒适度的个体及环境因素。② 向患者解释眼酸胀不适等症状与近视引起的视疲劳有关，需要减少用眼、戴眼镜等治疗。③ 向患者介绍手术原理和相关流程，重视与患者家属交流，增强医患双方信任。

（3）知识缺乏：① 向患者讲解近视发生的原因，控制近视进展的方法和治疗措施。② 养成良好的用眼卫生习惯，坐姿端正，少看电视，少玩电脑游戏，增加户外活动时间。③ 向患者讲解眼镜和角膜接触镜的护理和保养，如果眼部有炎症时，应停戴角膜接触镜，同时到医院进行检查治疗。④ 定期检查，青少年一般每 6 个月检查 1 次。⑤ 告知高度近视患者定期检查眼底。

（二）远视

远视是指在眼调节静止状态下，外界平行光线经过眼的屈光系统后，聚焦于视网膜之后的一种屈光状态，远视患者远点位于视网膜之后（图 5–8）。

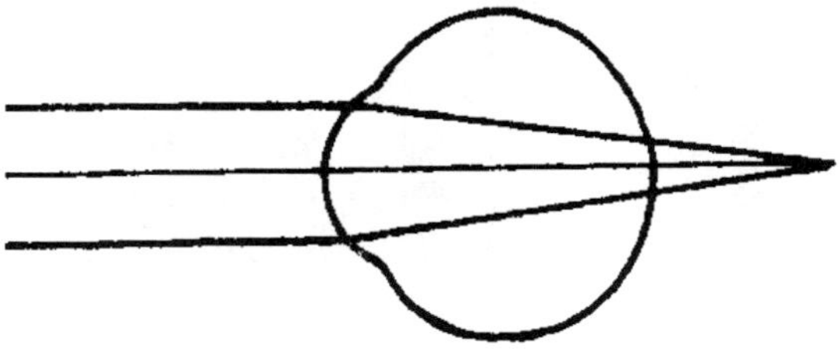

图 5–8　远视

1. 护理评估。

（1）健康史：家族史、发生远视的年龄及程度，有无视疲劳及伴有弱视，是否验光、佩戴眼镜，戴镜视力及舒适度。

（2）身体状况：视力下降；视疲劳；眼位偏斜；屈光性弱视；眼底改变；并发症。

（3）辅助检查：验光包括客观验光法和主觉验光法，可以确定远视及其度数。角膜曲率计主要用于测定角膜前表面的弯曲度，通过测定角膜中央两条主要子午线上的屈光力来确定角膜散光的轴位和度数。

（4）心理 – 社会状况：评估患者年龄，受教育的水平，学习、生活和工作环境，对远视的认识程度。

2. 常见护理诊断 / 护理问题。

（1）感知觉紊乱：视力下降。

（2）舒适受损。

（3）知识缺乏。

3. 常见护理措施。

（1）感知觉紊乱：视力下降。① 向患者及其家属解释远视可导致视力下降。② 需要戴眼镜等治疗。

（2）舒适受损：① 评估影响患者舒适度的个体及环境因素。② 向患者解释眼酸胀不适等症状与远视引起的视疲劳有关，需要减少用眼、戴眼镜等治疗。

（3）知识缺乏：① 向患者讲解本病的特点，远视多为先天性，高度远视多伴有弱视。② 向患者讲解眼镜和角膜接触镜的护理和保养，如果眼部有炎症时，应停戴角膜接触镜，同时到医院进行检查治疗。③ 定期检查，青少年一般 3 ～ 6 个月检查 1 次。

（三）散光

散光是指由于眼球在不同子午线上屈光力不同，平行光线经过该眼球屈光系统后不能形成一个焦点的一种屈光状态（图 5–9）。

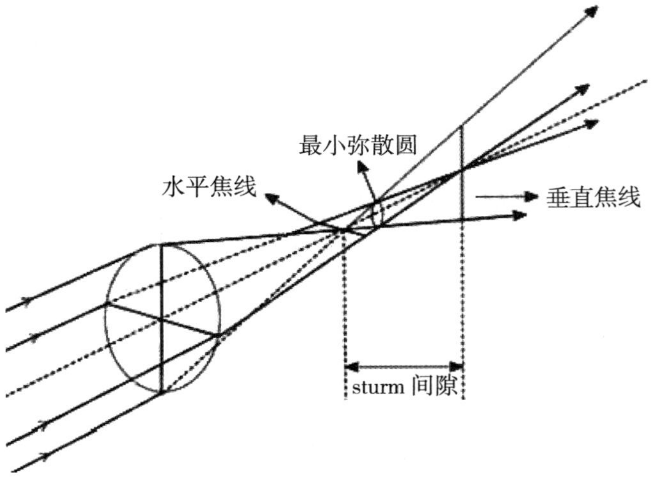

图 5–9 散光

1. 护理评估。

（1）健康史：询问患者有无视疲劳、视物模糊，是否经过验光，有无佩戴眼镜，以及戴镜视力和舒适度。

（2）身体状况：视力减退、视疲劳。

（3）辅助检查：验光包括客观验光法和主觉验光法，可以确定散光轴向及度数。角膜曲率计主要用于测定角膜前表面的弯曲度，通过测定角膜中央两条主要子午线上的屈光力来确定角膜散光的轴位和度数。角膜地形图可精确测定角膜前表面各点的屈光度，较角膜曲率计更全面反映角膜前表面屈光状态，尤其对于圆锥角膜等不规则散光可精确测定。

（4）心理－社会状况：评估患者年龄、受教育的水平，学习、生活和工作环境，对散光的认识程度。

2. 常见护理诊断 / 护理问题。

（1）感知觉紊乱：视力下降。

（2）舒适受损。

（3）知识缺乏。

3. 常见护理措施。

（1）感知觉紊乱：视力下降。① 向患者及其家属解释散光可导致视力下降。② 需要戴眼镜等治疗。

（2）舒适受损：① 评估影响患者舒适度的个体及环境因素。② 向患者解释眼酸胀不适等症状与散光引起的视疲劳有关，需要减少用眼、戴眼镜等治疗。

（3）知识缺乏：① 向患者及其家属讲解散光相关知识及治疗措施。② 向患者讲解高度散光常伴有弱视，在矫正散光的同时还应进行弱视治疗。③ 定期检查，青少年一般每 6 个月检查 1 次。

二、老视患者的护理

老视是指由于年龄增长所致的生理性调节功能减弱。老视是一种生理现象，不属于屈光不正，远视者老视出现较早，近视者出现较晚或不发生。

1. 护理评估。

（1）健康史：询问患者有无视疲劳、视物模糊，是否经过验光，有无佩戴眼镜，以及戴镜视力和舒适度。

（2）身体状况：近距离工作或阅读困难；喜欢更强的照明度；视疲劳。

（3）辅助检查：验光可以确定老视的程度。

（4）心理－社会状况：评估患者年龄、受教育的水平，学习、生活和工作环境，对老视的认识程度。

2. 常见护理诊断 / 护理问题。

（1）感知觉紊乱：视力下降。

（2）舒适受损。

（3）知识缺乏。

3. 常见护理措施。

（1）感知觉紊乱：视力下降。① 向患者及其家属解释老视可导致视力下降。② 需要戴眼镜等治疗。

（2）舒适受损：① 向患者解释老视可引起看近时视疲劳，以及头痛、眼胀等不适。② 增加照明亮度，减少长时间近距离工作和阅读。

（3）知识缺乏：① 向患者讲解老视相关知识，告知随着年龄的增长，调节力下降，需相应更换眼镜。② 矫正老视的眼镜有多种类型，可根据不同需要选择合适的老视眼镜。

（王双）

第七节　斜视、弱视患者的护理

一、斜视患者的护理

斜视是指任何一眼视轴偏离的临床现象。表现为眼位不正，多为眼外肌或支配眼外肌的神经功能异常所致。根据注视位置、眼位偏斜的变化分为共同性斜视和麻痹性斜视。

（一）共同性斜视

共同性斜视是指眼球呈偏斜位，两眼不能同时注视一个目标，而眼外肌及其神经支配无器质性病变的一类斜视，眼球运动无障碍，注视任何方向其偏斜度不变，无复视及代偿头位。根据眼位偏斜方向的不同分为共同性内斜视（图 5-10）和共同性外斜视（图 5-11）。

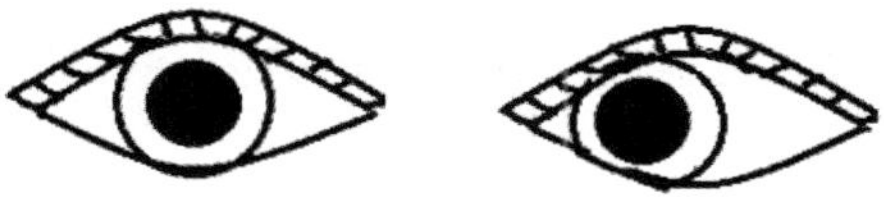

图 5-10　共同性内斜视

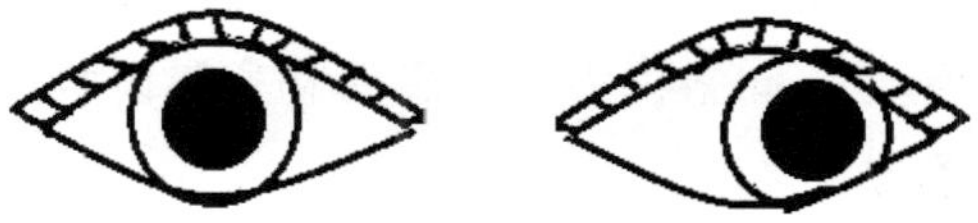

图 5-11　共同性外斜视

1. 护理评估。

（1）健康史：询问斜视发生的时间，有无复视和头位偏斜，有无外伤史及家族史。询问诊断和治疗经过。

（2）身体状况：主要表现为一眼向一侧偏斜。眼球各方向运动正常，各个方向斜视度基本相等，无复视和代偿头位。多伴有屈光不正和弱视。第一斜视角＝第二斜视角。

（3）辅助检查：常用的检查方法有遮盖试验、角膜映光法、三棱镜法和同视机检查等，可以确定斜视类型和斜视度数。

（4）心理－社会状况：由于多数患者为未成年儿童，心理－社会评估应包括患者生活环境和生活方式，对共同性斜视的认识和心理障碍程度，压力应对的方式等。

2. 常见护理诊断 / 护理问题。

（1）感知觉紊乱：视力下降。

（2）知识缺乏。

（3）体象障碍。

3. 常见的护理措施。

（1）感知觉紊乱：视力下降。① 非手术治疗的患者，应向患者解释治疗方法、目的及效果，鼓励患者长期坚持。② 行手术治疗的患者应按外眼手术常规准备。对于需全麻手术的患者，做好术前禁饮、禁食宣教。③ 为估计术后发生复视的可能性，术前需做三棱镜耐受试验或角膜缘牵引缝线试验。如可能发生融合无力性复视者，一般不宜手术。④ 成人共同性斜视只能手术改善外观，要耐心细致地做好解释工作。⑤ 术后双眼包扎。指导患者及家属不要自行去掉健眼敷料，或自行观察矫正情况。⑥ 术后观察患者有无恶心呕吐现象，向患者解释引起恶心呕吐的原因是手术牵拉眼部肌肉引起，减轻患者的慌张心理。指导患者减轻恶心感的方法，如舌尖抵着硬腭，呕吐严重者可遵医嘱给予肌肉注射止吐药物。⑦ 密切观察术后感染症状，如发现眼部分泌物增多，应及时报告医生，去除敷料，戴针孔镜，并嘱患者自行控制眼球运动，以防缝线撕开。⑧ 术后遵医嘱继续进行弱视及正位视训练。

（2）知识缺乏：① 对使用阿托品散瞳验光的患者讲解阿托品的作用和具体用法，瞳孔散大持续约 3 周，会出现畏光和视物模糊情况。② 向需戴镜治疗的患者解释戴镜治疗的意义。一方面是观察斜视有无影响视力的发育；另一方面是观察戴镜对斜视的治疗作用。③ 向弱视患者及其家长详细讲解弱视治疗的措施和注意事项，鼓励其坚持规范训练。④ 向斜视手术的患者和家属讲解斜视手术的基本过程和术后的并发症，指导患者随访。

（3）体象障碍：① 向患者及其家属解释疾病相关知识、治疗方法和相关护理知识，及时给予正确的信息和指导。细心观察患者的心理反应，鼓励患者表达，并倾听他们的心理感受。指导家属关心和鼓励患者，使患者解除自卑心理，保持良好的心态。② 帮助患者及家属正确认识疾病带来的形象改变，指导患者学习自我修饰的相关技能，提高患者及家属适应自我形象改变的能力。③ 帮助患者搭建与其他斜视患者的交流平台，有助于其正确看待自身形象的改变，增强患者的信心。

（二）麻痹性斜视

麻痹性斜视是指由于病变累及眼外肌运动神经核、神经或肌肉等结构而致的眼位偏斜，又称为非共同性斜视。它与共同性斜视的主要鉴别点在于是否有眼球运动障碍，即眼外肌是否有麻痹或部分麻痹。

1. 护理评估。

（1）健康史：询问斜视发生的时间，有无复视和头位偏斜，有无外伤史及家族史。询问诊断和治疗经过。

（2）身体状况：眼球运动障碍且向麻痹肌作用的相反侧偏斜。复视，表现为眩晕、头痛、恶心、呕吐、步态不稳等。遮盖一眼，症状可消失。为了克服或减轻复视症状，患者常表现为代偿性头位。第二斜视角＞第一斜视角。

（3）辅助检查：眼球运动试验、红波片试验法、Parks 检查法。

（4）心理 – 社会状况：评估患者年龄、受教育的水平，对麻痹性斜视的认识，斜视对患者生活、学习和工作的影响，以及患者心理障碍程度，压力应对的方式等。

2. 常见护理诊断 / 护理问题。

（1）舒适改变：复视、眩晕。

（2）知识缺乏。

3. 常见的护理措施。

（1）舒适改变：复视、眩晕。① 行遮盖疗法，指导患者遮盖一眼，消除因复视引起的全身不适和预防拮抗剂的挛缩。在挛缩复视前施行手术。② 遵医嘱进行支持疗法，如肌内注射维生素 B_2、维生素 B_{12}、针灸及理疗等，以促进麻痹肌的恢复。③ 行手术治疗的患者眼部滴抗生素眼药水。对于需全麻手术的患儿，按全麻术前护理常规。④ 术后患者用消毒眼垫包眼，防止污染。指导术后仍有复视的患者遮盖一眼，消除因复视引起的全身不适。术后检查患者的双眼视功能，指导患者进行视功能训练。

（2）知识缺乏：① 做好健康宣教，向患者及其家属解释疾病相关知识、治疗方法和护理相关知识。② 对于有感冒、脑炎、颅内肿瘤、高血压、糖尿病或外伤等疾病者，应嘱患者积极治疗，消除引起麻痹性斜视的病因。③ 对于有弱视的患者，应向患者及其家长详细讲解弱视治疗的措施和注意事项，鼓励其坚持规范训练。④ 对于行斜视手术的患者，告知患者术后复视仍有可能存在，使患者和家属对手术有客观认识；指导患者术后按医嘱用药，定期随访。

二、弱视患者的护理

弱视是指在视觉发育期间，由于异常视觉经验（单眼斜视、未矫正的屈光参差、高度屈光不正及形觉剥夺）引起的单眼或双眼最佳矫正视力低于相应年龄的正常视力，而眼部无明显器质性病变的一种视觉状态。

1. 护理评估。

（1）健康史：询问患者出生时的情况，有无眼病，有无不当遮眼史，有无复视和头位偏斜，有无外伤、感染、肿瘤等全身病史及家族史。询问诊断和治疗经过。

（2）身体状况：视力下降且最佳矫正视力低于 0.8，或达不到该年龄段的最低视力；中重度弱视者常伴有斜视和眼球震颤。拥挤现象即患者对排列成行的视标分辨力较单个视标差，对比敏感度功能降低。异常固视即弱视眼可有固视不良，多为旁中心注视（指用中心凹以外的某点注视）。双眼单视功能障碍。

（3）辅助检查：屈光状态检查、视觉诱发电位。

（4）心理 – 社会状况：评估患者年龄、受教育的水平、生活环境和生活方式。由于弱视患者多为年幼患儿，应评估患者家属受教育的水平，对弱视的认识和心理障碍程度，压力应对方式等。

2. 常见护理诊断 / 护理问题。

（1）感知觉紊乱：视力障碍。

（2）知识缺乏。

3. 常见护理措施。

（1）感知觉紊乱：视力障碍。① 遮盖疗法可分为全天遮盖和部分遮盖。婴幼儿对遮盖比较敏感，通常选择部分遮盖。遮盖期间鼓励患者用弱视眼做描画、写字、编织、穿珠子等精细目力的作业。遮盖应从少量开始，遮盖时间及程度应根据双眼视力相差情况、患者年龄大小做适当调整。遮盖期间还应定期复查，检查健眼视力及注视情况。遮盖必须严格和彻底，避免患者偷看而影响疗效。遮盖治疗达到双眼视力平衡后，要逐步减少遮盖时间，慢慢停止，以巩固疗效，防止弱视复发。② 后像疗法即平时遮盖弱视眼，治疗时盖上健眼，并用强光照射弱视眼（黄斑中心凹 3° ～ 5° 用黑影遮盖保护），再在闪烁的灯光下，注视某一视标，此时被保护的黄斑区可见视标，而被照射过的旁黄斑区则看不见视标。治疗频次：2 ～ 3 次 /d，15 ～ 20min/ 次。

（2）知识缺乏：① 向患者及家属解释弱视的危害性、可逆性、治疗方法及可能发生的情况。弱视的治疗效果和患者开始治疗的年龄密切相关，年龄越小，效果越好，一般 6 岁以前效果较好，12 岁以后效果差，因此，应尽早发现，早期治疗。② 及时解释可能出现的复视现象和原因。随着弱视眼视力的提升，受抑制的黄斑中心凹开始注视，但由于双眼视轴不平衡，打开双眼后可出现复视，这是治疗有效的现象。③ 向患者及家属介绍病情，强调长期、规范训练的重要性；督促患者定期随访，随访时间一般为 3 年。

（王双）

第八节　视神经疾病患者的护理

一、视神经炎患者的护理

（一）视神经炎

视神经炎泛指累及视神经的各种炎性病变，是50岁以下患者急性视神经病变最常见的病因，也是中青年最易罹患的致盲性视神经疾病，主要表现为急性或亚急性视力下降，伴或不伴眼眶痛和眼球转动痛、色觉损害、视野缺损。

1. 护理评估。

（1）健康史：评估患者有无多发性硬化、感染、维生素B缺乏等病史，是否嗜烟、嗜酒或营养不良，以及有无服用乙胺丁醇等药物。

（2）身体状况：症状主要表现为视力下降，重症可无光感。体征有患眼瞳孔常散大，直接对光反射迟钝或消失，间接对光反射存在。相对性传入性瞳孔反应障碍是单眼视神经病变最可靠的客观检查。主要表现为当用光线照射患眼时，双侧瞳孔均扩大；照射正常眼时，双侧瞳孔均缩小。患眼相对于正常眼对光反应迟钝，在做出微弱的瞳孔收缩之后，瞳孔散大。

（3）辅助检查：视野检查可见巨大致密的中心暗点，部分患者出现周边视野向心性缩小，主要以红绿色觉改变为主，严重者视野全盲。视觉诱发电位检查可有P100波潜伏期延长，振幅降低。急性视神经炎进行磁共振成像检查可见特征性表现，有利于视神经炎的早期诊断。OCT检查可以用于评价视神经功能，对视网膜神经纤维层厚度及黄斑区各层视网膜厚度进行测定以观察视网膜、黄斑是否发生结构改变，有助于早期诊断视神经炎。病毒感染时白细胞增高、C反应蛋白增高。

（4）心理－社会状况：大多病因不明，多数病例会发生视力的急剧减退，短期内可降至黑矇，且伴有前额及眼部疼痛和压迫感，对患者的工作、生活、心理均产生很大的影响。

2. 常见护理诊断/护理问题。

（1）有外伤的危险。

（2）感知觉紊乱：视力下降。

（3）急性疼痛。

（4）焦虑/恐惧。

（5）知识缺乏。

3. 常见护理措施。

（1）有外伤的危险：① 住院患者做好环境宣教。② 嘱咐非住院患者注意自我防护。

（2）感知觉紊乱：视力下降：① 指导患者在视野较窄的情况下进行日常活动。② 密切观察视力、视野，有变化及时通知医生。

（3）急性疼痛：① 向患者解释疼痛原因，及时评估疼痛部位及程度。② 嘱咐患者放松眼部，减少眼球活动。

（4）焦虑 / 恐惧：① 认真听取患者主诉，引导患者抒发情绪。② 对使用激素的患者进行药物宣教。

（5）知识缺乏：① 告知患者疾病急、慢性时期的注意事项。② 告知患者须定期进行眼部检查。③ 嘱咐患者戒烟、戒酒。

（二）知识拓展：Leber 遗传性视神经病变

Leber 遗传性视神经病变是一种由线粒体 DNA 突变所引起的母系遗传性视神经萎缩，主要临床表现为双眼先后发生的无痛性视力突然急剧下降，疾病早期视盘充血、毛细血管扩张，进展至后期视神经萎缩，目前治疗方法有限且预后不良。由于该病遵循母系遗传规律，即女性患者子女可能发病，因此女性患者及女性致病突变携带者应进行产前遗传咨询和检测。

二、前部缺血性视神经病变患者的护理

（一）前部缺血性视神经病变

前部缺血性视神经病变是由于供应视盘筛板前区及筛板区的睫状后短动脉循环发生缺血，导致视盘局部梗死，是一组引起视功能严重损伤的常见视神经疾病。它是以突然视力减退、视盘水肿及特征性视野缺损（与生理盲点相连的扇形缺损）为特点的一组综合征。

1. 护理评估。

（1）健康史：急性大出血病史，贫血以及其他血管性疾病。

（2）身体状况：45 岁以上人群多发。通常双眼同时或先后发病，一般发病都较突然，患者常可明确记得其发病日期。突然发生无痛、非进行性的视力减退，开始为单眼发病，数周至数年可累及另一侧眼。

（3）心理 – 社会状况：多数患者担心预后不好，故焦虑、悲观。应注意评估患者的年龄、性别、职业、性格特征、对本病的认知程度等。

（4）辅助检查：视野缺损常为与生理盲点相连的弓形或扇形暗点，与视盘的改变部位相对应。早期可见视盘呈区域性低荧光或充盈延缓或缺损，后期可见病变区荧光素渗

漏，视神经萎缩则视盘呈低荧光。OCT 可清晰显示神经纤维层的改变，早期视盘水肿，晚期视盘萎缩。

2. 常见护理诊断 / 护理问题。

（1）有外伤的危险。

（2）感知觉紊乱：视力下降。

（3）持续性悲伤。

（4）焦虑 / 恐惧。

（5）知识缺乏。

3. 常见护理措施。

（1）有外伤的危险：同“视神经炎患者的护理”。

（2）感知觉紊乱：视力下降。同“视神经炎患者的护理”。

（3）持续性悲伤：① 主动了解患者需求。② 鼓励患者之间相互交流沟通。

（4）焦虑 / 恐惧：同“视神经炎患者的护理”。

（5）知识缺乏：① 做好疾病相关知识宣教及药物宣教工作。② 定期监测血糖、血压等，控制基础疾病。

（二）知识拓展：颞浅动脉旁注射

颞浅动脉旁注射是眼科的一种用药方法，基本是护士执行。药物注射至翼点（太阳穴），渗透进入脑膜中动脉，然后通过眶内小交通动脉进入眼动脉系统，发挥药理作用。它具有药物剂量低、疗效好、操作简单安全、局部损伤小、可多个疗程注射等优点。

注射成功的关键要点之一是注射点定位，有眼科专科护士自创“颞浅动脉旁穴位射定点装置”，通过注射孔等距间隔注射，避免了重复注射、产生硬结的问题，使药物吸收好、患者疼痛少。

（王双）

第九节 眼外伤患者的护理

（一）眼球钝挫伤

眼球钝挫伤是指由机械性钝力作用于眼球引起受伤部位或远部眼组织的不同程度的损害。眼球钝挫伤是最常见的眼外伤之一，约占发病总数的 1/3。

1. 护理评估。

（1）健康史：询问患者眼睛受伤的时间、环境，致伤物的性质及方式，了解患者受伤后的处置情况。

（2）心理－社会状况：需评估患者是否有焦虑、紧张和恐惧等心理表现。注意评估患者的年龄、性别、职业、家庭支持状况及对本病的认识和接受程度。

（3）辅助检查：B 超检查对软组织显影有独特优势，尤其是针对眼后段的情况。主要用于发现隐匿性眼球破裂。CT 扫描用于评估眼球的完整性及排除眼内异物和眶壁骨折的发生。UBM 检查适用于眼前节外伤情况的检查，UBM 检查穿透力强，不受屈光间质浑浊的影响，但需直接接触患者眼球，耗时长，部分患者难以配合。

（4）心理－社会状况：需评估患者是否有焦虑、紧张和恐惧等心理表现。注意评估患者的年龄、性别、职业、家庭支持状况及对本病的认识和接受程度。

2. 常见护理诊断 / 护理问题。

（1）潜在并发症：继发性青光眼、前房积血。

（2）感知觉紊乱：视力下降。

（3）急性疼痛。

（4）焦虑或恐惧。

3. 常见护理措施。

（1）潜在并发症：继发性青光眼、前房积血。① 严密观察眼压变化，一旦升高，及时通知医生处理。② 实施有效心理护理，防止患者因情绪波动而诱发出血。③ 嘱患者卧床休息，有利于积血吸收。④ 嘱患者禁烟酒、咖啡、浓茶、辛辣等刺激性食物，避免加重出血。

（2）感知觉紊乱：视力下降。① 密切观察患眼视力的变化，如有异常及时通知医生。② 帮助患者适应视力下降后的日常生活，防止意外发生。③ 对使用散瞳药物扩瞳的患者进行药物指导。

（3）急性疼痛：① 评估疼痛性质并做好相关宣教。② 嘱患者避免刺激眼睛，以免加剧疼痛。③ 鼓励患者多进食富含纤维素的食物，保持大便通畅。

（4）焦虑或恐惧：① 向患者及家属讲解疾病的发展与治疗。② 给予患者正面的心理支持。③ 鼓励患者进行适当娱乐活动。④ 与双眼包扎患者交流时须轻声细语。

（二）眼球穿通伤

眼球穿通伤是指眼球被锐利器刺破或异物击穿所致眼球壁的全层裂开，是“由外向内”的致伤机制，可伴有眼内损伤或组织脱出。按其损伤部位可分为角膜穿通伤、角巩膜穿通伤和巩膜穿通伤三类。预后取决于伤口部位、范围，损伤程度，有无感染，以及是否采取及时妥当的治疗措施。

1. 护理评估。

（1）健康史：询问患者是否有明确的外伤史，并详细了解患者致伤的过程，为何物损伤，询问患者受伤后诊治的过程等。

（2）身体状况：根据穿通伤部位不同，可有不同的临床表现。不同部位的穿通伤可有不同程度的视力下降，还可伴有眼部疼痛、畏光流泪等症状。由异物引起的穿通伤常伴有异物存留于眼内。

（3）辅助检查：B 超检查可协助判断玻璃体有无出血及出血程度，有无眼球壁破裂、视网膜有无脱离及有无球内异物等。X 线或 CT 检查可以明确有无眶壁骨折及眼内异物存在。

（4）心理 – 社会状况：注意评估患者的年龄、性别、职业、家庭状况及对本病的认识，并了解患者的情绪状况。

2. 常见护理诊断 / 护理问题。

（1）潜在并发症：交感性眼炎。

（2）感知觉紊乱：视力下降。

（3）急性疼痛。

（4）焦虑 / 恐惧。

3. 常见护理措施。

（1）潜在并发症：交感性眼炎。① 向患者和家属介绍交感性眼炎的临床特点。② 告知患者一旦发现未受伤眼出现不明原因的眼部充血、视力下降及疼痛，要及时就诊。③ 嘱咐戴护目镜并告知患者勿揉搓眼睛。

（2）感知觉紊乱：视力下降。同“眼球钝挫伤患者的护理”。

（3）急性疼痛：同“眼球钝挫伤患者的护理”。

（4）焦虑 / 恐惧：同“眼球钝挫伤患者的护理”。

（三）眼异物伤

角膜、结膜异物伤是指异物黏附于角膜、结膜表层，以眼部异物感、疼痛、畏光、流泪为临床特征的常见眼外伤。若及时处理则预后好，若异物位于角膜深层或处理不当，容易继发感染，影响视力。眼内异物是指异物击穿眼球壁后存留于眼内，是严重危害视力的一种眼外伤。任何眼外伤都需排除眼内异物的可能。当异物进入眼球时的机械性损伤不仅可以破坏眼内组织，还增加了眼内感染和交感性眼炎发生的可能。异物的化学作用还可引起眼内组织的破坏。

1. 护理评估。

（1）健康史：询问患者工作性质，是否有明确的外伤史，并详细了解患者致伤的过程，为何物损伤，询问患者受伤后诊治的过程等。

（2）身体状况：多有眼部异物感、疼痛、畏光流泪，严重者可导致视力障碍。结膜异物常位于上眼睑睑板下沟或穹隆部，角膜上皮多有被异物划伤的痕迹。角膜异物位于角膜上，其周围可见灰白色组织浸润，角膜异物多伴有视力的下降。铁质异物可形成锈斑。植物性异物容易引起感染。

（3）辅助检查：必要时可行影像学检查，X 线、CT 扫描可显示金属异物。

（4）心理－社会状况：通过与患者交流，了解患者是否有焦虑和紧张等心理表现，注意评估患者的年龄、性别、职业、受教育情况。

2. 常见护理诊断 / 护理问题。

（1）潜在并发症：角膜溃疡、穿孔、瘢痕等。

（2）感知觉紊乱：视力下降。

（3）舒适受损。

（4）知识缺乏。

3. 常见护理措施。

（1）潜在并发症：角膜溃疡、穿孔、瘢痕等。① 注意观察患者角膜是否穿孔。② 告知患者角膜异物剔除术后须及时复诊。③ 行角膜异物取出术前进行眼位注视训练。④ 可弯折注射器针头成 90°，利用 90° 针头剔除角膜异物。

（2）感知觉紊乱：视力下降。同“眼球钝挫伤患者的护理”。

（3）舒适受损：① 嘱患者勿揉眼。② 告知患者眼部不适属于正常现象，不必焦虑。③ 角膜刺激症状较重的患者就诊时可进行表面麻醉。

（4）知识缺乏：① 对患者进行预防眼内异物伤的相关宣教。② 向患者宣教角膜损伤及修复的相关知识。

（四）眼化学伤

眼化学伤是指化学物品的溶液、粉尘或气体接触眼部，引起眼部损伤，也称化学性烧伤，包括酸性和碱性烧伤。临床上又以碱性化学伤更多见，多发生在化工厂、实验室或施工场所。眼化学伤属眼科危急重症，其病情的轻重和预后与化学物质的性质、浓度、量的多少，以及化学物质接触眼部时间的长短、急救措施是否恰当等因素密切相关。

1. 护理评估。

（1）健康史：询问是否有化学物质进入眼部。了解致伤物质的类型、浓度、剂量、作用方式，以及与眼部的接触时间。有无经过眼部冲洗或其他处理方法。

（2）身体状况：眼部受伤后即刻出现灼痛、异物感、畏光、流泪、眼睑痉挛、视物模糊等自觉症状。

（3）心理－社会状况：评估患者及其家属对化学伤的认识程度。了解患者是否有焦虑、紧张、恐惧等心理表现。注意评估患者的年龄、性别、职业、家庭状况等。

（4）辅助检查：可通过超声生物显微镜检查测量角膜瘢痕的范围和深度，并协助判断疾病的严重程度及预后。

2. 常见护理诊断 / 护理问题。

（1）潜在并发症：睑球粘连、眼睑外翻或内翻、青光眼等。

（2）感知觉紊乱：视力下降。

（3）急性疼痛。

（4）焦虑或恐慌。

（5）知识缺乏。

3. 常见护理措施。

（1）潜在并发症：睑球粘连、眼睑外翻或内翻、青光眼等。① 观察患者眼部伤情，及时发现睑球粘连或眼睑外翻等情况。② 监测患者眼压，有眼压升高迹象，即刻通知医生。

（2）感知觉紊乱：视力下降。同“眼球钝挫伤患者的护理”。

（3）急性疼痛：① 见眼球钝挫伤患者的护理。② 立即冲净患眼内的化学物质，将损伤降到最低。

（4）焦虑或恐慌：同“眼球钝挫伤患者的护理”。

（5）知识缺乏：① 掌握有效的现场急救措施。② 对化学性眼损伤高危人群进行宣教，提高安全意识。

（五）辐射性眼损伤

辐射性眼损伤是指由电磁波谱中各种辐射线直接照射眼部造成的损害，如微波、红外线、紫外线、可见光等各种光线及 X 线、γ 射线等放射线，均会造成不同程度的损伤。

1. 护理评估。

（1）健康史：询问患者是否有明确的接触辐射线史，并详细了解辐射线性质和患者接触的时间。

（2）身体状况：可见光损伤引起黄斑损伤，如观察日食造成的日光性视网膜病变。激光损伤会造成视网膜烧伤，视力严重下降甚至失明。红外线热损伤，如玻璃加工和高温环境可产生大量红外线，以往曾称为吹玻璃工人白内障。离子辐射性损伤可引起辐射性白内障；微波损伤可能引起白内障或视网膜出血等。紫外线损伤患者有明显的异物感，刺痛、畏光、流泪和睑痉挛，一般照射后 3 ～ 8h 发作，24h 后症状减轻或痊愈。

（3）辅助检查：通过视野检查、视电生理检查、FFA、ICGA 和 OCT 等检查，了解视神经及眼底情况。

（4）心理 – 社会状况：通过与患者交流，了解患者是否有焦虑、紧张等心理表现。

2. 常见护理诊断 / 护理问题。

（1）感知觉紊乱：视力下降。

（2）舒适受损。

（3）知识缺乏 。

（4）焦虑。

3. 常见护理措施。

（1）感知觉紊乱：视力下降。同“眼球钝挫伤患者的护理”。

（2）舒适受损：同“眼球钝挫伤患者的护理”。

（3）知识缺乏：① 嘱患者注意职业防护，工作时佩戴防护眼镜。② 对病室进行紫外线消毒时，须悬挂警示标志，防止有人误入。

（4）焦虑：同“眼球钝挫伤患者的护理”。

（王双）

第十节　眼科手术患者的围手术期护理

一、术前护理评估

1. 患者生命体征、饮食、睡眠、排便、既往史、过敏史、有无慢性病史（高血压、糖尿病等）及其他眼病。

2. 视功能、眼部感觉、眼部外观、眼压变化。

3. 有无长期服用阿司匹林等抗凝血药物。

4. 患者的压疮风险、跌倒 / 坠床风险、管道风险、疼痛、营养风险、生活自理能力、心理状况。

5. 患者对疾病和手术的认知程度。

6. 女性患者是否在月经期内。

7. 术前准备落实情况。

二、术前护理措施

1. 保持病室安静、整洁、通风，温湿度适宜。

2. 观察生命体征及病情变化。

3. 给予营养丰富、易消化饮食，保持大便通畅。

4. 对传染性眼病实行接触性隔离。

5. 向患者或家属讲明手术前后应注意的问题，根据患者情况及时评估并解决患者存在的生理、心理、社会等问题。

6. 遵医嘱于术前 3d 开始滴抗生素眼药水。

7. 遵医嘱做好术前准备。

（1）协助完善各项检查。

（2）个人卫生、术眼准备（剪睫毛、泪道冲洗、结膜囊冲洗等）、根据需要做药物过敏试验。

（3）全麻患者术前 6 ～ 8h 禁食、禁饮。

（4）患者若有发热或月经期等特殊情况，应及时通知医生。

（5）遵医嘱给予术前用药。

（6）去手术室前请患者排空大小便。

（7）按照麻醉方式、术式准备床单位、用物及抢救药品、器械。

三、术后评估内容

1. 意识、生命体征。

2. 伤口敷料。

3. 手术情况（麻醉方式、手术方式、术中出血、有无输血等）。

4. 疼痛。

5. 管道。

6. 压疮风险（手术时间＞ 4h）。

7. 跌倒 / 坠床风险。

8. 生活自理能力。

9. 用药情况。

10. 心理状况。

11. 健康教育认知情况。

四、术后护理措施

1. 术后根据手术类型、麻醉方式及意识情况安置患者，并遵医嘱采取适当卧位。

2. 观察生命体征并记录，全麻患者遵医嘱给予氧气吸入及心电监护。

3. 观察术眼敷料有无渗血及绷带松紧情况。

4. 保持术眼敷料在位、干燥，预防伤口感染。

5. 遵医嘱应用抗生素，必要时给予镇静剂。

6. 健康教育。

（1）指导患者进易消化饮食，多进食蔬菜、水果，保持大便通畅，避免坚硬及辛辣刺激性食物。

（2）指导患者正确使用呼叫器及安全设施，预防跌倒及外伤。

（3）保持个人卫生，生活用品专人专用，避免脏水等进入眼内。

（4）若患者合并糖尿病、高血压，指导患者进行血糖及血压监测，并做好用药指导及饮食指导。

（5）发现眼痛、视力下降等立即告知医生。

（江霞）

第六章

耳部疾病的护理

第一节　中耳炎与外耳道炎患者的护理

一、分泌性中耳炎

分泌性中耳炎（secretory otitis media）是以传导性聋及鼓室积液（包括浆液、黏液、浆－黏液，而非血液或脑脊液）为主要特征的中耳非化脓性炎性疾病。多发于冬、春季，是成人和儿童常见的听力下降原因之一。本病可分为急性和慢性两种，急性分泌性中耳炎延续 6～8 周未愈者，可称为慢性分泌性中耳炎。慢性分泌性中耳炎也可缓慢起病或由急性分泌性中耳炎反复发作，迁延转化而来。

【病因和发病机制】

病因尚不明确，目前认为咽鼓管功能障碍、中耳局部感染和变态反应等为其主要病因。

（一）咽鼓管功能障碍

1. 机械性阻塞：如儿童腺样体肥大、肥厚性鼻炎、鼻咽部淋巴组织增生、长期的后鼻孔填塞等。

2. 清洁及防御功能障碍：主司咽鼓管开闭的肌肉收缩无力，咽鼓管软骨弹性较差，咽鼓管黏膜的黏液纤毛传输系统功能障碍等。

（二）中耳局部感染

近年来的研究结果表明，本病可能是中耳的一种轻型的或低毒性细菌感染，细菌产物内毒素在病变迁延为慢性的过程中可能起到一定作用。

（三）变态反应

儿童免疫系统尚未完全发育成熟，这可能是儿童分泌性中耳炎发病率高的原因之一。慢性分泌性中耳炎可能是一种由抗感染免疫介导的病理过程。

【护理评估】

（一）健康史

评估患者发病前有无上呼吸道感染史，是否过度劳累，有无腺样体肥大、鼻炎、鼻窦炎等病史。

（二）身体状况

1. 听力下降伴自听增强。头偏向健侧或前倾位时，因积液离开蜗窗，听力可暂时改善。积液黏稠时，听力可不因头位变动而改变。

2. 急性者耳痛较为剧烈，慢性者耳痛不明显。

3. 耳鸣多为低调间歇性，如“嗡嗡”声，当头部运动或打呵欠、捏鼻鼓气时，耳内可出现气过水声，但若液体很黏稠，或液体已完全充满鼓室，此症状缺如。

4. 耳内闭塞或闷胀感，按压耳屏后可暂时减轻。

（三）辅助检查

1. 耳镜检查：急性者鼓膜松弛部或全鼓膜充血、内陷，表现为光锥缩短、变形或消失等。鼓室积液时鼓膜失去正常光泽，呈琥珀色或淡黄色。慢性者可呈灰蓝或乳白色，鼓膜紧张部有扩张的微血管等。若液体未充满鼓室，可透过鼓膜见到液平面。

2. 听力检查：纯音听阈测试及音叉试验示传导性聋。声导抗图对诊断有重要价值，平坦型（B 型）为分泌性中耳炎的典型曲线，负压型（C 型）示咽鼓管功能不良，部分有鼓室积液。

3. CT 扫描：可见中耳系统气腔有不同程度的密度增高。小儿可做头部 X 线侧位片，了解腺样体是否增生。成人应进行鼻咽部检查，注意排除鼻咽癌。

（四）心理 – 社会状况

评估患者的年龄、生活环境、文化程度等，了解患者对本病的认知程度。患者因耳鸣、听力减退、耳闷胀感等产生焦虑心理，慢性者因病程长、易反复而表现为烦躁不安和失望。儿童因听力下降导致注意力不集中，学习成绩下降，对声音反应迟钝，可能会招致别人责备、嘲笑，久而久之会产生自卑心理。

【治疗要点】

病因治疗，改善中耳通气引流和清除积液为本病的治疗原则。

（一）非手术治疗

1. 急性期可根据病变严重程度选用合适的抗生素。

2. 可用 1% 麻黄碱和含有激素的抗生素滴鼻液交替滴鼻，每日 3 ～ 4 次，以保持鼻腔及咽鼓管引流通畅。注意应取头低位滴鼻。

3. 稀化黏素类药物有利于纤毛的排泄功能，降低咽鼓管黏膜的表面张力和咽鼓管开放的压力。

4. 口服糖皮质激素类药物可作为辅助治疗，如地塞米松或泼尼松等。

5. 慢性期可采用捏鼻鼓气法、波氏球法或导管法。

（二）手术治疗

可根据病情行鼓膜穿刺抽液、鼓膜切开术、鼓室置管术等。积极治疗鼻腔及鼻咽部疾病，如鼻息肉切除术、鼻中隔矫正术、腺样体切除术等。

【护理诊断和护理措施】

（一）感知觉紊乱：听觉下降及耳鸣

1. 遵医嘱正确使用滴 / 喷鼻剂，抗生素、促进纤毛运动的药物，糖皮质激素类药物等。

2. 可配合医生进行咽鼓管吹张，正确指导患者捏鼻鼓气。

3. 在与单侧听力下降患者沟通时尽量靠近健侧，与双侧耳聋患者沟通时适当提高音量，以患者能够听清为宜。

（二）知识缺乏

1. 指导患者正确滴鼻、擤鼻；进行鼓膜穿刺、置管的患者，要防止污水进入内耳。

2. 加强锻炼，增强机体抵抗力，防止感冒；积极治疗鼻、咽部疾病。

二、急性化脓性中耳炎

急性化脓性中耳炎（acute suppurative otitis media）是中耳黏膜的急性化脓性炎症。病变主要位于鼓室。好发于儿童，冬、春季多见，常继发于上呼吸道感染。

【病因和发病机制】

主要致病菌为肺炎球菌、溶血性链球菌、葡萄球菌等。常见的感染途径如下。

（一）咽鼓管途径

急性上呼吸道感染，急性传染病，在污水中跳水、游泳，不适当的捏鼻鼓气、咽鼓管吹张或擤鼻等，细菌可经咽鼓管进入中耳。婴幼儿咽鼓管管腔短、内径宽、鼓室口位置低，平卧位哺乳时，乳汁可经咽鼓管流入中耳。

（二）外耳道鼓膜途径

鼓膜外伤、鼓膜置管、不遵守无菌操作的鼓膜穿刺等，致病菌可直接由外耳道进入中耳。

（三）血行感染

极少见。

【护理评估】

（一）健康史

评估患者是否有上呼吸道感染、传染病等病史，近期是否进行过鼓膜穿刺、鼓膜置管、咽鼓管吹张等治疗，擤鼻方法、哺乳姿势是否正确。

（二）身体状况

1. 耳痛：多数患者鼓膜穿孔前疼痛剧烈，表现为搏动性跳痛或刺痛，可向同侧头部或牙齿放射。鼓膜穿孔流脓后症状减轻。少数患者可无明显耳痛症状。

2. 听力减退、耳鸣及耳流脓：初期患者常感明显耳闷、低调耳鸣和听力减退。当鼓膜穿孔后，影响鼓膜及听骨链活动的脓液流出，初为脓血样，后为脓性分泌物。此时，耳聋反而减轻。

3. 全身症状：可有畏寒、发热、食欲缺乏。小儿全身症状较重，常伴呕吐、腹泻等症状。一旦鼓膜穿孔，全身症状明显减轻，体温恢复正常。

（三）辅助检查

1. 耳镜检查：起病早期，鼓膜松弛部充血，锤骨柄及紧张部周边可见放射状扩张的血管。当病情进展时，鼓膜弥漫性充血、肿胀、向外膨出，正常标志难以辨别，局部可见小黄点。如炎症不能得到及时控制，即发展为鼓膜穿孔。

2. 耳部触诊：乳突部可有轻微压痛。小儿乳突区皮肤轻度红肿。

3. 听力检查：多为传导性聋，少数患者可因耳蜗受累出现感音神经性聋或混合性聋。

4. 血象：白细胞总数增多，中性粒细胞增加，鼓膜穿孔后血象逐渐正常。

5. X 线检查 ：乳突部呈云雾状模糊，但无骨质破坏。

（四）心理 – 社会状况

因剧烈耳痛、听力下降及发热等致患者烦躁不安，小儿常哭闹不止。患者或家属常有焦虑情绪，担心难以治愈及出现耳聋等后遗症，部分家长由于缺乏相关知识，不积极配合治疗和护理，过早停药，导致反复发作转为慢性。护士注意评估患者及家属的认知程度，使其对疾病和治疗有正确的理解和认识。

【治疗要点】

控制感染，通畅引流，祛除病因为本病的治疗原则。

（一）全身治疗

早期、足量使用有效抗生素。一般可用青霉素类、头孢菌素类等药物。抗生素需使用 10d 左右，或流脓停止后继续用药 1 周。

（二）局部治疗

1. 鼓膜穿孔前：可用 1% 酚甘油滴耳，消炎止痛。1% 麻黄碱和含有激素的抗生素滴鼻液交替滴鼻，可改善咽鼓管的引流，减轻局部炎症。如全身及局部症状较重，鼓膜膨出明显而引流不畅时，应在无菌操作下行鼓膜切开术置管，以建立良好的引流。怀疑并发急性乳突炎者，行 X 线片或 CT 扫描确诊后立即行乳突切开引流手术。

2. 鼓膜穿孔后：

（1）先用 3% 过氧化氢彻底清洗并拭净外耳道脓液。

（2）局部用抗生素水溶液滴耳，如 0.3% 氧氟沙星滴耳液、利福平滴耳液等。

（3）脓液减少、炎症逐渐消退时，可用甘油或乙醇制剂滴耳。

（4）感染完全控制后，多数患者的鼓膜穿孔可自行愈合。穿孔长期不愈者，可行鼓膜修补术。

（三）病因治疗

积极治疗鼻腔、鼻窦、咽部与鼻咽部慢性疾病，如肥厚性鼻炎、慢性鼻窦炎、腺样体肥大等，有助于防止中耳炎复发。

【护理诊断和护理措施】

1. 急性疼痛：向患者解释疼痛的原因及疾病过程，及时评估疼痛程度；疼痛严重者遵医嘱给予止痛药物；当疼痛突然缓解，注意观察患者外耳道是否有分泌物。

2. 体温过高：观察体温变化，高热者卧床休息，摄入营养丰富、易消化饮食；对症治疗，如物理降温或药物降温；多饮水，增加液体摄入。

3. 潜在并发症：急性乳突炎若高热不退，注意观察耳郭后上方乳突部位有无红肿、压痛。

4. 潜在并发症：耳源性脑脓肿注意观察患者有无出现恶心、呕吐、剧烈头痛等症状。

5. 知识缺乏：指导患者正确滴鼻、滴耳、擤鼻；宣传正确的哺乳姿势，哺乳时应将婴儿抱起，使头部竖直，人工喂养所用奶嘴的大小要合适；行鼓膜修补术者避免用力擤鼻、咳嗽等；加强锻炼，增强机体抵抗力，防止感冒；生活有规律，注意劳逸结合，忌烟、酒、辛辣刺激性食物；鼓膜穿孔未愈者不宜游泳，防止污水进入患耳；及时彻底治疗急性化脓性中耳炎。

三、慢性化脓性中耳炎

慢性化脓性中耳炎（chronic suppurative otitis media）是中耳黏膜、骨膜或深达骨质的慢性化脓性炎症，以间断流脓、鼓膜紧张部穿孔和听力下降为特点。常因急性中耳炎未获得恰当的治疗迁延而来。严重者可引起颅内、外并发症。

【病因】

急性化脓性中耳炎未及时治疗或用药不当，细菌毒素过强，身体抵抗力差等都可能是急性化脓性中耳炎迁延为慢性的原因。

鼻咽部存在慢性病灶，如腺样体肥大、慢性扁桃体炎、慢性化脓性鼻窦炎等易导致中耳炎反复发作。

常见致病菌为变形杆菌、大肠杆菌、金黄色葡萄球菌等。还可伴发真菌感染，多为外耳道内真菌感染，中耳内的真菌感染很少见。

【护理评估】

（一）健康史

评估患者既往是否有急性化脓性中耳炎病史，有无鼻咽部慢性疾患，机体抵抗力是否低下等情况。

（二）身体状况

1. 反复流脓：流脓可反复发作，随着感染的控制，脓液可消失，亦可因机体抵抗力下降等诱因再次流脓，甚至持续流脓。分泌物为黏液脓性，或稀薄或黏稠，有肉芽或息肉者，分泌物中偶可混有血液。

2. 听力下降：听力损失程度不等，多为传导性聋。轻者可不自觉，待听力损失严重时方觉听力下降。

3. 部分患者可出现耳鸣。

4. 耳源性并发症：中耳炎症引起的并发症分为颅内和颅外并发症，其中最危险的是颅内并发症。常见颅内并发症有：化脓性脑膜炎、脑脓肿、乙状窦血栓性静脉炎等，患者可出现头痛、发热、表情淡漠、颅内压增高等表现。常见颅外并发症有：耳后骨膜下脓肿、迷路炎、周围性面瘫等。

（三）辅助检查

1. 耳镜检查：耳镜可见鼓膜紧张部穿孔，大小不等，从穿孔处可见鼓室内壁黏膜充血、肿胀、增厚，或有肉芽，鼓室内或肉芽周围及外耳道内有脓性分泌物。

2. 听力检查：纯音听力测试显示传导性聋或混合性聋，程度轻重不一。少数可为重度感音神经性听力损失。

3. 颞骨 CT：轻者无异常改变，严重者中耳内充满低密度影像，提示伴有黏膜增厚或肉芽生长。

（四）心理－社会状况

部分患者因知识缺乏，不知其严重后果而不予重视。部分患者因耳流脓、听力下降且伴有臭味，而产生自卑心理。部分患者久治不愈，到处求医，影响正常的生活和工作。另因担心手术并发症，如面瘫等，而产生焦虑、恐惧心理。护士应评估患者年龄、受教育程度、对疾病知识的了解情况，通过与患者的沟通交流，了解其心理状态。

【治疗要点】

治疗原则为消除病因，控制感染，清除病灶，通畅引流，尽可能恢复听力。

1. 药物治疗：引流通畅者，以局部用药为主，炎症急性发作时，宜全身应用抗生素。

（1）局部用药：鼓室黏膜充血、水肿，分泌物较多时，给予抗生素溶液或抗生素与糖皮质激素混合液滴耳。脓液少，鼓室潮湿时，可用乙醇或甘油制剂等。

（2）局部用药注意事项：①用药前用 3% 过氧化氢或生理盐水彻底清洗外耳道及鼓室的脓液，然后方可滴药；②忌用氨基苷类抗生素制剂滴耳，以免耳中毒；③脓液多或穿孔小者，忌用粉剂，否则影响引流，甚至导致并发症；④忌用腐蚀剂。

2. 手术治疗：

（1）中耳有肉芽或息肉，或耳镜下虽未见明显肉芽或息肉，而经正规药物治疗无效，CT 示乳突病变明显者，应作乳突开放＋鼓室成形术。

（2）中耳炎症已完全吸收，遗留鼓膜紧张部中央性穿孔者，可行单纯鼓室成形术。

3. 病因治疗：及时治愈急性化脓性中耳炎，积极治疗鼻咽部慢性疾病，如腺样体肥大、慢性扁桃体炎、慢性化脓性鼻窦炎等。

【护理诊断和护理措施】

（一）术前护理诊断及护理措施

1. 舒适受损：耳鸣，耳流脓。每日用3%过氧化氢溶液清洗患耳后滴抗生素滴耳液；遵医嘱口服抗生素。

2. 感知觉紊乱：听觉下降。在与单侧听力下降患者沟通时尽量靠近健侧，与双侧耳聋患者沟通时适当提高音量，以患者能够听清为宜。

3. 潜在并发症：硬脑膜外脓肿、耳源性脑脓肿、耳后骨膜下脓肿。观察患者的神志、意识、瞳孔、体温、呼吸、脉搏和血压；忌用镇静剂、镇痛剂及阿托品类药物；备好急救物品，保证输液通路通畅；保持大便通畅。

4. 知识缺乏。告知患者耳部用药的知识。

（二）术后护理诊断及护理措施

1. 有出血的危险：观察敷料渗血颜色、性质和量。如渗血面积持续扩大且为新鲜渗血，应立即通知医生给予处理；遵医嘱使用止血药。

2. 有感染的危险：观察有无耳部异常疼痛，异常渗液；医生换药时观察伤口有无红肿及渗出；严密监测体温变化，发现异常及时通知医生；严格无菌操作。

3. 舒适受损：询问患者有无眩晕、头痛；指导患者绝对卧床休息，限制头部活动。

4. 有受伤的危险：眩晕症状未消退时一定要专人陪伴，避免外伤，做好安全教育；遵医嘱给予止晕药物，适当延长卧床时间，减少下床活动，活动时必须有护士或家属陪伴。

5. 潜在并发症：面瘫。术后让患者做抬眉、闭眼、鼓气等动作，观察有无异常；遵医嘱给予改善微循环及营养神经等药物治疗；给予滴眼液、涂抗生素眼药膏、睡眠时加盖眼罩等护理措施；进食柔软易咀嚼的食物。

6. 知识缺乏：告知植入听小骨的患者，头部避免加速活动，勿擤鼻、打喷嚏，必要时张口呼吸；若需卧床者，指导患者翻身，起床当日循序渐进活动；保持外耳道清洁，短期不宜游泳，洗头时可用干棉球堵塞外耳道；注意保暖，预防感冒；宣传慢性化脓性中耳炎的危害性。

四、外耳道炎

外耳道炎（external otitis）一类为外耳道皮肤的弥漫性炎症，又称弥漫性外耳道炎（diffuse external otitis），是耳科较为常见的疾病，本病的发病与温、湿度有密切关系，在热带与亚热带更为常见，故又称之为“热带耳”。另一类为坏死性外耳道炎（necrotizing external otitis），是指外耳道皮肤和骨质的进行性坏死性炎性疾病，临床上并不多见，常发生于老年糖尿病或机体免疫力低下的患者。

【病因及发病机制】

（一）弥漫性外耳道炎

弥漫性外耳道炎为细菌或病毒感染所致。其诱因有：外耳道进水，温、湿度变化，外耳道皮肤破损，急、慢性化脓性中耳炎脓性分泌物刺激等，当机体抵抗力下降时易引起发病。常见致病菌为金黄色葡萄球菌、链球菌、铜绿假单胞菌和变形杆菌等。

（二）坏死性外耳道炎

坏死性外耳道炎病因尚未明确，可能与机体免疫力低下，糖尿病患者代谢异常，营养不良和贫血等有关，外耳道外伤后合并感染可引发本病。致病菌主要为假单胞菌属，以铜绿假单胞菌最为多见，约占90%。

【病理】

（一）弥漫性外耳道炎

弥漫性外耳道炎病理表现为局部皮肤水肿和多形核白细胞浸润，上皮细胞呈海绵样变或角化不全，早期皮脂腺分泌抑制，耵聍腺扩张，其内可充满脓液，周围有多形核白细胞浸润，皮肤表面渗液、脱屑。

（二）坏死性外耳道炎

坏死性外耳道炎临床分期如下。Ⅰ期：炎症局限于外耳道及乳突气房；Ⅱ期：Ⅰ期加颅底骨质骨髓炎及脑神经麻痹；Ⅲ期：Ⅱ期加炎症扩散至颅内。

【护理评估】

（一）健康史

评估患者是否有挖耳等不良习惯，近期外耳道皮肤是否破损，游泳时外耳道是否进水，有无急、慢性化脓性中耳炎病史以及其他全身性疾病，如糖尿病、贫血等。对老年糖尿病患者进行性加重的外耳道炎，应详细询问病史。

（二）临床表现

1. 弥漫性外耳道炎：急性者表现为耳痛、灼热感，可有少量分泌物，检查有耳郭牵拉痛及耳屏压痛，外耳道皮肤弥漫性红肿，外耳道腔变窄，耳周淋巴结肿痛。慢性者耳道内有痒感，外耳道皮肤增厚，分泌物积存，甚至可造成外耳道狭窄。

2. 坏死性外耳道炎：起病急，耳痛剧烈，较一般外耳道炎严重，夜间明显，可放射至颞部，有脓性分泌物耳溢，检查有明显触痛和牵拉痛。常引起外耳道骨髓炎和广泛的进行性坏死，可导致颞骨和颅骨骨髓炎，并发多发性神经麻痹，其中以面神经麻痹最为常见。

（三）辅助检查

1. 血常规检查可见白细胞升高。

2. 疑为坏死性外耳道炎者，应送脓液培养；查血糖、尿糖；将外耳道底壁的肉芽组织送病理检查，以便与恶性肿瘤相鉴别；颞骨、颅底X线、CT、MRI等影像学检查有助于了解骨质及周围组织破坏情况，估计病变范围。

（四）心理－社会状况

患者因耳痛等症状影响食欲及睡眠，可导致烦躁不安。坏死性外耳道炎者耳痛剧烈，可并发面神经麻痹，患者人因心理负担重，易出现焦虑、恐惧等情绪。评估患者情绪状态、性别、年龄、文化程度、对疾病的认知等。

【治疗要点】

（一）弥漫性外耳道炎

1. 全身应用抗生素控制感染，服用止痛剂。

2. 用 10% 鱼石脂甘油纱条敷于外耳道红肿处。外耳道有分泌物时，可用 3% 过氧化氢清洗后再滴用抗生素滴耳液。

3. 慢性者可用抗生素与糖皮质激素类（如强的松龙、地塞米松等）合剂或霜剂局部均匀涂敷。

4. 积极治疗感染病灶，如化脓性中耳炎。加强慢性疾病如糖尿病、贫血等的诊治。

5. 因本病致外耳道狭窄者，可在炎症消退后行外耳道成形术。

6. 有文献报道用半导体激光治疗弥漫性外耳道炎，可促进血液循环，促使局部渗出液吸收，达到消炎止痛，愈合创面的目的。

（二）坏死性外耳道炎

1. 全身抗感染治疗：疑为坏死性外耳道炎者应及早做细菌培养和药物敏感试验，选用敏感抗生素，做到早期、大剂量、足疗程用药。

2. 早期实施根治性清创手术，如发现面神经或颅底受侵犯，应行乳突根治术和颅底部分切除术。手术应达到彻底清除病灶，防止炎症扩散的目的。病灶清除后用过氧化氢溶液充分冲洗术腔，放置引流条，术后用抗生素溶液冲洗。

3. 积极治疗和控制糖尿病。加强支持疗法，治疗贫血和营养不良，增强机体抵抗力。

【护理诊断 / 护理问题】

（一）常见护理诊断 / 护理问题

1. 急性疼痛：与外耳道炎症有关。

2. 潜在并发症：外耳道狭窄、面神经麻痹等。

3. 知识缺乏：缺乏本病治疗及自我护理的相关知识。

（二）护理措施

1. 观察外耳道肿、痛情况，讲解疼痛的原因及本病相关知识，取得患者的配合。遵医嘱合理、足量使用抗生素，必要时使用止痛剂。

2. 外耳道有分泌物者，可用一次性注射器抽取 3% 过氧化氢溶液清洗外耳道，并用棉签拭干后再滴入抗生素滴耳液。使用滴耳液时，注意滴耳液的温度应与体温接近，以免引起眩晕。

3. 外耳道狭窄者，待炎症消退后行外耳道成形术。配合医生做好术前准备，术后观察外耳道皮肤生长情况，保持患耳清洁、干燥。

4. 坏死性外耳道炎者，多关心、安慰患者，进行心理疏导，以取得患者的配合。协助医生做好术前准备，争取尽早实施手术，彻底清除病灶，防止炎症扩散。若引起骨髓炎者，应严密观察有无口、眼歪斜等面神经麻痹的表现，发现异常，及时报告医生处理。

5. 积极治疗全身性疾病，如糖尿病、贫血、营养不良等，增强机体抵抗力。

（段欢）

第二节　耳聋与耳鸣患者的护理

一、传导性耳聋的护理

传导性耳聋（conductive hearing loss）是指外界声波在传入内耳的途径中，因外耳或中耳病变的阻碍，致使到达内耳的声能减弱，造成不同程度的听力下降。

【病因与发病机制】

（一）耳郭畸形

先天畸形或后天缺损，使耳郭集声功能降低，对听力有轻微的影响。

（二）外耳道疾患

畸形、炎症、异物、肿瘤、外伤等原因可致外耳道狭窄甚至闭塞，影响鼓膜运动。

（三）鼓膜病变

鼓膜炎症、粘连或穿孔破裂时，受声波刺激后，其振动面积减少、振幅降低，造成声能损失。

（四）中耳疾患

听骨链中断可使声能传导障碍；咽鼓管阻塞、感染等引起的急、慢性中耳炎可使鼓膜内陷、鼓室渗液，致听力下降，在临床较为多见。

【护理评估】

（一）健康史

询问患者既往病史，是否患过耳病；了解其用药史、家族史及工作和居住环境等。

评估耳聋的程度、持续时间等。

（二）身体状况

主要表现为低音调耳鸣和不同程度的听力减退。

（三）辅助检查

1. 听功能检查。

（1）音叉试验：Rinne 试验阴性；Weber 试验，偏向患侧；Schwabach 试验，受试耳骨导延长。以上均为传导性耳聋的重要特征。

（2）纯音测听：气导听阈提高＞25dB，骨导听阈基本正常。有气－骨导差。

（3）声导抗检查：判断鼓室压力和鼓膜的完整性。

2. 影像学检查。

根据听功能情况选定 X 线、CT 或 MRI 检查，协助确定病变部位、范围及程度等。

（四）心理－社会状况

患者可因长期耳鸣、耳聋而痛苦焦虑，或因影响正常的生活和工作而产生悲观情绪，因此，护士应注意评估患者及家属的心理状况和情绪变化。对于易导致传导性耳聋的常见耳病，如鼓膜穿孔、急性中耳炎、外耳道炎症等，有些患者在起病初期不以为然，未能积极有效治疗而导致或加重耳聋，为此，护士还应评估患者的文化层次、对疾病的认知程度等，有助于实施健康教育，增进患者对疾病防治的正确认知，积极配合治疗。

【治疗要点】

（一）手术治疗

手术治疗耳外伤、畸形，各种压迫咽鼓管疾病等可采取不同的手术方法使听力恢复。

（二）保守治疗

保守治疗各种炎症所致的传导性耳聋，可应用抗生素使炎症消退，也可应用激素和抗组胺药物，减少渗出，使听力尽快恢复。

（三）选配适宜的助听器

选配适宜的助听器适用于传导性耳聋及轻、中度感音神经性耳聋患者。选配前应做纯音听力测试，感音神经性耳聋患者应进行阈上功能测试或语言测听。依据听力图选用适宜的助听器，纯音听力测试阈值在 45 ～ 90dB 建议配用，效果较满意；＞ 90dB 效果欠佳。

【护理诊断和护理措施】

（一）常见护理诊断/护理问题

1. 感知觉紊乱：听力下降。

2. 焦虑。

3. 知识缺乏。

（二）护理措施

1. 遵医嘱正确用药，观察用药效果，注意用药后反应。需手术治疗的患者，进行围手术期常规护理；根据患者听力损失的程度，协助选配适宜的助听器。

2. 耐心倾听患者叙述，了解患者的心理顾虑，恰当疏导；对重度耳聋患者，可选用写字板、配合图片等方式与其交流。

3. 向患者讲解耳聋的相关知识和防护措施，使其正确认识和理解疾病；指导患者积极治疗各种耳部疾病，如发生鼓膜穿孔或急性中耳炎等，应及时就医；指导患者掌握使用和保管助听器的方法。

二、感音神经性聋

感音神经性聋（sensorineural hearing loss）是指耳蜗、听神经或听中枢发生病变，致使声音的感受与神经冲动的传导发生障碍，引起听力下降或消失。由于毛细胞病变引起的听力下降，称感音性耳聋；病变位于听神经及其传导径路者，称神经性耳聋；病变发生于听中枢者，称中枢性耳聋。

【病因与发病机制】

（一）先天性耳聋

先天性耳聋为出生时或出生后不久即发现有听力障碍。由于基因或染色体异常所致耳聋为遗传性聋；因妊娠早期母体病毒感染，或大量应用耳毒性药物，或产伤等因素所致耳聋为非遗传性聋。

（二）非遗传性获得性耳聋

非遗传性获得性耳聋占90%以上。常见有老年性聋、传染病源性聋、全身系统疾病性聋、耳毒性聋、创伤性聋、特发性突聋、听神经病及自身免疫性聋等。

【护理评估】

（一）健康史

详细了解患者出生史、疾病史、用药史和家族史等。

（二）身体状况

患者表现为听力下降或耳聋，耳鸣多为高调音。

（三）辅助检查

1. 听功能检查。

（1）音叉试验：Rinne 试验（±）；Weber 试验，偏向健侧；Schwabach 试验，受试耳骨导缩短。

（2）纯音测听：气、骨导曲线均下降，无气－骨导差。一般高频听力损失较重，少数以低频听力损失为主。

2. 影像学检查。根据听觉功能情况选定 X 线、CT 或 MRI 检查，协助确定病变部位、范围及程度等。

（四）心理－社会状况

患者因耳鸣、耳聋而痛苦，也由于耳聋影响人际交往而对正常生活和工作失去热情，产生悲观和焦虑心理。因此，护士应注意评估疾病对患者生活、工作及心理情绪的影响程度，以及患者年龄、文化层次、经济状况和对疾病的认知程度等。

【治疗要点】

（一）药物治疗

根据病因及类型用药，如细菌或病毒感染所致耳聋给予抗生素或抗病毒药物治疗；自身免疫性聋可应用类固醇激素或免疫抑制剂。还可应用扩血管药物、降低血液黏稠度药物、能量制剂和神经营养药物等。

（二）选配助听器

药物治疗无效可配助听器。

（三）手术治疗

对有手术指征的患者可行手术治疗，去除病变，改善听力。

人工耳蜗植入主要适用于双耳极重度感音神经性聋、使用助听器等助听装置无法改善听力和言语理解能力的患者等。术前应对患者进行全面、综合的评估，术后需长期进行听觉言语康复训练，可使极重度及全聋患者恢复部分言语功能。

【护理诊断和护理措施】

（一）常见护理诊断 / 护理问题

1. 感知觉紊乱：听力下降。

2. 焦虑。

3. 知识缺乏。

（二）护理措施

1. 遵医嘱正确用药，观察用药效果，注意用药后反应。需手术治疗的患者，进行围手术期常规护理；根据患者听力损失的程度，协助选配适宜的助听器。

2. 耐心倾听患者叙述，了解患者的心理顾虑，恰当疏导；对重度耳聋患者，可选用写字板、配合图片等方式与其交流。

3. 向患者讲解耳聋的相关知识和防护措施，使其正确认识和理解疾病；指导患者积极治疗各种耳部疾病，如发生鼓膜穿孔或急性中耳炎等，应及时就医；指导患者掌握使用和保管助听器的方法。

三、耳鸣

耳鸣（tinnitus）是耳科最常见的症状之一，分为主观性耳鸣（subjective tinnitus）和客观性耳鸣（objective tinnitus）。临床上以主观性耳鸣多见，是指主观上感觉耳内或颅内有响声，而外界并无相应的声源存在。其发病率可随着年龄的增长而升高，一般人群中约有 17% 可发生不同程度耳鸣，老年人的发生率可达 33%。客观性耳鸣少见，是指患者及他人都能听到的耳鸣。

【病因与发病机制】

（一）听觉系统内病变

1. 外耳病变：当耳郭、外耳道软骨部或骨部发生病变阻塞外耳道时，可妨碍声波传入中耳，此时外周环境中的噪声也被隔绝，致使体内产生的生理性杂音因失去外界噪声的掩蔽而相对增强造成耳鸣。

2. 中耳病变：可引起不同程度的传导性聋，削弱环境噪声对体内生理性杂音的掩蔽作用而导致耳鸣。

3. 耳蜗病变：其所致耳鸣的发病机制尚不明确，大多数学者认为与病变部位的自发性放电活动有关。

4. 蜗后病变：该部位病变如听神经瘤、脑膜瘤、胆脂瘤或局部炎症、血管异常等，压迫听神经可刺激产生异常的神经冲动而出现耳鸣。

5. 中枢听觉径路病变：该部位病变如多发性硬化、肿瘤等可对听觉传导路径反射弧造成干扰而产生耳鸣。

（二）听觉系统外病变

1. 血管源性病变：颈动脉或椎动脉系统的血管病变或血管畸形均可引起耳鸣，如动–静脉瘘、动脉瘤等，常产生与脉搏同步的搏动性杂音或吹风样杂音。

2. 肌源性病变：腭肌阵挛可听到与软腭痉挛性收缩节律同步的不规则的咔嗒声，多由精神因素引起，也可由神经系统病变引起，是客观性耳鸣的常见原因。中耳肌的痉挛性收缩也可产生典型节律的咔嗒声。

3. 咽鼓管病变：咽鼓管异常开放可听到与呼吸节律同步的耳鸣声。

4. 顺颌关节病：如牙齿咬合错乱或颞颌关节炎等，可在张口、闭口时听到外耳道附近有咔嗒声。

5 其他疾病：如甲状腺功能异常、颈椎病、高血压、糖尿病等也可引起耳鸣；精神心理疾病患者可出现幻听，如听见被责骂的语言样耳鸣声，但不属于耳鸣。

【护理评估】

（一）健康史

评估患者有无外耳、中耳病变等耳源性疾病史，有无高血压、糖尿病、甲状腺功能异常、神经症等全身性疾病病史，有无耳毒性药物史及家族史。评估发病情况，如耳鸣出现的时间、持续时间、变化的过程及耳鸣的性质、伴随症状、严重程度等，了解耳鸣发生的影响因素，如失眠、疲劳、体位变化、心理状态的影响等。

（二）身体状况

1. 局部症状：以主观性耳鸣多见，表现为单侧或双侧耳鸣，常见描述有嗡嗡声、蝉鸣声、汽笛声、响铃声等，也有复杂的声音如音乐声；声调高低不等，呈间歇性或持续性耳鸣，持续时间不定；轻者仅在安静时感觉到耳鸣声，重者可影响正常的生活和工作。客观性耳鸣主要为血管搏动声、肌肉痉挛声、咽鼓管异常开放的呼吸音；由颞下颌关节紊乱引起者，张口或闭口时可听到咔嗒声。

2. 全身症状：由听觉系统疾病引起的耳鸣可伴有听力下降或眩晕等症状，全身性疾病引起的耳鸣无听力障碍或眩晕发生，却常提示疾病本身的相关症状加重，如高血压患者出现耳鸣或加重时，提示血压升高；长期注射链霉素出现耳鸣，提示发生药物毒性反应等。

（三）辅助检查

1. 专科检查：除常规检查外，应进行颈部检查与颞下颌关节检查。如搏动性耳鸣可进行头颈侧及耳部听诊，以评估有无血管搏动声，颈部转动、压迫颈动（静）脉对耳鸣有无影响等。听力有异常者需进一步检查，如前庭功能、神经系统检查。

2. 影像学检查：必要时可行 CT 或增强磁共振和血管磁共振，如搏动性耳鸣需做 MR 动脉成像（magnetic resonance arteriography，MRA）、MR 静脉成像（magnetic resonance venography，MRV）以及颈部血管 B 超。

(四)心理 – 社会状况

耳鸣和焦虑互为因果。耳鸣会影响患者睡眠质量，导致患者出现烦躁、焦虑、抑郁等心理变化，有的患者因担忧耳鸣及所致听力下降的治疗效果，呈现出高度紧张的精神状态。而这种压力和焦虑同时也会加重耳鸣，严重者可影响正常的工作和生活。因此，护士应注意评估耳鸣对患者情绪、生活及工作的影响程度，了解患者的文化层次及对疾病的认知程度等，以便给予患者恰当的疏导，促进疾病康复。

【治疗要点】

(一)对因治疗

积极治疗原发病，若原发耳病有手术指征可行手术治疗。

(二)药物治疗

根据患者情况可应用血管扩张剂、钙离子拮抗剂等，改善内耳血液循环；应用三磷酸腺苷、辅酶 A 等促进能量代谢，改善微循环；也可应用局部麻醉剂、肌松剂，口服抗惊厥药物、抗焦虑抑郁药物等。

(三)耳鸣习服疗法

耳鸣习服疗法包括咨询和声治疗两部分。咨询是由专业人员给予初步心理诊断和心理干预；声治疗是采用音量很小的自然界声音、音乐、相声等转移注意力，原则上不能引起患者任何不适感，因此音量应小于耳鸣声，只能部分掩蔽耳鸣声。

(四)佩戴助听器

佩戴助听器对伴有听力下降的耳鸣患者，可通过改善听力来降低对耳鸣的关注。

(五)认知行为疗法

对持续耳鸣患者，可指导患者认识到导致自身压力增加的消极想法并改变，将其转变为积极的想法。

【护理诊断和护理措施】

(一)常见护理诊断 / 护理问题

1. 舒适受损：耳鸣。
2. 感知觉紊乱：听力下降。
3. 焦虑。
4. 知识缺乏。

(二)护理措施

1. 观察患者耳鸣的性质、特点，注意发生的时间、持续时间及严重程度，有无听力减退、眩晕等伴随症状，遵医嘱按时准确用药，观察用药后反应；配合做好耳鸣习服疗法的相关指导；如伴有眩晕发作时，嘱患者卧床休息，并上好床挡。

2. 保持安静舒适的休息环境，尽量减少或避免噪声的干扰；避免使用耳毒性药物，如庆大霉素、链霉素等；协助选配适宜的助听器，通过治疗听力损失减轻患者对耳鸣的关注。

3. 关心患者，鼓励其说出内心感受，耐心倾听，了解患者心理顾虑，有针对性进行疏导，使其认识到不良情绪对耳鸣的影响；指导患者可适当听音乐、相声等，选择适合自己的休闲方式放松心情，保证休息和睡眠。

4. 向患者讲解耳鸣相关知识和防护措施，正确认识和理解疾病；指导患者日常注意避免接触强烈的噪声，如遇噪声环境可佩戴防护耳罩、耳塞等。避免使用耳毒性药物；指导患者培养良好的生活习惯，患有高血压、糖尿病等全身性疾病者，应积极治疗基础疾病等；指导患者适当调整工作节奏，注意休息和放松心情。

（段欢）

第三节　耳部手术患者的围手术期护理

一、耳部手术患者术前护理

（一）心理护理

1. 评估患者的心理状态，有针对性地向患者介绍手术的目的和意义，说明术中可能出现的情况，如何配合，术后的注意事项，使患者有充分的思想准备。

2. 如果患者情绪不稳定，有明显的焦虑、恐惧等影响饮食和睡眠，应报告医生和上级专业人员，采取更进一步的情绪疏导和心理护理，必要时请心理医生或心理咨询师协助，适当使用镇静催眠药物，指导患者摄入足量营养和保持足够睡眠，以利于手术的安全和术后康复。

（二）耳部准备

1. 对于慢性化脓性中耳炎耳内有脓的患者，入院后根据医嘱予 3% 过氧化氢溶液清洗外耳道脓液，并滴入抗生素滴耳液，每日 3 ～ 4 次，初步清洁耳道。

2. 术前剃除患侧耳郭周围头发，一般距发际 5 ～ 6cm，如果患者行侧颅底或前颅底手术，则备皮范围更大，如果患者行耳前瘘管切除术，则备皮范围可适当减小。清洁耳郭及周围皮肤，将女性患者头发梳理整齐，术侧头发结成贴发三股辫，如为短发，可用凡士林将其黏于旁边，或用皮筋扎起，以免污染术野。需植皮取脂肪者，应根据医嘱备皮，备皮部位多为腹部或大腿。

（三）一般准备

1. 术前检查的各项检验报告是否齐全，检验结果是否正常，包括血尿常规、出凝血试验、肝肾功能、胸片、心电图等，了解患者是否有糖尿病、高血压、心脏病或其他全身疾病，有无手术禁忌证，及时与主管医生沟通，以保证手术安全。

2. 各项必要的辅助检查要齐全，包括听功能、前庭功能、颞骨 CT 或 MRI、面神经功能检查等。

3. 根据患者的病情需要完成药物皮肤敏感试验。

4. 预计术中可能输血者，应做好定血型和交叉配血试验。

5. 术前 1d 沐浴、剪指（趾）甲，做好个人卫生。

6. 术前晚可根据医嘱服镇静剂，以便安静休息。

7. 术晨更衣，局部麻醉者不穿高领内衣，全身麻醉者病服贴身穿。取下所有贵重物品和首饰交由家属保管。活动性义齿要取下。不涂口红和指（趾）甲油。不戴角膜接触镜。

8. 按医嘱术前用药，并做好宣教工作。

9. 局麻患者术晨可进少量干食。全麻者术前至少禁食 6h。

10. 术前有上呼吸道感染者、女性患者月经来潮，暂缓手术。

11. 术前禁烟、酒及刺激性食物。

二、耳部手术患者术后护理

（一）全麻患者

按全麻术后护理常规护理至患者清醒。

（二）体位与活动

1. 全麻清醒后，可选择平卧或健侧卧位或半卧位，临床上也有专家建议无须刻意采取健侧卧位，患者可以采取患侧卧位，利于引流。如无发热、头痛、眩晕等症状，次日可起床轻微活动。人工镫骨手术术后根据医嘱头部制动。

2. 注意患者眩晕和头晕的区别，无眩晕的患者不建议长时间卧床，建议定时下床轻微活动，以促进血液循环和肠蠕动，增强食欲，利于康复。

（三）病情观察

1. 观察敷料的渗透情况及是否松脱，如渗血较多，及时通知医生，可更换外面敷料重新加压包扎。

2. 观察有无面瘫、恶心呕吐、眩晕、平衡失调等并发症，进颅手术注意患者有无高热、嗜睡、神志不清、瞳孔异常、脑脊液耳漏等并发症发生。

（四）饮食护理

如术后无恶心、呕吐，全麻清醒 3h 后可进流质或半流质饮食，3 ～ 5d 视病情逐步改为普食，以高蛋白、高热量、高维生素、清淡饮食为宜。

（五）预防感染

1. 嘱患者预防感冒，教会其正确擤鼻方法，即单侧轻轻擤，勿用力擤，以免影响移植片，并利于中耳乳突腔愈合，按需要应用呋麻滴鼻液，保持咽鼓管通畅。

2. 根据医嘱使用抗生素，预防感染，促进伤口愈合。

3. 术后 6 ～ 7d 拆线，2 周内逐渐抽出耳内纱条，拆线后外耳道内应放置挤干的酒精棉球，保持耳内清洁并吸收耳内渗出液。嘱患者洗头洗澡时污水勿进入外耳道。

（六）心理护理

耳部手术患者因听力都有不同程度的损害，所以护士要注意与患者沟通的方式，如大声说话、语速减慢，必要时用图片、文字或用简单的手语，防止患者出现烦躁不安、情绪不稳。

（七）健康指导

1. 嘱患者出院后定期随访，按医嘱用药，正确清洁外耳道。

2. 根据患者病情需要教会患者或家属相关的自我保健知识和技能。

（姚梦婷）

第七章 鼻部疾病的护理

第一节 鼻炎与鼻窦炎患者的护理

一、急性鼻炎

急性鼻炎（acute rhinitis）是由病毒感染引起的鼻腔黏膜急性炎性疾病，俗称“伤风”“感冒”，此病系流行性疾病，全年均可发生，但以秋、冬、春之交，气候变化不定的季节好发。发病时常并发咽、喉及气管等上呼吸道炎症。急性鼻炎常作为感冒的首发或继发症状。

【病因】

感染病毒为本病的主要致病源。先由病毒感染引起，继之并发细菌感染。最常见的是鼻病毒，其次是流感和副流感病毒、腺病毒、冠状病毒、柯萨奇病毒及黏液和副黏液病毒等。其传播方式主要是经呼吸道吸入，其次是通过被污染物体或食物进入机体。也可继发细菌感染。

机体在某些诱因影响下，抵抗力下降，进入机体的病毒侵犯鼻腔黏膜。常见诱因如下。

1. 全身因素：受凉，过度劳累，烟酒过度，维生素缺乏，内分泌失调或其他全身性慢性疾病（如心、肝、肾）等。

2. 局部因素：鼻中隔偏曲，慢性鼻炎、鼻息肉等鼻腔慢性疾病，邻近感染病灶，如慢性化脓性鼻窦炎、慢性扁桃体炎等。

【护理评估】

（一）健康史

询问患者发病时有无鼻阻、流涕等症状，呼吸道炎症反复发作史以及全身性疾病史等。

（二）临床表现

1. 潜伏期：一般于感染后 1 ～ 3d，有鼻腔内不适感，全身不适及食欲减退等。

2. 前驱期：数小时或 1 ～ 2d，鼻内和鼻咽部瘙痒、干燥、灼热感，频发喷嚏。并有畏寒、头胀、食欲减退和全身疲乏等。

3. 卡他期：2 ～ 7d，出现鼻塞，频发喷嚏，流清水样鼻涕，伴嗅觉减退，说话时有闭塞性鼻音，同时全身症状达到高峰，如发热、倦怠、食欲减退，头疼等，如并发急性鼻窦炎则头痛加重。鼻黏膜弥漫性充血，肿胀鼻道内充满水样或黏液性分泌物。

4. 恢复期：清鼻涕减少，逐渐变为黏液性，合并细菌感染时，鼻涕为脓性，全身症状逐渐减轻，如无并发症，7 ～ 10d 痊愈。

由于每次致病病毒的种类及亚型不同，以及机体免疫功能和患者年龄的影响，本病的临床表现轻重不一。小儿体内缺少各种致病病毒的相关抗体，易患此病。

（三）辅助检查

1. 鼻腔检查：可见鼻黏膜充血、肿胀，下鼻甲充血、肿大，总鼻道或鼻底有较多分泌物。

2. 实验室检查：合并细菌感染者可出现白细胞升高。

（四）心理 – 社会状况

急性鼻炎未得到及时治疗，可由早期较轻症状最终发展为鼻窦炎等并发症，给患者的学习、生活带来诸多负面影响。因此，护士要鼓励患者积极主动治疗疾病，并给予对症处理，如降温、给予鼻腔内滴药等。了解患者的饮食习惯、生活和工作环境，嘱咐患者吃清淡饮食，多饮水，注意休息，保证睡眠。

（五）治疗要点

此病为自愈性疾病，无特效药治疗，以支持治疗和对症治疗为主，并注意预防并发症。

1. 局部治疗：

（1）血管收缩剂。鼻内用减充血剂，首选盐酸羟甲唑啉滴鼻剂或喷雾剂，亦可用 1%（小儿用 0.5%）麻黄碱生理盐水滴鼻，使黏膜肿胀减轻，改善鼻腔通气、引流。使用减充血滴鼻剂的时间不宜超过 10 d，以免形成药物性鼻炎。

（2）α 干扰素。鼻部应用虽可减少鼻病毒的复制，但并不能影响病程，作用有限。

2. 全身治疗：早期采用生姜、红糖、葱白煎水热服发汗，减轻症状，缩短病程；发热者给予解热镇痛药；抗病毒治疗，口服板蓝根、金叶败毒颗粒、维 C 银翘片等；合并细菌感染或可疑并发症时，全身应用抗生素。

【常见护理诊断 / 护理问题】

1. 感知觉紊乱：嗅觉减退，与鼻黏膜水肿有关。

2. 体温过高：与感染有关。

【护理措施】

1. 指导患者注意休息，劳逸结合。

2. 嘱咐患者多饮水，增加机体代谢，促进毒素排出。

3. 鼻腔常用滴鼻剂为 1% 麻黄碱滴鼻剂、呋麻滴鼻液等，小儿药物浓度降低为 0. 5% 即可。可收缩鼻黏膜血管，缓解鼻黏膜的充血、水肿、鼻塞，改善引流及抑菌。护士指导患者鼻腔内滴药，首先指导患者自行清理鼻腔内过多的分泌物，患者仰卧垂头位，护士持滴鼻剂距患者鼻孔 2cm 处，每侧鼻孔轻滴药液 2 ～ 3 滴，指导患者轻捏鼻翼，使药液均匀分布于鼻腔黏膜和鼻窦，保持原位 3 ～ 5min 可坐起，轻擤出鼻腔的分泌物。

4. 每日监测体温，体温大于 38. 5°，需行降温处理，可口服退热剂并多饮水，洗温水澡等，患者退热后，常伴有出汗，要注意保暖及皮肤的清洁，洗澡需要家人的帮助，以确保患者的安全。

5. 患者及家属教育。

（1）此病为呼吸道病毒感染，流行期避免与患者密切接触，不出入或少出入公共场所，注意居室通风，减少呼吸道交叉感染。

（2）引起急性鼻炎的病毒可在环境中生存，因此可以经手接触携带病毒，随后触碰眼睛、鼻子引起感染。所以勤洗手，改掉揉眼睛、挖鼻孔的不良习惯可预防感冒。

（3）正确擤鼻的方法：紧压一侧鼻翼，轻轻擤出对侧鼻腔的分泌物；或将鼻涕吸入咽部吐出。

二、慢性鼻炎

慢性鼻炎（chronic thininse）是由病毒、细菌、变应原、各种理化因子以及某些全身性疾病引起的鼻腔黏膜慢性炎症性疾病。主要病理改变是鼻腔黏膜充血、肿胀、渗出、增生、萎缩或坏死等。临床表现以鼻塞、分泌物增多、病程持续数月以上或反复发作为特征。

慢性鼻炎传统上分为慢性单纯性鼻炎和慢性肥厚性鼻炎两类，但这种分类方法没有强调致病因素在慢性鼻炎发病中的作用。后有学者采用了国际及国内被广泛接受和认可的分类方法，即根据是否有变应性因素，分为变应性鼻炎和非变应性鼻炎，后者又可以分为血管运动性鼻炎、妊娠性鼻炎、萎缩性鼻炎、药物性鼻炎、干燥性鼻炎等。

【病因及发病机制】

（一）局部因素

1. 急性鼻炎反复发作，或发作后未获得彻底治疗，鼻黏膜未恢复正常，而演变为慢性鼻炎。

2. 鼻中隔偏曲妨碍鼻腔通气、引流，使鼻黏膜常受刺激而致病。

3. 鼻腔及鼻窦慢性疾病，如慢性化脓性鼻窦炎，鼻黏膜长期受到脓液的刺激，鼻黏膜反复发生炎症，不易彻底恢复。

4. 邻近感染病灶的影响，如慢性扁桃体炎，腺样体肥大等。

5. 长期过多应用鼻减充血剂，使神经血管调节功能失常，血管扩张，黏膜肿胀，引起药物性鼻炎；丁卡因、利多卡因等局麻药可损伤鼻黏膜的纤毛输送功能。

（二）职业和环境因素

长期或反复吸入粉尘（如水泥、面粉、煤灰等）或有害化学气体（如二氧化硫、甲醛等），生活或生产环境中温度和湿度的急剧变化（如炼钢、烘熔、冷冻等作业），均可导致此病。

（三）全身因素

慢性鼻炎常为全身疾病的局部表现。

1. 全身慢性疾病，如贫血、糖尿病、风湿病、结核、痛风、急性传染病后，以及心、肝、肾脏疾病和自主神经功能紊乱，慢性便秘等，可引起鼻黏膜血管长期淤血。

2. 营养不良，如维生素 A 缺乏可使鼻黏膜纤毛损伤，鼻黏膜肥厚，腺体退化。

3. 内分泌紊乱，如甲状腺功能低下，可使鼻黏膜苍白水肿，黏膜增生，若甲状腺素分泌过多则使鼻黏膜萎缩，贫血而干燥。在青春期和妊娠后期，鼻黏膜常有生理性充血、肿胀，有慢性鼻炎的表现，这种生理现象大多在青春期后或分娩期后自行缓解。

4. 烟酒嗜好或长期过度疲劳，可致鼻黏膜血管舒缩功能障碍。

5. 精神紧张、焦虑均可使鼻黏膜充血肿胀，腺体分泌增多，使鼻黏膜易于感染。

6. 免疫功能障碍，如自身免疫性疾病、艾滋病、脉管炎、囊性纤维化及器官移植或肿瘤患者长期使用免疫抑制剂等。

（四）慢性单纯性鼻炎和慢性肥厚性鼻炎的区别

1. 慢性单纯性鼻炎：是以鼻黏膜肿胀、分泌物增多为特征的鼻黏膜慢性炎症。

2. 慢性肥厚性鼻炎：是以黏膜、黏膜下层甚至骨质的局限性或弥漫性增生肥厚为特点的鼻腔慢性炎症。

三、慢性单纯性鼻炎

慢性单纯性鼻炎（chronic simple thinitis）是基于鼻腔血管的神经调节功能紊乱，副交感神经兴奋占优势，交感神经呈相对抑制状态，而致血管扩张，腺体分泌增多，形成一种以黏膜肿胀、分泌物增多为特点的慢性炎症。

【病理】

鼻腔黏膜深层动脉和静脉，由于神经血管功能紊乱而扩张，鼻甲肿大，浅层动脉和静脉并不相应扩张，故临床上鼻黏膜可无明显充血现象；黏液腺的功能活跃，分泌增多。

【护理评估】

（一）健康史

询问患者有无急性鼻炎、鼻窦炎及鼻腔疾病、邻近器官疾病以及全身性疾病史，评估患者的生活及工作环境，营养状况及鼻减充血剂的使用时间等。

（二）临床表现

1. 症状。

（1）间歇性和交替性鼻塞：白天、夏季、劳动或运动时鼻塞减轻；夜间，静坐或寒冷时鼻塞加重。鼻塞患者可出现嗅觉减退，头痛、头晕，说话时有闭塞性鼻音等症状。

（2）多涕：分泌物呈黏液样，脓性多见于继发性感染。鼻腔分泌物较多时，常经后鼻孔流入咽喉部，引起刺激性咳嗽。小儿患者由于鼻涕长期刺激鼻前庭及上唇，可出现鼻前庭炎及湿疹。

（3）头痛：在鼻塞侧较重，鼻呼吸通畅后消失。可有间断嗅觉减退及说话时鼻音等。

2. 体征。

（1）鼻黏膜肿胀，以下鼻甲最为明显，次以中鼻甲及鼻中隔为著。鼻腔内使用减充血剂后，黏膜肿胀迅速消退。

（2）鼻腔分泌物黏稠，多积于鼻底部、下鼻道或总鼻道。若分泌物呈黏脓性，应注意有无继发感染。

（三）并发症

慢性单纯性鼻炎如合并有鼻中隔畸形或其他病变，患者常有持续性鼻塞，常用口呼吸，可影响肺功能，口腔及咽部黏膜干燥，常伴有咽炎及喉炎，且易发下呼吸道感染或支气管肺炎。炎症向后可侵及咽鼓管，可发生耳部症状。鼻分泌物较多者，易刺激鼻前庭皮肤，引起鼻前庭炎、皲裂、湿疹、毛囊炎等并发症。

（四）心理－社会状况

长时间的鼻塞，患者可出现注意力不能集中、记忆力减退、疲乏、头痛、头闷、失眠等，患者得不到良好的休息。因此，护士应评估患者对疾病的认知程度及情绪状况，了解患者的饮食习惯，生活及工作环境，了解患者使用鼻减充血剂的用量及疗程等。

（五）治疗要点

1. 积极消除全身与局部的致病因素，改善生活和工作环境，矫正鼻中隔偏曲，积极治疗慢性化脓性鼻窦炎，避免长期使用鼻减充血剂滴鼻。

2. 局部治疗的目的：①抗感染。②消除鼻黏膜肿胀，使鼻腔及鼻窦恢复通气及引流。③恢复纤毛和浆液黏液腺的功能。

（1）慢性单纯性鼻炎并发感染者，可用抗生素溶液滴鼻或喷鼻。

（2）鼻减充血剂滴鼻改善鼻腔及鼻窦通气及引流，对麻黄碱发生耐受性的患者，可改用 0.05% 羟甲唑啉滴鼻剂，萘甲左林（滴鼻净）慎用，可引起药物性鼻炎。

（3）鼻内 0.5% ～ 1% 普鲁卡因封闭疗法，注射于鼻丘或下鼻甲的前后端黏膜，每次 1 ～ 2mL，隔日 1 次，5 ～ 6d 为一个疗程。

（4）超短波治疗，借其温热作用，改善血液循环，从而缓解其刺激症状。

（5）鼻腔分泌物过于黏稠时，可进行鼻腔冲洗。

【常见护理诊断 / 护理问题】

感知觉紊乱：嗅觉减退与鼻腔黏膜肿胀引起鼻塞有关。

【护理措施】

1. 指导患者注意休息，劳逸结合，锻炼体格，增强疾病防御能力，戒烟酒，注意饮食，改善生活及工作的环境。

2. 嘱咐患者多饮水，减少因鼻塞引起的口干。

3. 护士指导患者正确的滴鼻方法，首先指导患者自行清理鼻腔内过多的分泌物，患者仰卧垂头位，持滴鼻剂距患者鼻孔 2cm 处，每侧鼻孔轻滴药液 2 ～ 3 滴，指导患者轻捏鼻翼，使药液均匀分布于鼻腔黏膜，保持原位 3 ～ 5min 可坐起，轻擤出鼻腔的分泌物。

4. 慢性单纯性鼻炎患者及家属教育。

（1）正确的擤鼻法：紧压一侧鼻翼，轻轻擤出对侧鼻腔的分泌物；或将鼻涕吸入咽部吐出。捏紧两侧鼻孔擤鼻，可导致鼻窦和中耳感染的危险。

（2）鼻腔分泌物多时，可在患者鼻翼及唇上涂防护油，以免引起皮肤皲裂。

四、慢性肥厚性鼻炎

慢性肥厚型鼻炎（chronic hypertrophic rhinitis）是以黏膜、黏膜下层，甚至骨质的局限性或弥漫性增生肥厚为特点的鼻腔慢性炎症。

【病理】

鼻腔黏膜固有层的动静脉扩张，静脉及淋巴管周围有淋巴细胞和浆细胞浸润。由于静脉及淋巴管回流受阻，静脉的通透性增高，黏膜固有层水肿，继而纤维组织增生、黏膜肥厚，当病变累及骨膜时，产生成骨细胞，从而使下鼻甲增生肥大。如病变继续发展，由于纤维组织增生压迫，引起血液循环障碍，可形成局限性水肿，发展成息肉样变。鼻黏膜上皮纤毛蜕变、脱落，变成假复层立方上皮。

【护理评估】

（一）健康史

询问患者有无急性鼻炎、鼻窦炎及鼻腔疾病、邻近器官疾病以及全身性疾病史，评估患者的生活及工作环境，营养状况，尤其是使用鼻减充血剂的时间等。

（二）临床表现

1. 症状。

（1）鼻塞：较重，多为持续性。有闭塞性鼻音，嗅觉减退。

（2）鼻涕不多，黏液性或黏脓性，不易擤出。

（3）肥大的下鼻甲后端如压迫咽鼓管咽口，可出现耳鸣及听力下降。下鼻甲前端黏膜肥厚时，可阻塞鼻泪管开口，引起溢泪，或继发性泪囊炎，结膜炎。

（4）由于长时间的张口呼吸以及鼻腔分泌物的刺激，易发生慢性咽喉炎。

（5）多伴有头痛、头昏、失眠及精神萎靡等症状。

2. 体征。

（1）鼻黏膜增生，肥厚，呈暗红色或淡紫红色。

（2）下鼻甲黏膜肥厚，鼻甲骨可肥大，常堵塞整个鼻腔。下鼻甲表面不平，呈结节状或桑椹状，下鼻甲前端及其游离缘尤为显著。

（3）鼻腔底部或下鼻道内有黏液或黏脓性分泌物。

（4）探针轻压下鼻甲有硬实感并且不易出现凹陷，或凹陷出现但不易恢复。

（5）对鼻减充血剂反应差，鼻黏膜不收缩或收缩甚微。

（三）心理－社会状况

长时间的鼻塞，患者可出现注意力不能集中、记忆力减退、疲乏、头痛、头闷、失眠等。护士应评估患者对疾病的认知程度及情绪状况，了解患者的饮食习惯，生活及工作环境，了解患者使用鼻减充血剂的用量及疗程情况，并了解患者有无结膜炎、咽喉炎等邻近器官的症状。

（四）治疗

1. 病因治疗。

（1）找出全身、局部和环境等方面的致病原因，积极治疗全身疾病或排除之。

（2）对鼻中隔偏曲者进行矫正手术，积极治疗慢性鼻窦炎等。

（3）加强锻炼，改善营养状况，治疗全身慢性疾病，提高机体免疫力。

（4）戒除不良嗜好，注意培养良好的卫生习惯，避免过度劳累。

（5）对于有免疫缺陷或长期应用免疫抑制剂的患者，应尽量避免出入人群密集的场所，并注意戴口罩。

（6）对于“妊娠期鼻炎”的患者忌用鼻减充血剂，局部慎用糖皮质激素鼻喷雾剂，妊娠终止后 2 ～ 4 周，鼻炎症状会得到缓解。

（7）鼻塞严重者可按摩迎香穴和鼻通穴，还可应用淡盐水或生理盐水冲洗鼻腔。

2. 局部治疗。

（1）局部糖皮质激素鼻喷雾剂：局部糖皮质激素可以在炎症的各个阶段都发挥强大的抗感染、抗水肿效应，并能促进损伤的纤毛上皮修复，是目前治疗鼻黏膜炎症性疾病的一线药物。局部糖皮质激素不仅具有对血管的收缩和减充血作用，同时还具有稳定血管内皮屏障和降低血管通透性、减轻黏膜水肿的作用。推荐持续用药一段时间。如果持续性治疗没有明显的效果，则可以考虑其他物理或外科方法。

（2）鼻减充血剂滴鼻：只有在慢性鼻炎伴发急性感染时才可使用鼻减充血剂滴鼻，1 ～ 2 次 / d，并且一般应用时间不宜超过 10 d，此类药物长期使用可引起药物性鼻炎。儿童可短期应用浓度较低的此类药物。盐酸萘甲唑啉类减充血剂（滴鼻净）很容易引起药物性鼻炎并对鼻黏膜造成不可逆的损伤，应慎用。

（3）针灸疗法：针刺迎香穴和鼻通穴。

（4）激光治疗：可用 YAG 激光或 CO_2 激光。

（5）对于鼻腔分泌物过于黏稠者，可应用消毒的温生理盐水冲洗鼻腔。

3. 手术治疗。

鼻甲黏膜肥厚，对鼻减充血剂无明显反应，或经上述治疗未能奏效者，宜行手术治疗。下鼻甲肥厚者行下鼻甲部分切除术，下鼻甲骨性肥厚者，行下鼻甲黏 – 骨膜下切除术，中鼻甲肥大者，行中鼻甲部分切除术。

【常见护理诊断 / 护理问题】

感知觉紊乱：嗅觉减退，与鼻黏膜肥厚有关。

【护理措施】

1. 指导患者注意休息，劳逸结合，锻炼体格，增强疾病防御能力，戒烟酒，注意饮食，改善生活及工作的环境。

2. 嘱咐患者多饮水，减少因鼻塞引起的口干。

3. 护士指导患者正确的滴鼻方法。

4. 指导患者正确使用鼻腔冲洗器冲洗鼻腔，冲洗时患者取坐位或立位，头部稍稍向前倾斜 30°，通过用手挤压鼻腔冲洗器瓶体产生的压力，将储存在瓶体内的液体压入患者鼻腔，产生具有一定机械强度的水流，对鼻腔进行清洗。

5. 慢性肥厚性鼻炎患者及家属教育。

（1）正确的擤鼻法：紧压一侧鼻翼，轻轻擤出对侧鼻腔的分泌物；或将鼻涕吸入咽部吐出。捏紧两侧鼻孔擤鼻，可导致鼻窦和中耳感染的危险。

（2）鼻腔分泌物多时，可在患者鼻翼及唇上涂防护油，以免引起皮肤皲裂。

（3）尽量避免出入人群密集的场所，并注意戴口罩。

五、急性鼻 – 鼻窦炎

急性鼻窦炎（acute sinusitis）是鼻窦黏膜（可能包括嗅上皮）、窦内液体和（或）窦壁骨质的急性炎症，病程至少 7d，但少于 12 周。急性鼻窦炎常继发于急性鼻炎，严重者可以波及周围组织和邻近器官。

另外，鼻腔与鼻窦黏膜互相延续，当有鼻窦炎时，鼻腔黏膜必定也有不同程度的炎症，所以对于鼻窦炎的正确命名应为鼻 – 鼻窦炎（rhinosinusitis）。我们通常所说的鼻窦炎，指的也就是鼻 – 鼻窦炎。致病菌多为化脓性球菌，如肺炎双球菌、溶血型链球菌、葡萄球菌和卡他球菌。其次为杆菌，如流感杆菌、变形杆菌和大肠埃希菌等。此外，厌氧菌感染亦不少见。应注意多数为混合感染。

【病因】

（一）局部因素

1. 鼻腔疾病：如急性或慢性鼻炎、鼻中隔偏曲、中鼻甲肥大、变应性鼻炎、外鼻息肉、鼻腔异物和肿瘤等，上述疾病均可能导致窦口鼻道复合体、上鼻道及蝶筛隐窝的阻塞，影响鼻窦的通气和引流而致鼻窦炎发生。

2. 邻近器官的感染病灶：扁桃体炎、腺样体炎等可同时伴发鼻咽和鼻腔炎症，进而导致鼻窦炎发生；上列第 2 前磨牙和第 1、2 磨牙的根尖周感染、拔牙损伤上颌窦、龋齿残根坠入上颌窦内等，均可引起牙源性上颌窦炎症。

3. 鼻窦外伤或异物：鼻窦外伤骨折或异物进入鼻窦，游泳、跳水不当或游泳后用力擤鼻致污水挤入鼻窦等，均可将致病菌直接带入鼻窦引发鼻窦感染。

4. 医源性感染：鼻腔内填塞物留置时间过久，局部血液循环障碍、黏膜受压迫水肿、继发感染而致鼻窦炎；此外，填塞物留置过久亦可因妨碍窦口引流和通气而致鼻窦炎。

5. 气压改变：高空飞行迅速下降致窦腔负压，使鼻腔炎性物或污物被吸入鼻窦，引起非阻塞性航空性鼻窦炎。

（二）全身因素

过度疲劳、受寒、受潮、营养不良、维生素缺乏等引起全身抵抗力降低，生活与工作环境不洁等是诱发本病的常见原因。此外，全身性疾病如贫血、糖尿病、甲状腺和脑垂体功能低下、上呼吸道感染和急性传染病（流感、麻疹、猩红热和白喉）等均可诱发本病。

【致病菌】

多见化脓性球菌，如肺炎双球菌、溶血型链球菌、葡萄球菌和卡他球菌；其次为杆菌，如流感杆菌、变形杆菌和大肠埃希菌等；此外，厌氧菌感染亦较常见。临床上常可表现为球菌与杆菌、需氧菌与厌氧菌的混合感染。

【病理】

与急性鼻炎相似。①卡他期：病初鼻窦黏膜短暂贫血，继而血管扩张和充血，上皮肿胀，固有层水肿，多形核白细胞和淋巴细胞浸润，纤毛运动缓慢，浆液性或黏液性分泌亢进。②化脓期：卡他期病理改变加重，上皮坏死，纤毛脱落，小血管出血，分泌物转为脓性。③并发症期：炎症侵及骨质或经血循环扩散，引起骨髓炎或眶内、颅内感染等并发症。上述病理过程并非是必然过程，及时的诊断和治疗可以使绝大多数患者在卡他期获得治愈。

【护理评估】

（一）健康史

评估患者有无引起本病的全身或局部病因，有无明显诱发因素，有无发热，头痛的部位、性质等，询问鼻腔有无分泌物及分泌物的性质和量。

（二）临床表现

1. 症状。

1）全身症状：因常继发于上呼吸道感染或急性鼻炎，故原症状加重，出现畏寒、发热、周身不适。可能伴有咳嗽、咳痰及恶心、眩晕、耳鸣。小儿患者可发生呕吐、腹泻、咳嗽等消化道和呼吸道症状。

2）局部症状。

（1）鼻塞：多为患侧持续性鼻塞，如两侧同时患病，则为双侧持续性鼻塞。嗅觉可因鼻塞而暂时减退或丧失。

（2）多脓涕：鼻腔内大量脓性或黏脓性鼻涕，难以擤尽，脓涕中可带有少许血丝。厌氧菌或大肠埃希菌感染者脓涕恶臭（多是牙源性上颌窦炎）。脓涕可后流刺激咽部和喉部局部黏膜，引起发痒、恶心、咳嗽和咳痰。

（3）头痛或局部疼痛：为常见症状。其发生机制是脓性分泌物、细菌毒素和黏膜肿胀刺激和压迫神经末梢所致。一般而言，前组鼻窦炎引起的头痛多在额部和颌面部，后组鼻窦炎的头痛则多位于颅底或枕部。

各窦引起的疼痛各有特点。

急性上颌窦炎：眶上额部痛，可能伴有同侧颌面部痛或上列磨牙痛。晨起轻，午后重。

急性筛窦炎：一般头痛较轻，局限于内眦或鼻根部，也可能放射至头顶部。前组筛窦炎的头痛有时与急性额窦炎相似，后组筛窦炎则与急性蝶窦炎相似，疼痛位于枕部。

急性额窦炎：前额部痛具有周期性，即晨起即感头痛，且逐渐加重，至午后开始减轻，晚间则完全消失，次日又重复发作。周期性头痛形成的可能机制是：晚间睡眠头部呈卧位，使窦内脓性物难以排出而积蓄，晨起头部呈直立位，使脓性物积留于窦底和窦口，借重力和微弱的纤毛运动逐渐排出，其过程缓慢并使窦内产生负压甚至真空。因此，脓性物的刺激加之"真空性头痛"致早晨即出现头痛，并逐渐剧烈和持久。午后窦内脓性物逐渐排空，脓性物刺激和窦内"真空"均获改善，故午后头痛逐渐缓解和消失。

急性蝶窦炎：颅底或眼球深处钝痛，可放射至头顶和耳后，亦可引起枕部痛。早晨轻，午后重。

2. 体征：详细询问和分析病史，若上述症状出现在急性鼻炎（可能已在缓解中）之后，应首先考虑本病。可做下述检查。

（1）局部视、触诊：急性上颌窦炎表现为颌面、下颌红肿和压痛；急性额窦炎则出现额部红肿以及眶内上角（相当于额窦底）压痛和额窦前壁叩痛；急性筛窦炎在鼻根和内眦处偶有红肿和压痛。

（2）鼻腔检查：上、中、下鼻甲是否充血水肿，总鼻道及嗅裂是否通畅，是否有分泌物，以及分泌物的性质。鼻黏膜充血、肿胀，尤以中鼻甲和中鼻道黏膜为甚。鼻腔内若有大量黏脓或脓性鼻涕，可用 1% 麻黄碱收缩鼻黏膜和擤出大部分鼻涕后观察中鼻道和嗅裂，前组鼻窦炎可见中鼻道有黏脓或脓性物，后组鼻窦炎者则见于嗅裂。擤尽鼻涕后，中鼻道或嗅裂内黏脓或脓性物可能暂时消失，应做体位引流后再检查。若单侧鼻腔脓性分泌物恶臭，应考虑牙源性上颌窦炎。

（3）鼻内镜检查：用 1% 麻黄碱和 1% ～ 2% 丁卡因棉片做鼻黏膜萎缩和麻醉后，擤尽鼻涕。利用不同视角的鼻内镜检查鼻腔各壁，并伸入鼻道检查窦口及其附近黏膜，可准确观察鼻腔黏膜，尤其是窦口及其附近黏膜的病理改变，包括窦口形态、黏膜红肿程度、息肉样变以及分泌物来源等。

（三）辅助检查

1. 前鼻镜检查：鼻黏膜充血、肿胀，以中鼻甲和中鼻道黏膜为甚。鼻腔内有大量黏脓或脓性鼻涕。

2. 鼻内镜检查：查看鼻道和窦口及其附近黏膜的病理改变，包括窦口形态、黏膜红肿程度、息肉样变及脓性分泌物来源等。

3. 影像学检查：鼻窦 CT 扫描，可清楚显示鼻窦黏膜增厚及病变范围等。X 线对鼻窦炎的诊断意义不大，目前已很少用于临床诊断。

（四）心理－社会状况

评估患者的心理状态，了解其对疾病的认知和期望。因鼻塞、头痛、全身不适等影响患者正常的工作、学习、生活和社交，患者易产生焦虑心理。

（五）治疗要点

治疗原则：以非手术治疗为主，尽快消除病因，促进鼻窦的通气引流，控制感染，防止发生并发症或转归为慢性鼻窦炎。

1. 全身治疗。

1）一般治疗：休息，多饮水，进食富含营养的流质饮食，对症处理，如解热镇痛等。

2）药物治疗。

（1）抗生素：可先根据经验选择对球菌、杆菌或厌氧菌敏感的抗生素，首选阿莫西林－克拉维酸钾，青霉素过敏者改用其他广谱抗生素或磺胺类药物；然后根据药敏试验结果调整抗生素。正确选择并足量（包括剂量和疗程）使用抗生素，有助于防止并发症和转归为慢性鼻窦炎。但是也有人认为，急性鼻窦炎是一种自限性疾病，一般不需要抗生素治疗，而且，频繁不适当地应用抗生素，可以造成细菌耐抗生素菌株增多，这一点也应引起注意。

（2）促进纤毛排泄功能用药：标准桃金娘是桃金娘科树叶的标准提取物，可以针对性地促溶、促排及调节鼻腔鼻窦分泌物，明显改善和恢复受累的黏膜纤毛功能。

（3）鼻减充血剂：鼻塞症状严重者，并且无高血压、心脑血管疾病者，可适当应用鼻减充血剂。

（4）抗组胺药物：合并变态反应性鼻炎的患者适当应用抗组胺药物，有助于减轻变态反应对鼻窦炎的影响，可以减少鼻腔分泌物。常用的有氯雷他定，西替利嗪等。

（5）类固醇激素：伴哮喘或变态反应性鼻炎的患者，短期适量应用激素有助于减轻鼻腔黏膜水肿，缓解症状。

2. 局部治疗。

（1）鼻部用药：对于鼻塞严重者，在病初 3 ～ 5d 鼻腔局部适量应用鼻减充血剂，有助于减轻鼻腔黏膜水肿，减少分泌物，促进鼻窦引流。但长期、反复使用可能会引起药物依赖以及药物性鼻炎，故已不主张常规使用，特别是反复使用效果不明显者，应严禁使用。类固醇类鼻腔局部喷雾剂，可以通过调整与炎症有关的体液和细胞的机制，明显减轻鼻腔鼻窦黏膜的炎症症状，并且长期使用无明显不良反应。临床常用的有糠酸莫米松、布地奈德、丙酸氟替卡松喷雾剂等。

（2）上颌窦穿刺：急性鼻源性上颌窦炎并无并发症者，在全身症状消退和局部炎症基本控制、化脓性病变已趋局限化时，可行上颌窦穿刺，亦可于冲洗后向窦内注入抗生素和类固醇激素。

（3）物理治疗：超声雾化、雾化吸入、红外线照射、局部热敷等物理疗法，对改善局部血液循环，促进炎症消退或减轻症状均有帮助。

（4）手术疗法：急性期一般不主张手术，但当鼻窦炎症向外扩散或已导致毗邻器官发生严重并发症，或急性炎症伴窦内黏膜坏死，患者低热不退，或鼻腔外侧壁因炎症影响严重引流不畅、药物治疗不能改善时，则应考虑手术治疗。在高效抗生素的支持下，经鼻内镜开放窦口清除病灶，通畅引流。

【护理诊断和护理措施】

（一）急性疼痛

1. 向患者解释疼痛的原因及治疗方法，及时评估疼痛部位及疼痛程度。提供信息支持，头痛或局部疼痛由脓性分泌物、细菌毒素和黏膜肿胀刺激和压迫末梢神经所致。

2. 给予正确的体位引流，促进鼻窦内的分泌物排出。如上颌窦炎可采取平卧位；额窦炎可取坐位；筛窦炎可取侧卧位；蝶窦炎可使用伏案位。利用鼻窦的生理性开口排出鼻窦内分泌物，减轻疼痛。

3. 正确使用鼻内糖皮质激素和减充血剂，告知患者滴鼻药的作用，教会其正确滴鼻药的方法。消除鼻腔水肿，减轻炎症刺激。

4. 局部热敷、红外线照射等，避免烫伤。促进血液循环，利于有毒物质的排出。

5. 必要时根据医嘱使用镇痛剂，缓解疼痛症状。

（二）体温过高

1. 注意观察体温变化，高热患者可使用物理降温或口服解热镇痛药。及时发现并处理高热。

2. 卧床休息，进清淡饮食，多饮水，加强营养并保持大便通畅。减少体力消耗，维持体液平衡。

3. 保持口腔清洁，加强口腔护理，予以盐水或漱口液漱口，预防口腔感染。

（三）感染

1. 遵医嘱正确使用敏感抗生素，观察用药后的效果。

2. 协助患者进行鼻腔冲洗，选择适当的冲洗液，避免过度冲洗引起鼻腔出血。及时清除鼻腔分泌物，保持鼻腔清洁，避免炎症扩散。

3. 密切观察有无持续高热、头痛加剧、眼球运动受限等症状，发现问题，及时处理。

（四）知识缺乏

1. 向患者讲解疾病发生的原因、治疗方法、治疗效果，让其知晓急性反复发作或未彻底治愈会迁延为慢性炎症。了解疾病相关知识，减轻焦虑，提高治疗依从性。

2. 指导患者正确滴鼻、鼻腔冲洗、体位引流，积极治疗全身及局部病因，及时、彻底治疗本病。保证治疗效果，避免转化为慢性鼻窦炎。

3. 注意工作、生活环境的洁净，生活有规律，劳逸结合，加强锻炼，忌烟、酒、辛辣刺激性食物。提高机体抵抗力，消除诱因。

六、慢性鼻－鼻窦炎

慢性鼻窦炎（chronic sinusitis）是指鼻窦黏膜的慢性非特异性化脓性炎症，远较急性多见，常为鼻腔和多个鼻窦同时受累，故又称慢性鼻－鼻窦炎。症状发作持续时间为儿童大于12周；凡累及2个或2个以上鼻窦者，称之为多鼻窦炎；当两侧所有鼻窦均受累时，则称为全组鼻窦炎。

【病因和发病机制】

慢性鼻－鼻窦炎的病因比较复杂，是遗传和环境等多种因素共同作用的结果，其发病的初始因素并不明确。

（一）微生物因素

1. 细菌：细菌是否是引起慢性鼻－鼻窦炎的初始因素尚不明确。

2. 真菌：真菌在慢性鼻－鼻窦炎的发病机制中的作用尚不明确。

3. 病毒：病毒可破坏上气道的黏膜上皮屏障，在慢性鼻－鼻窦炎的发病中可能发挥一定作用。

（二）局部因素

1. 纤毛功能障碍：研究表明，慢性鼻－鼻窦炎患者常由于鼻腔鼻窦上皮受损，出现继发性纤毛运动障碍。

2. 解剖异常：常见的有鼻中隔偏曲、钩突位置或结构异常。

3. 上皮屏障破坏：可能在慢性鼻－鼻窦炎发生中起重要作用。

4. 细菌生物膜的形成：促进慢性鼻－鼻窦炎的发生发展。

（三）全身因素

过敏反应、免疫缺陷。

（四）其他因素

支气管哮喘、幽门螺杆菌感染、长期留置胃管及胃食管反流。

【护理评估】

（一）健康史

了解患者有无急性鼻窦炎反复发作史，了解其治疗过程。了解其是否有鼻源性头痛，以及脓涕、鼻塞，是否有嗅觉障碍。

（二）临床表现

1. 全身症状：轻重不等，有时则无。或伴有变态反应性鼻炎或哮喘的症状。较常见精神不振、易倦、头昏、记忆力减退、注意力不集中。

2. 局部症状。

（1）多脓涕：为主要症状。黏脓性或脓性。前组鼻窦炎者，鼻涕易从前鼻孔擦出；后组鼻窦炎者，鼻涕多经后鼻孔流入咽部。牙源性上颌窦炎的鼻涕常有腐臭味。

（2）鼻塞：为主要症状。是因鼻黏膜肿胀、鼻甲黏膜息肉样变、息肉形成，以及鼻内分泌物较多所致。

（3）头痛：不一定具有此症状。即使有头痛，亦不如急性化脓性鼻窦炎者严重，一般表现为钝痛。乃因细菌毒素吸收所致的脓毒性头痛，或因窦口阻塞、窦内空气被吸收而引起的真空性头痛。本病之头痛常有下列特点：①伴随鼻塞、流脓涕和嗅觉减退等症状；②多有时间性或固定部位，多为白天重、夜间轻，且常为一侧，如为多侧者，必有一侧较重；前组鼻窦炎者多在前额痛，后组鼻窦炎者多在枕部痛；③休息、滴鼻药、蒸汽吸入或引流改善、鼻腔通气后，头痛减轻。咳嗽、低头位或用力时，因头部静脉压升高而使头痛加重。吸烟、饮酒和情绪激动时，头痛亦加重。

（4）嗅觉减退或消失；乃因鼻黏膜肿胀、肥厚或嗅器变形所致，多属暂时性，少数为永久性。

（5）视觉障碍：是本病引起的眶并发症。主要表现为视力减退或失明（球后视神经炎所致），也有表现为其他视功能障碍，如眼球移位、复视和眶尖综合征等。多与后组筛窦炎和蝶窦炎有关，是炎症累及管段视神经和眶内所致。

3. 体征。

（1）详细了解病史：多脓涕、鼻塞、既往有急性鼻窦炎发作史、鼻源性头痛为本病之重要病史和症状。

（2）鼻腔检查：前鼻镜检查可能见到如下病变。鼻黏膜慢性充血、肿胀或肥厚，中鼻甲肥大或息肉样变，中鼻道变窄、黏膜水肿或有息肉。前组鼻窦炎者脓液位于中鼻道，仔细观察可以发现上颌窦炎者脓液多自中鼻道后下段，沿下鼻甲表面下流而积蓄于鼻底和下鼻道；额窦炎者脓液多自中鼻道前段下流。后组鼻窦炎者脓液位于嗅裂，或下流积蓄于鼻腔后段或流入鼻咽部。怀疑鼻窦炎但检查未见鼻道有脓液者，可用 1% 麻黄碱收缩鼻黏膜并做体位引流后，复做上述检查，可助诊断。

应用鼻内镜检查可清楚准确判断上述各种病变及其部位，并可发现前鼻镜不能窥视到的其他病变。如窦口及其附近区域的微小病变和上鼻道、蝶窦口的病变。

（三）辅助检查

1. 口腔和咽部检查：牙源性上颌窦炎者同侧上列第 2 双尖牙或第 1、2 磨牙可能存在病变，后组鼻窦炎者咽后壁可能见到脓液或干痂附着。

2. 影像学检查。

（1）CT 检查：现在慢性鼻窦炎多采用 HRCT 检查，因为它可以清楚地显示鼻窦的骨质，更重要的是鼻窦 HRCT 可以清楚地显示解剖变异及很多药物无法恢复的异常结构，为手术提供依据，也为药物治疗病例的选择提供依据。

（2）MRI 检查：只有少数病例需行鼻窦 MRI 检查，以便与其他软组织病变鉴别。

3. 上颌窦穿刺冲洗：通过穿刺冲洗以了解窦内脓液之性质、量、有无恶臭等，并便于脓液细菌培养和药物敏感试验，据此判断病变程度和制定治疗方案。

（四）心理 – 社会状况

因病程长且反复发作，鼻塞、流脓涕、头痛、记忆力减退等影响正常的工作、生活且导致患者学习成绩及工作效率下降，患者易产生焦虑、抑郁心理，对治疗失去信心或期望值过高。护士应评估患者情绪状况、年龄、文化层次、对疾病的认知程度。

（五）治疗要点

治疗原则：慢性鼻窦炎原则上以药物治疗为主，只有在长期药物治疗无效或者是 CT 检查发现有明显鼻腔解剖变异性病变而估计药物治疗不能治愈时，才考虑手术治疗。

1. 非手术治疗。

1）一般治疗。

（1）消除病因：矫治阻塞性鼻部疾病，如鼻中隔偏曲，鼻甲肥大和鼻息肉等；积极治疗变应性病因；清除邻近感染性病灶。

（2）增强体质：加强营养，补充一定量的维生素，注意休息，锻炼身体，去除全身性慢性疾病。

（3）鼻腔灌洗：利用鼻腔清洗液或生理盐水清洁鼻腔，促进分泌物的排出。但鼻腔灌洗会改变鼻腔微环境，应把握适应证及注意灌洗次数。

（4）雾化吸入：有助于改善鼻腔局部症状及不适。

2）药物治疗：药物治疗可以使急性鼻窦炎完全治愈，对于慢性鼻窦炎和复发性鼻窦炎，可使其症状缓解，减少发作次数。

（1）鼻用糖皮质激素：为慢性鼻窦炎的一线药物。可使鼻息肉缩小，术后可减轻鼻腔黏膜水肿、防止上皮脱落、缩短愈合过程，并能降低息肉复发。局部治疗的优点是：药物直接作用于靶器官，副作用很小。

（2）抗生素：正常情况下，鼻窦是一个相对无菌的环境，但慢性鼻窦炎常伴葡萄球菌属、G- 杆菌、厌氧菌及真菌感染，并引起反复发作，慢性鼻窦炎急性发作的抗生素选择可参考 Poole 1992 年提出的标准，如能做细菌培养及药敏试验则最理想，鼻内镜下直接取黏脓性分泌物培养较穿刺冲洗获取脓液的结果精确。口服或静脉给药以及是否联合用药，有赖于病情的严重程度及药敏结果决定。

对于手术后常规应用抗生素和类固醇激素不能控制黏膜炎症，鼻脓性分泌物多而 IgE 不高的患者，可以考虑长期低剂量口服大环内酯类药物，相当于常规剂量的 1/3 ～ 1/2，每天 1 次，一般 1 个月起效，3 ～ 6 个月可有约 70% 的患者获得较为满意的效果。

（3）全身应用皮质类固醇激素：对于有变态反应性鼻炎或有哮喘的患者，可短期使用全身糖皮质激素；或是在术前应用可减少术中出血。糖皮质激素的分泌周期是清晨最低，故宜在清晨一次给足剂量。泼尼松的推荐剂量是围手术期每日 30mg，最大剂量为每日每千克体重 1mg，连续使用 1 周；也可用相应剂量的地塞米松。

（4）促进纤毛排泄功能用药：标准桃金娘油是桃金娘科树叶的标准提取物，它可针对性促溶、促排及调节鼻腔鼻窦分泌物，明显改善和恢复受累的黏膜纤毛功能。

（5）鼻减充血剂：可用于慢性鼻窦炎的急性发作，以改善鼻腔通气，促进鼻窦引流，疗程为 3 ～ 5d。滴鼻净应禁止使用，因其可引起药物性鼻炎。

（6）其他：抗组胺制剂、白三烯拮抗剂以及中药治疗等。

3）局部治疗。

（1）上颌窦穿刺冲洗：每周 1 ～ 2 次。必要者可经穿刺针导入硅胶管置于窦内，以便每日冲洗和灌入抗感染溶液。

（2）物理治疗：同急性鼻窦炎，如超声雾化、透热疗法等。

（3）置换法：又称鼻窦负压置换疗法或变压置换疗法，由普罗兹（Proetz，1941）倡导用于治疗亚急性或慢性鼻窦炎。由于变压治疗可能导致正常鼻窦受累，目前已有部分学者不主张使用。

2. 手术治疗。手术指征：对于经过正规的药物治疗效果欠佳，或者是经过 HRCT 检查诊断为解剖异常，就要用手术来恢复鼻腔的通气引流。

（1）传统的鼻窦手术：治疗慢性上颌窦炎的传统手术方法即柯 – 陆（Caldwell–Luc）手术和上颌窦开窗术，20 世纪 70 年代以前是治疗慢性上颌窦炎的主要手段，现在已不主张使用。

（2）鼻内镜手术：即以改善和恢复鼻腔通气、引流功能，为黏膜炎症的良性转归创造条件所实施的手术。内镜鼻窦手术的基本原则是：①纠正解剖学异常和影响鼻通气的病变；②开放病变鼻窦并清除不可逆病变；③选择性处理中鼻甲和尽量保留窦内黏膜；④手术结束时 5 个通畅，即嗅裂通畅、鼻腔通畅、后鼻孔通畅、窦口鼻道复合体通畅及各鼻窦开口通畅。

（3）辅助手术：对于儿童慢性鼻窦炎，如果是扁桃体和（或）腺样体炎症或肥大引起者，施行扁桃体和腺样体切除术有助于改善鼻腔 – 鼻窦的通气引流功能，部分患儿可治愈。

【护理诊断和护理措施】

（一）术前护理

1. 舒适受损：流涕、鼻塞、头痛。

（1）评估影响患者舒适度的局部和全身因素，及时发现及处理各类不适。

（2）指导患者正确使用药物，如鼻用糖皮质激素、黏液促排剂；生理盐水冲洗鼻腔，每天 1 ～ 2 次。减轻鼻腔黏膜水肿、稀化脓鼻涕、清除鼻腔内分泌物，利于鼻腔鼻窦通气和引流，解除鼻塞，减轻头痛。

2. 知识缺乏。

（1）向患者 / 家属讲解本病的治疗方法、手术目的及效果，手术的基本过程，术后可能出现的不适等。了解疾病基本知识，建立适当的认知，减轻患者紧张情绪。

（2）教会患者正确滴鼻及口腔含漱的方法。保持鼻腔及口腔清洁，预防口腔感染。

（3）讲解术前准备的内容及重要性，为患者剪鼻毛，剃胡须。做好术前准备，预防术后感染。

（二）术后护理

1. 急性疼痛。

（1）给予半坐卧位，观察鼻部肿胀情况，对鼻面部肿胀明显的患者给予鼻根及前额部冷敷。减轻鼻面部充血肿胀及局部疼痛。

（2）评估患者疼痛的部位、性质及程度，必要时遵医嘱给予镇静、止痛药物。及时发现及处理患者不能耐受的疼痛。

（3）及时清除口腔分泌物，用漱口液漱口，多饮水，必要时可用湿纱布覆盖口腔，口唇干燥者可涂液体石蜡或润唇膏。减轻因张口呼吸导致的口咽干燥，保持口腔清洁，减轻口腔不适。

（4）讲解引起疼痛的原因、持续时间及应对方法，告知术后注意事项，教会患者自我放松的方法。提供信息支持，提高患者对疼痛的耐受性。

2. 潜在并发症：出血、眶蜂窝组织炎、球后视神经炎、脑脊液鼻漏。

（1）遵医嘱正确使用抗生素和滴鼻剂，预防术后感染。

（2）观察患者鼻腔及口腔分泌物的性状、颜色、量，体温、脉搏变化，有无头痛、恶心、呕吐、意识改变、眶周淤血或青紫情况、眼球有无外突或眼球运动障碍等，以便及时发现病情变化，正确处理并发症。

（3）观察鼻腔填塞物的松紧度，嘱患者不要用力咳嗽或打喷嚏，保持大便通畅。防止鼻腔填塞物脱落以及腹压增加而引起鼻腔伤口出血。

3. 知识缺乏。

（1）向患者解释疾病发生原因、治疗方法、治疗效果及注意事项等，减轻患者焦虑、恐惧。

（2）教会患者正确滴鼻、鼻腔冲洗、体位引流及擤鼻方法，出院后遵医嘱坚持用药。使患者掌握正确的自护方法，保证治疗效果。

（3）加强锻炼，劳逸结合，忌烟、酒、辛辣刺激性食物。注意工作、生活环境的洁净，加强室内通风。提高机体抵抗力，消除诱因。

（4）按医嘱定期复诊及清理鼻腔。

（何嘉）

第二节　鼻出血与鼻息肉患者的护理

一、鼻出血

鼻出血是临床常见症状之一，可因鼻腔、鼻窦疾病引起，也可因某些全身性疾病所致，前者较为多见；可单侧出血，亦可双侧出血；可表现为反复间歇性出血，亦可为持续性出血。

出血较轻者仅涕中带血或倒吸血涕，重者出血可达数百毫升以上；一次大量出血可致休克，反复多次少量出血可导致贫血。大多数出血可自止或将鼻翼捏紧后停止。鼻出血部位多在鼻中隔前下方的易出血区（利特尔动脉丛或克氏静脉丛），儿童、青少年的鼻出血多数或几乎全部发生在该部位。中、老年患者的鼻出血多发生在鼻腔后段吴氏鼻－鼻咽静脉丛；亦可发生在鼻中隔后部动脉（90% 来自于蝶腭动脉），该部位的鼻出血多较凶猛，不易止血。

【病因】

大致可分为局部病因和全身病因两类。

（一）局部病因

1. 鼻腔内小动脉出血。

2. 鼻和鼻窦外伤或医源性损伤：鼻骨、鼻中隔或鼻窦骨折及鼻窦气压骤变等损伤局部血管或黏膜，鼻或鼻窦手术及经鼻插管等损伤血管或黏膜未及时发现或未妥善处理，挖鼻、用力擤鼻、剧烈喷嚏、鼻腔异物等损伤黏膜血管。严重的鼻和鼻窦外伤可合并前颅底或中颅窝底骨折，一旦损伤筛前动脉或颈内动脉，则出血剧烈，甚至危及生命。

3. 鼻腔和鼻窦炎症：各种鼻腔和鼻窦的非特异性或特异性感染均可因黏膜病变，损伤血管而出血。

4. 鼻中隔病变：鼻中隔各型偏曲，鼻中隔糜烂、溃疡或穿孔是出血之常见原因。

5. 其他肿瘤：鼻腔、鼻窦及鼻咽恶性肿瘤溃烂出血经鼻流出。早期多表现为反复少量出血，晚期破坏大血管可致大出血。血管性良性肿瘤如鼻腔血管瘤或鼻咽纤维血管瘤出血一般较剧烈。

（二）全身病因

凡可引起动脉压或静脉压增高、凝血功能障碍或血管张力改变的全身性疾病均可发生鼻出血。

1. 急性发热性传染病：流感，出血热，麻疹，疟疾，鼻白喉，伤寒和传染性肝炎等。

2. 心血管疾病：高血压，血管硬化和充血性心力衰竭等。

3. 血液病：①凝血机制异常的疾病，如血友病、纤维蛋白形成障碍、异常蛋白血症（如多发性骨髓瘤）、胶原性疾病和大量应用抗凝药物后等；②血小板量或质异常的疾病，如血小板减少性紫癜、白血病、再生障碍性贫血等。

4. 营养障碍或维生素缺乏：维生素 C、维生素 K、维生素 P 或钙缺乏。

5. 肝、肾等慢性疾病和风湿热等：肝功能损害常致凝血障碍，尿毒症易致小血管损伤，风湿热患儿常有鼻出血。

6. 中毒：磷、汞、砷、苯等化学物质可破坏造血系统，长期服用水杨酸类药物可致内凝血酶原减少。

7. 遗传性出血性毛细血管扩张症：常有家族史。

8. 内分泌失调：主要见于女性，青春发育期的月经期可发生鼻出血和先兆性鼻出血，绝经期或妊娠的最后 3 个月亦可发生鼻出血。

【护理评估】

（一）健康史

评估患者出血的原因及既往史，询问患者出血的时间、频率及出血量等，既往有无鼻出血史，此次出血有无自觉病因，有无便秘等其他伴随症状。询问有无鼻部外伤史、近期有无手术史、不良挖鼻习惯等局部因素。既往有无高血压、凝血功能障碍、使用抗凝药等全身性因素。有无出血倾向的家族史。

（二）身体评估

评估出血量，查看患者血红蛋白数值，观察面色、神志、生命体征的变化等。出血量为 50mL 时，表现为鼻腔滴血、流血，生命体征无变化。出血量较多时，可有新鲜血液从口中吐出、呕出，可出现头昏、恶心、口渴、乏力、面色苍白等症状。当出血量达 500 ～ 1000mL 时，可出现出汗、血压下降、脉速无力等休克症状。

（三）辅助检查

1. 鼻腔检查：为最直接的检查方法，借此可以初步了解出血是双侧或单侧、出血部位，为下一步止血方法的选择提供依据。

2. 鼻镜、间接鼻咽镜、鼻内镜的检查：可以判断鼻咽部有无新生物、有无明确出血点。

3. 鼻腔鼻窦新生物可行鼻窦 CT 扫描。

4. 实验室检查：包括全血细胞计数、出血和凝血时间、凝血酶原时间、凝血因子等及其他相关检查，了解患者全身情况。

（四）心理 – 社会状况

患者因出血、大出血或反复出血而情绪紧张和恐惧，患者家属往往情绪很激动，唯恐医护人员对患者诊治不及时，造成更严重的不良后果。因此，专业护士应在积极配合医生抢救的同时，注意评估患者及家属的情绪和心理状态，了解其对疾病的认知和期望。

【治疗要点】

治疗原则包括维护生命体征、选择恰当的止血方法以及针对出血原因进行治疗。在出血期，根据出血的轻重缓急、出血部位及病因，选择不同的止血方法。经前鼻镜或鼻内镜检查出血点明确者，可采取电凝止血。若无内镜检查条件，可采用指压法或鼻腔填塞止血法。

【护理措施和护理诊断】

（一）术前护理

1. 潜在并发症：失血性休克。

（1）严密观察患者生命体征变化，并记录心率、血压等。及时发现休克征象，并通知医生。

（2）观察鼻腔有无活动性出血，口鼻分泌物的颜色、性质、量等。仔细观察出血量并记录。

（3）保持静脉输液通路通畅。必要时静脉补液并给予止血药或补液治疗。

（4）嘱患者卧床休息，协助患者取半坐位，根据身体状况适当下床活动，促进回心血量，预防休克发生。

（5）观察患者鼻腔填塞物有无松动、脱落，鼻腔填塞期间，每日鼻腔内滴入液体石蜡 4 ～ 6 次，以润滑鼻腔黏膜和填塞物，防止鼻腔填塞物脱出及抽出填塞物时损伤鼻黏膜而引起再次出血。

2. 恐惧。

（1）向患者介绍治疗的过程、止血的配合及术后可能出现的情况等。提供信息支持，提高患者依从性。

（2）护士应加强与患者的沟通，耐心安慰患者，实施急救措施时镇定有序。向患者解释情绪变化对出血的影响。安抚患者情绪，避免情绪紧张加重病情。

（二）术后护理

1. 急性疼痛。

（1）评估疼痛的部位、程度、时间等。评估疼痛的特点和原因，便于制定治疗方案。

（2）指导患者缓解鼻腔填塞疼痛的方法，如冷敷、低流量吸氧、体位改变等。

（3）告知疼痛与鼻腔填塞有关，告知疼痛可能持续的时间和处理方法，使患者在心理上提高对鼻腔填塞后不适的认知。

（4）必要时遵医嘱使用止痛药。降低中重度疼痛的发生，提高患者舒适度。

（5）鼓励患者多饮水，协助患者漱口或行口腔护理。进食营养丰富易消化软食，可少食多餐。保持口腔湿润，避免咽痛。避免咀嚼时鼻腔填塞物牵拉加重疼痛。

2. 有感染的危险。

（1）密切监测体温变化。若体温升高或鼻腔分泌物性质发生改变，及时通知医生予以处理。及时发现感染征象。

（2）严密观察鼻腔分泌物性质、气味。

（3）遵医嘱使用抗生素预防感染。

3. 知识缺乏。

（1）嘱患者鼻出血时将血液吐出，勿咽下，利于观察出血量及避免咽下的血液对胃部的刺激。

（2）鼻腔填塞后，嘱患者卧床休息，避免用力咳嗽、打喷嚏，保持大便通畅。避免鼻腔压力过大，致鼻腔填塞物松动、脱出而引起再次出血。

（3）滴鼻剂的使用：鼻腔填塞物抽出后，指导患者按医嘱正确使用滴鼻剂。0.5%～1%麻黄碱滴鼻液，每日2～3次，每次1～2滴；鱼肝油等油类滴鼻液，每日3～4次，每次2～3滴。麻黄碱收缩鼻腔黏膜，保持鼻腔通气，油类可润滑鼻腔黏膜，避免干燥。

（4）抽出鼻腔填塞物后，2h内宜卧床休息，出院后短期内避免用力擤鼻、重体力劳动或剧烈运动。擤鼻不当可引起鼻腔血管破裂；活动剧烈引起动静脉压升高，导致再次出血。

（5）教会患者或家属简易止血法。若院外再次出血，应保持镇静，可先自行采取简易止血法处理，再到院就诊。提高患者的自护能力，再次发生出血时能正确急救处理。

二、鼻息肉

鼻息肉为鼻部常见病，是鼻黏膜长期水肿的结果，好发于筛窦、上颌窦、中鼻道、中鼻甲及筛泡等处。后鼻孔息肉多来自上颌窦。

【病因】

病因尚未明了，多数学者认为变态反应、上呼吸道慢性感染等是鼻息肉产生的主要原因。

（一）变态反应

国内马瑞琴等（1992）通过鼻息肉匀浆上清液免疫学指标的测定及鼻息肉的光学显微镜观察，认为其与Ⅰ型和Ⅱ型变态反应有关，并发现鼻息肉匀浆上清液中IgE及IC（免疫复合物）含量均高于同一患者血清中的含量。

（二）慢性炎症

鼻黏膜长期慢性炎症或鼻窦脓性分泌物的经常刺激，鼻黏膜充血、肿胀、静脉淤血、渗出增加，加之细菌毒素的作用，促使小血管渗出增加及黏膜水肿加重，久之发生息肉样变。

【病理】

鼻息肉由高度水肿的鼻黏膜所构成。上皮仍可见假复层柱状纤毛上皮，但常伴有纤毛部分缺失。也有部分上皮化生为鳞状上皮，系长期炎症刺激所致，上皮下为水肿的疏松结缔组织，其间有炎性细胞浸润，包括浆细胞、中性粒细胞、嗜酸性粒细胞、淋巴细胞。

【护理评估】

（一）健康史

询问患者有无变态反应性疾病及鼻腔的慢性炎症病史等。

（二）临床表现

1. 症状。

（1）渐进性持续性鼻塞，单侧或双侧。鼻减充血剂无明显疗效。

（2）多涕：因多伴有鼻窦阻塞性炎症，分泌物呈黏脓性或脓性。

（3）嗅觉障碍：系息肉堵塞及嗅区黏膜慢性炎症所致。

（4）头痛、头昏：鼻窦受累所致。

（5）听力下降：如息肉坠入后鼻孔，堵塞咽鼓管咽口，可出现耳部症状。

2. 体征。

（1）鼻腔内可见 1 个或多个表面光滑、呈灰白色或半透明的新生物，状如新鲜荔枝肉，触之软，不易出血，有一定的活动性。

（2）后鼻孔息肉需行鼻咽镜检查，常在一侧后鼻孔发现上述典型病变，多为单个。

（3）病史较长，鼻息肉体积大，可引起鼻外形改变，即蛙形鼻，两侧鼻背变宽、膨大。此时两侧前鼻孔多可见到息肉。

（三）辅助检查

X 线检查：显示筛窦呈均匀一致的云雾样浑浊。上颌窦黏膜增厚，有时见小半圆形阴影，提示窦腔有黏膜息肉。如继发感染，则显示化脓性鼻窦炎的征象。

（四）心理 – 社会状况

患者有长期变态反应性疾病及鼻腔及鼻窦的慢性炎症，长期鼻塞会使患者不适，需要手术的患者会出现紧张及焦虑。因此，护士应评估患者对疾病的认识程度、情绪状态及受教育程度。了解患者的工作及生活环境，引起变态反应的因素。

（五）治疗要点

1. 非手术治疗：如鼻息肉较小，鼻塞症状较轻者，可行药物治疗，1 个月后疗效不佳者，再行手术治疗。

2. 鼻息肉伴鼻窦感染者，应早期实施鼻息肉切除术，并行鼻窦的开放引流术。

3. 对复发性鼻息肉应行筛窦切除术，术后鼻内应用肾上腺皮质激素控制复发。

【常见护理诊断 / 护理问题】

感知觉紊乱：嗅觉减退，与鼻黏膜肿胀引起鼻塞有关。

【护理措施】

（一）非手术治疗

1. 一般治疗：指导患者戒烟酒，注意饮食，改善生活及工作的环境。

2. 嘱咐患者多饮水，减少因鼻塞引起的口干。

3. 护士指导患者正确的滴鼻方法，以改善鼻腔通气。

（二）手术治疗

参照“鼻部手术围手术期护理”。

（三）患者及家属教育

1. 积极治疗鼻腔变态反应性疾病，避免接触过敏原，减少鼻腔黏膜肿胀。

2. 正确的擤鼻法：紧压一侧鼻翼，轻轻擤出对侧鼻腔的分泌物；或将鼻涕吸入咽部，吐出。捏紧两侧鼻孔擤鼻，易导致鼻窦和中耳感染的风险。

3. 手术后遵医嘱定期复查，及时了解鼻腔黏膜恢复情况。

（何嘉）

第三节　鼻部手术患者的围手术期护理

一、鼻部手术患者术前护理

常见的鼻科手术包括鼻内镜手术、上颌窦根治术、额窦根治术、鼻侧切开术、上颌骨切除术、鼻眼相关手术、鼻颅底肿瘤手术等。手术创伤大小不一，护理措施侧重点有所不同，但基本护理常规相似。

（一）心理护理

根据患者的病情、拟行手术方式及患者的心理状态，及时发现患者存在的心理问题，及时提供心理支持。对于手术前的各种检查、治疗程序给予解释、说明；回答患者询问的有关手术和手术预后的问题，并给予患者需要的资料，消除其焦虑、恐惧，使其有充分的思想准备，安心接受手术。

（二）鼻部准备

1. 注意观察鼻部分泌物的量、性质，以判断有无活动性出血，如出血较多，及时通知医生，商议是否提前或推后手术。

2. 术前 1d 备皮，剪去患侧鼻毛，操作时动作轻，勿伤及鼻黏膜引起出血；若息肉或肿块过大，已长至鼻前庭，则不宜再剪鼻毛。男性患者需理发，剃净胡须。

3. 检查患者有无感冒、鼻黏膜肿胀等炎症，如有，应待炎症消失后手术。

（三）一般准备

1. 查看各项检验及检查报告是否齐全，结果是否正常，包括血尿常规、出凝血试验、肝肾功能、胸片、心电图、鼻部 CT 或 X 线等，了解患者是否有糖尿病、高血压、心脏病或其他全身疾病，有无手术禁忌证，如有异常，及时与主管医生沟通，确保手术安全。

2. 根据患者的病情需要完成药物皮肤敏感试验。

3. 根据病变性质、手术范围、患者身体状况、手术可能持续时间评估术中用血，做好血型及交叉配血试验。

4. 术前 1d 沐浴、剪指（趾）甲，做好个人卫生工作。术前晚可根据医嘱服镇静剂，以助睡眠。术前禁烟酒及刺激性食物，局麻患者术晨可进少量干食；全麻者术前至少禁食 6h。

5. 术晨更衣，局部麻醉者不穿高领内衣，全身麻醉者病员服贴身穿；取下所有贵重物品和首饰交于家属保管；取下活动性义齿；不涂口红和指（趾）甲油；不戴角膜接触镜。

6. 按医嘱术前用药，并做好宣教工作。

7. 术前有上呼吸道感染者或女性患者月经来潮等，暂缓手术。

8. 进入手术室前嘱患者先排尽尿液，需要时放置留置导尿管或胃肠减压管。将患者病历、X 片、CT 片、MRI 片及手术中所需要的特殊药物、物品等一并交送手术室人员，与手术室人员核对患者床号、姓名、性别、诊断、手术名称等项目，签字后交接患者。

二、鼻部手术患者术后护理

（一）体位

局麻患者术后取半卧位，利于鼻腔分泌物或渗出物引流，同时减轻头部充血。全麻患者按全麻护理常规，患者至平卧清醒后改为半卧位。

（二）病情观察

监测生命体征直至平稳；观察鼻腔渗血情况，嘱患者如后鼻孔有血液流下，及时吐出，以便观察出血量，并防止血液进入胃内刺激胃黏膜，引起恶心呕吐。24h 内可用冰袋冷敷鼻部，如出血较多，及时通知医生处理，必要时按医嘱使用止血药；床旁备好鼻止血包、插灯和吸引器，以备患者再次出血时紧急处理。行筛窦手术应严密观察患者体温、瞳孔、神志及鼻腔有无清水样渗液流出，以及颅内压增高的症状，如持续性剧烈头疼、喷射性呕吐、视乳头水肿、脉搏缓慢、颈项强直等，以及时发现脑脊液鼻漏或颅内感染的征象。

（三）饮食

局麻患者术后 2h、全麻患者清醒后 3h 可进温、凉的流质或半流质饮食（如稀饭、馄饨、烂面条、蒸鸡蛋等），少量多餐，缓慢吞咽；避免进食过热、粗硬、辛辣刺激性食物。佩戴牙托的患者因进食不适，且张口困难，故应协助患者从健侧进食。

（四）预防感染

按医嘱及时使用抗生素，预防感染；注意保暖，防止感冒；行鼻侧切口者注意保持切口部位的清洁、干燥，防止感染。

（五）鼻腔护理

1. 术后通常需鼻腔填塞纱条 24 ～ 48h，第二天开始滴石蜡油以润滑纱条，便于抽取；填塞物如为膨胀海绵，填塞期间不使用滴鼻剂，24h 后开始抽取填塞物。

2. 填塞期间患者疼痛可能较剧烈，告知患者疼痛的可能原因及可能持续的时间，增强其疼痛耐受力，经常巡视病房，倾听患者主诉，注意患者对疼痛性质的描述。指导患者用听音乐、看电视等方式来分散注意力。可使用冰袋冷敷额头来减缓疼痛。

3. 告知患者纱条填塞期间不要随意去触摸和拉扯，勿用力咳嗽或打喷嚏，勿用力擤鼻、弯腰低头，以免鼻腔内纱条松动或脱出而引起出血。教会患者若想打喷嚏，可用手指按人中、做深呼吸或用舌尖抵住硬腭以抑制，抑制不住时则采用张口打喷嚏的方法，以免鼻咽部手术者鼻腔填塞物松动、脱出而出血。

4. 填塞期间因鼻腔不能通气，患者需张口呼吸，故不宜测量口温。张口呼吸还易导致患者咽喉疼痛和口唇干裂，少量多次饮水，增加口咽部湿润度以减轻咽喉不适；口唇干裂者，外涂润唇膏。同时做好口腔护理，保持口腔清洁无异味，防止口腔感染，促进食欲。

5. 在抽取鼻腔填塞物前嘱患者适当进食，以免抽取时因紧张、恐惧、疼痛不适引起患者低血糖反应甚至晕厥现象。纱条抽尽后根据医嘱使用滴鼻剂，防止出血并利于通气。抽纱条后注意观察鼻腔出血情况及视力状况。

（六）健康指导

1. 注意休息，生活要有规律，锻炼身体，提高机体抵抗力，预防感冒。

2. 嘱患者切勿用手挖鼻，以免填塞物脱出或引起出血、感染等。

3. 教会患者正确的擤鼻涕的方法，告诉患者正确的方法为单侧擤鼻，避免双侧一起擤鼻，防止压力过大造成出血。

4. 注意保护鼻部勿受外力碰撞，尤其是鼻部整形术后患者，以免出血和影响鼻部手术效果。

（何嘉　吴桂红　胡月）

第八章 咽喉部疾病的护理

第一节　咽喉炎与扁桃体炎患者的护理

一、急性咽炎

急性咽炎是咽黏膜、黏膜下组织的急性炎症，多累及淋巴组织。可单独发生，也可继发于急性鼻炎或急性扁桃体炎。常见于秋冬及冬春之交。

【病因】

1. 病毒感染：多由柯萨奇病毒、腺病毒、副流感病毒引起，其次为鼻病毒及流感病毒。一般通过飞沫和密切接触传播。

2. 细菌感染：以链球菌、葡萄球菌及肺炎球菌多见。其中 A 组乙型链球菌感染者症状较重，可导致远处器官化脓性病变，称为急性脓毒性咽炎。

3. 环境因素：如高温、粉尘、烟雾、刺激性气体或过敏原的刺激均可引起本病。

幼儿患急性传染病如麻疹、猩红热、流感等，早期常有急性咽炎的症状。儿童或成人则多继发于急性鼻炎。

常见诱因为全身抵抗力下降，如疲劳、体质虚弱、受凉时，以及有全身慢性疾病史或有鼻和咽部慢性炎性疾病史。

【护理评估】

（一）健康史

了解患者发病前是否有受凉、吸烟、饮酒及辛辣刺激饮食、过度疲劳、上呼吸道感染史或与上呼吸道感染者接触史等情况，有无理化因素的长期刺激、咽部邻近组织器官的病灶及其他慢性病史。

（二）身体状况

1. 全身症状：与年龄、免疫力以及病毒、细菌毒力有关。一般情况下全身症状较轻，严重者可有发热、头痛、食欲不振和四肢酸痛等。脓毒性咽炎则全身症状通常较重。自然病程在1周左右时间。

2. 局部症状：起病较急，初起时咽部干燥、灼热、粗糙感，继而出现咽痛，吞咽时加重，空咽比进食时更明显，可放射至耳部，疼痛剧烈者可影响吞咽功能。炎症侵及喉部，可有咳嗽和声嘶。

3. 体征：咽部黏膜呈急性弥漫性充血、肿胀，分泌物增多，咽后壁淋巴滤泡及咽侧索红肿。细菌感染者，咽后壁淋巴滤泡表面可见黄白色点状渗出物，悬雍垂及软腭水肿，严重时可见会厌水肿。颌下淋巴结肿大并有压痛。

（三）辅助检查

1. 血常规检查：病毒感染者白细胞总数可正常，但淋巴细胞比例增高；细菌感染者白细胞总数可增高，伴中性粒细胞比例增高。

2. 咽拭子培养和抗体测定可明确病因。

（四）心理－社会状况

患者可能对该病危害性认识不足，未及时就医或治疗不彻底。护士要注意评估患者的认知程度、生活习惯、工作及学习环境等。

【治疗要点】

1. 局部治疗：全身症状轻或无全身症状者可采用局部治疗，如复方硼砂溶液含漱或酌情选用各种含片中成药，亦可采用抗病毒、抗菌作用的药物进行局部喷涂。

2. 全身治疗：感染较重，全身症状明显者应卧床休息，多饮水、禁烟酒、给予清淡流质饮食，选用抗病毒药和抗生素或磺胺类药物治疗，对于脓毒性咽炎，要给予足量的敏感抗生素。

3. 中药治疗：中医认为本病多为外感风热，宜疏风解表，清热解毒，可应用有抗病毒和抗菌作用的中药制剂。

【护理诊断和护理措施】

1. 急性疼痛。

（1）教会患者疼痛评估的方法并鼓励患者及时报告疼痛的性质和程度，了解患者疼痛时的护理问题，及时处理中重度疼痛。

（2）保持口腔清洁，给予含漱剂漱口，超声雾化吸入或含片含服，认知和行为干预能提高痛阈，降低由疼痛刺激引起的神经、肌肉、血管的紧张度，减少咽部黏膜的炎症刺激，减轻患者的疼痛感受。

2. 潜在并发症：中耳炎、鼻窦炎、急性肾炎、风湿热、败血症等。

（1）观察患者有无耳痛、耳内闷塞感、听力下降等耳部症状以及鼻塞、流涕、头痛、嗅觉减退等鼻部症状，炎症可向周围组织蔓延。

（2）观察患者有无蛋白尿、关节疼痛、水肿等全身症状，其病理机制尚未明确，可能与各个靶器官对链球菌所产生的Ⅱ型变态反应有关。

3. 知识缺乏。

（1）指导患者正确的含漱方法，即含漱时头后仰、张口发“啊”音，使含漱液能清洁咽后壁，但注意不要将漱口液吞入，使含漱液充分与整个咽腔接触，更好发挥治疗效果。

（2）告知患者及时就诊，提高治疗依从性，早期合理治疗，防止发生并发症。

（3）鼓励患者积极锻炼身体。注意生活规律，少喝酒，不抽烟，进食清淡、易消化流质或半流质饮食，保持大便通畅，增强机体抵抗力，减少发病诱因。

（4）保持空气流通，避免咽喉部受刺激，远离有害环境，减少理化因素的刺激，预防呼吸道感染。

（5）嘱患者发病期间，注意适当防护，戴口罩，勤洗手，防止传染他人，该病可通过飞沫传播和密切接触传播。

二、慢性咽炎

慢性咽炎为咽部黏膜、黏膜下及淋巴组织的慢性炎症，是上呼吸道慢性炎症的一种，多见于成年人，是临床常见病、多发病。

【病因与发病机制】

（一）局部因素

1. 急性咽炎反复发作转为慢性。

2. 上呼吸道慢性炎症刺激，如慢性鼻窦炎、鼻咽部炎症等，其炎性分泌物可经后鼻孔流至咽后壁刺激黏膜，或受慢性扁桃体炎、牙周炎等的影响。也可因患者长期张口呼吸引起黏膜过度干燥，以及用嗓过度等所致。

3. 烟酒、粉尘、有害气体、辛辣食物及变应原等的长期刺激。

（二）全身因素

多种慢性病，如下呼吸道慢性炎症、心血管疾病、肝肾疾病、消化不良、贫血等均可引发本病。内分泌紊乱、自主神经功能失调、维生素缺乏及免疫功能紊乱，胃食管反流等也与本病有关。另外，心理因素和精神状态亦是本病的重要诱因。

【护理评估】

（一）健康史

询问患者是否有急性咽炎反复发作、邻近器官炎症及全身慢性疾病病史等。了解患者职业状况、生活工作环境及有无诱发及加重的因素。

（二）身体状况

1. 症状：主要表现为咽部不适感，如异物感、痒感、灼热感、干燥感、微痛感及刺激感等。因常有黏稠分泌物附着于咽后壁，患者晨起时可出现频繁刺激性咳嗽，伴恶心，无痰或仅有颗粒状藕粉样物咳出。用嗓过度、受凉或疲劳时症状加重。一般无明显全身症状。

2. 体征。

（1）慢性单纯性咽炎：咽黏膜弥漫性充血，血管扩张，呈暗红色，咽后壁有散在的淋巴滤泡，或伴有少量黏稠分泌物附着于黏膜表面。

（2）慢性肥厚性咽炎：黏膜充血增厚，咽后壁淋巴滤泡显著增生，散在突起或融合成片，双侧咽侧索充血肥厚，呈条索状。

（三）心理 – 社会状况

本病病程长，症状顽固。患者常因咽部不适久治不愈而焦虑、烦躁，常表现为失眠、多疑、四处求医。护士应评估患者年龄、性别、心理状况、工作生活环境、文化层次、对疾病的认知程度及有无烟酒嗜好等。

【治疗要点】

1. 病因治疗：戒烟、戒酒，改善工作和生活环境，积极治疗急性咽炎、扁桃体炎、牙周炎，呼吸道慢性炎症及其他全身性疾病。

2. 局部治疗。

（1）慢性单纯性咽炎：常用复方硼砂溶液、呋喃西林溶液等漱口液含漱，或含服薄荷喉片、银黄含片及服用六神丸和金嗓清音丸等。

（2）慢性肥厚性咽炎：除上述治疗外，还可用 10% 的硝酸银涂擦咽黏膜以收敛消炎，也可用激光、冷冻或电凝固法治疗，但治疗范围不宜过广、过深，以免形成过多瘢痕。

3. 中药治疗：中医认为慢性咽炎是阴虚火旺，虚火上扰。治宜滋阴降火，可用增液汤加减，亦可使用中成药含片及中药饮片等。

【护理诊断和护理措施】

1. 焦虑：耐心向患者介绍本病的发生、发展以及转归过程，提供信息支持，有助于减轻患者焦虑，促进其康复。

2. 舒适受损：咽痛、咽干燥、咽部灼热等。

（1）避免长时间用嗓，保持室内空气清洁，避免粉尘刺激，减少理化因素的刺激。

（2）多饮水，晚饭不可吃得过迟、过饱，睡眠时头高位，避免胃食管反流导致咽部受刺激。

（3）坚持局部用药，防止口腔黏膜损伤。

3. 知识缺乏。

（1）防止急性咽炎反复发作，积极治疗鼻窦炎、中耳炎、慢性支气管炎、胃食管反流病等，减少刺激因素，治疗可能诱发本病的局部和全身疾病。

（2）改善工作和生活环境，锻炼身体，生活规律，注意保暖，戒除烟酒，避免辛辣刺激性食物，保持口腔卫生，保持大便通畅。

三、小儿急性喉炎

急性喉炎是以声门区为主的喉黏膜急性卡他性炎症，好发于冬、春两季，是成人常见的一种急性呼吸道感染性疾病。小儿急性喉炎的临床表现与成人相比，有其特殊性，因小儿喉部黏膜下组织附着较疏松，且小儿的喉腔、声门又较窄，在小儿急性喉炎时容易发生肿胀而致喉阻塞，引起呼吸困难。小儿咳嗽力量较差，不易咳出下呼吸道和喉部的分泌物，因此病情常比成人严重。小儿急性喉炎好发于 6 个月至 3 岁的儿童，如不及时诊断治疗，会危及生命。

【病因和发病机制】

常发生于普通感冒之后，也可继发于流行性感冒、麻疹、水痘、百日咳等急性传染病，小儿营养不良、变应性体质、抵抗力低下以及伴有慢性扁桃体炎、慢性鼻炎、鼻窦炎、腺样体肥大等慢性疾病也是喉炎的诱因。

【护理评估】

（一）健康史

评估患儿发热、乏力、咳嗽、呼吸困难等全身和局部症状的发生及持续时间，评估患儿营养及体质情况，发育是否正常，有无受凉、急性上呼吸道感染史、急性传染病史、上呼吸道慢性病史等明显诱因。

（二）身体状况

起病较急，主要表现为声嘶、犬吠样咳嗽、吸气性呼吸困难及喉喘鸣，也可伴有发热、全身不适等症状。声嘶早期不重，随病情加重而逐渐加重。严重时患儿会出现吸气性呼吸困难，鼻翼翕动，吸气性软组织凹陷，如未及时治疗，患儿可出现面色苍白或发绀、昏迷，甚至因呼吸循环衰竭而死亡。

（三）辅助检查

间接喉镜下可见喉部黏膜充血肿胀，偶可见黏膜表面附着黏脓性分泌物。因患儿配合性差，因此在临床工作中对患儿直接采用纤维（电子）鼻咽喉镜检查来明确诊断。

（四）心理 – 社会状况

患儿起病急骤，病情严重凶险，家属会出现焦虑、紧张和恐惧不安。患儿就诊时也会因陌生环境而出现明显恐惧。偶有部分家长未认识到疾病的严重性，误认为只是普通感冒，不予重视。护士要注意评估患儿及家属的心理状况，同时应评估患儿家属对疾病的理解及认识、经济状况、文化层次、社会支持系统等，及时提供有针对性的护理措施。

【治疗要点】

1. 药物治疗：尽早应用糖皮质激素及足量的抗生素，控制感染、促使喉黏膜消肿。临床一般根据病情可用口服泼尼松、肌内注射或静脉滴注地塞米松等药物，抗生素可选用头孢菌素类或青霉素类。

2. 对症治疗：给予雾化吸入、解痉、吸氧及化痰治疗。如患儿痰液黏稠，应将雾化吸入次数增加，利于稀释痰液，促进痰液排出。

3. 气管切开：如呼吸困难较重，使用以上治疗仍无好转，应立即行气管切开术。

4. 支持疗法：补充液体，注意患儿的营养，维持水电解质平衡，尽可能提供安静环境，避免患儿哭闹，减轻体力消耗及呼吸困难。

【护理诊断和护理措施】

1. 有窒息的危险。

（1）遵医嘱及时给予足量的抗生素和糖皮质激素类药物，观察药物疗效，控制感染，促使黏膜消肿，解除呼吸困难。

（2）吸氧，监测血压、脉搏、血氧饱和度、呼吸频率，观察患儿面色、口唇及甲床颜色、意识状态、呼吸节律，如出现血氧饱和度下降、鼻翼翕动、指（趾）端发绀、口唇苍白或发绀、出冷汗、心律失常、烦躁不安甚至昏迷时，应立即向医生汇报，及时发现急性呼吸道梗阻，争分夺秒抢救。

（3）床旁备急救物品，如气管切开包、气管插管及吸引器等，以备抢救应用，发生窒息时立即实施气管切开术或气管插管术，建立人工气道，保证呼吸道通畅。

（4）向患儿家属讲解本病的病因及危险性、严重性，使其理解并积极配合治疗护理。

（5）安抚患儿，避免患儿哭闹而加速氧耗，导致缺氧加重。

2. 体温过高。

（1）监测体温变化，保证室内温度和湿度适宜，保持空气流通，必要时给予物理降温或遵医嘱给予药物降温。

（2）多喂水，保证液体摄入量，维持体液平衡，避免脱水。

3. 知识缺乏。

（1）向患儿家属讲解本病的病因及严重性，增强对疾病的重视，改变认识误区。

（2）指导患儿家属在患儿感冒后不能随意喂服镇咳及镇静药物，防止因抑制咳嗽反射导致排痰困难，导致呼吸道阻塞加重。

（3）患儿如出现犬吠样咳嗽、喉喘鸣、呼吸困难，应及时就医，尽早识别小儿急性喉炎的症状，避免延误病情。

（4）指导患儿家属合理喂养，按期进行疫苗接种，增强患儿免疫力。

四、急性会厌炎

急性会厌炎又称急性声门上喉炎，是一种以会厌为中心的急性喉部炎症，严重感染会危及生命，可引起喉阻塞甚至窒息死亡。成人及儿童均可发病，全年均可发生，但冬季、春季较多见。

【病因与发病机制】

1. 感染：为最主要的病因。常见的致病菌有乙型流感杆菌、金黄色葡萄球菌、肺炎双球菌、链球菌等，可混合病毒感染。也可由外伤或异物继发感染引起。

2. 变态反应：接触某种变应原而发生反应，引起会厌变态反应性炎症，也可为单独变态反应性炎症引起会厌肿胀，可继发病毒、细菌感染。起病急，常在进食 2 ～ 3h 或用药 30min 内发病。

3. 其他：异物、外伤、误咽化学物质、吸入有害气体及放射线损伤均可引起会厌急性炎性病变。

【护理评估】

（一）健康史

评估患者起病的缓急，评估患者有无上呼吸道感染史，有无咽炎、扁桃体炎等邻近器官感染，有无呼吸困难、声音嘶哑等，有无过度疲劳、误吸异物、外伤、误咽化学物质、吸入有害气体、接触变应原等。

（二）身体状况

1. 全身症状：起病急，伴有畏寒、乏力、发热，体温多为 38 ～ 39°C，如患者是老人或儿童，症状更加严重，可表现为面色苍白、精神萎靡、血压下降，严重者甚至发生昏厥或休克。

2. 局部症状：多数患者咽喉痛剧烈，在吞咽时加重，甚至连唾液也难以咽下。讲话时发声含糊不清。会厌高度肿胀可致吸气性呼吸困难，甚至发生窒息。患者声带多半未受累，故一般无声音嘶哑。

3. 体征：患者呈急性病容，严重者伴呼吸困难。

（三）辅助检查

间接喉镜检查，可发现会厌明显充血、肿胀，严重时甚至呈球形。如会厌脓肿，可于红肿黏膜表面见黄白色脓点。室带、声带等喉部结构常因肿胀会厌的遮盖而看不清。纤维（电子）鼻咽喉镜检查可明确诊断有无急性会厌炎。对于没有条件进行纤维（电子）鼻咽喉镜检查的儿童，在喉部X线侧位片上，如显示会厌肿大，对诊断急性会厌炎也有一定的价值。

（四）心理－社会状况

因患者起病急，咽喉痛剧烈，严重者唾液也难以下咽，甚至发生呼吸困难，患者和家属就诊时可能会出现焦急、恐惧等心理和情绪状况，护士应注意评估。护士还要注意评估并促进患者对疾病正确的理解和认识，即使患者无呼吸困难，也要避免因误认为只是普通的咽喉炎而掉以轻心，导致意外发生。

【治疗要点】

1. 控制感染及消肿：应用足量青霉素类、头孢菌素类抗生素和地塞米松等糖皮质激素。对于会厌变态反应性炎症患者，应积极抗过敏治疗并密切观察症状缓解情况，如治疗后1h无明显改善，应预防性行气管切开术。

2. 气管切开术：如患者静脉应用抗生素和糖皮质激素后呼吸困难无明显改善，应及时予以气管切开术。急性会厌变态反应性炎症患者发生窒息时，因水肿的黏膜堵塞声门周围，气管插管难以成功。如气管切开未及时施行，可紧急行环甲膜切开，待患者呼吸恢复后行常规气管切开术。

3. 其他：如局部有会厌脓肿形成，可在喉镜下行切开排脓。如患者有进食困难，予以支持疗法，如静脉补液等。

【护理诊断和护理措施】

1. 有窒息的危险。

（1）遵医嘱及时给予足量的抗生素和糖皮质激素类药物，观察药物疗效，控制感染，减轻水肿。

（2）注意观察呼吸型态，有无吸气性呼吸困难、软组织凹陷、喉喘鸣等喉阻塞的症状，及时发现并立即向医生汇报。必要时给予吸氧及血氧饱和度监测，及时发现急性呼吸道梗阻，争取抢救时间。

（3）床旁备急救物品，如气管切开包、吸引器等，随时做好患者气管切开术前准备。气管切开者做好气管切开术后护理，及时发现病情变化，发生窒息时，紧急行气管切开术，建立人工气道，保证呼吸道通畅。

（4）讲解本病的病因及危害，使患者理解并积极配合治疗护理，并告知患者不可擅自离开病房。

2. 急性疼痛。

（1）评估疼痛程度，向患者解释疼痛的原因及疾病发展过程，减轻患者焦虑、恐惧心理，及时发现和处理剧烈疼痛。

（2）减少发音，轻声咳嗽，注意休息，进食清淡流质或半流质饮食。

（3）加强口腔护理，进食后及时用漱口液漱口，预防口腔溃疡及口腔黏膜炎。

3. 体温过高。

（1）监测体温变化，保证室内温度和湿度适宜，保持空气流通，必要时给予物理降温或遵医嘱给予药物降温。

（2）指导患者多饮水，保证液体摄入量，维持体液平衡，防止脱水。

4. 知识缺乏。

（1）向患者讲解本病的病因及预防措施，增强其对疾病的重视，改变认识误区。

（2）由变态反应性炎症所致者应避免与变应原接触，以免再次接触相同抗原，诱发I型变态反应。青霉素为常见药物因素，虾、蟹为常见食物因素。

（3）戒烟忌酒，积极治疗感染，增强机体抵抗力。

（4）密切观察有无咽喉剧痛、喘鸣、流涎、吞咽困难、呼吸困难等症状，如出现，立即就近就诊。

5. 恐惧。

（1）鼓励患者表达内心感受，评估其恐惧程度，讲解呼吸困难的原因，告知治疗方法及效果，保持其情绪稳定，及时发现心理变化，提供有针对性的护理干预。

（2）介绍同种疾病患者康复情况，鼓励家属给予亲情抚慰，提供安静舒适的病室环境，减轻患者心理负担，增强其战胜疾病的信心。

五、急性扁桃体炎

急性扁桃体炎多发于儿童及青少年，为腭扁桃体的急性非特异性炎症，常伴有不同程度的咽黏膜和淋巴组织炎症，多继发于上呼吸道感染，气候变化时易发病。

【病因与发病机制】

1. 细菌感染：A组乙型溶血性链球菌为本病主要致病菌。非溶血性链球菌、葡萄球菌、肺炎链球菌、流感嗜血杆菌也可引起本病，近年来厌氧菌、革兰阴性杆菌感染有上升趋势。

2. 病毒感染：以腺病毒、鼻病毒、单纯性疱疹病毒为多见，或由细菌、病毒混合感染。

3. 诱发因素：病原体可来自外界，也可存在于正常人咽部或腭扁桃体隐窝内，当受凉、潮湿、过度劳累、烟酒及辛辣饮食过度、有害气体刺激时，机体抵抗力降低，易诱发本病。

4. 传播途径：传染性病原体可通过飞沫、食物或直接接触传播，通常呈散发性。

【护理评估】

（一）健康史

了解患者工作、生活环境及既往病史。是否合并上呼吸道感染、鼻窦炎等邻近器官感染，以及受凉、潮湿、劳累等诱发因素存在。评估患者咽痛的程度、时间及是否有高热、乏力等全身症状。

（二）身体状况

1. 局部症状：剧烈咽痛为主要症状，常放射到耳部，伴吞咽困难，下颌角淋巴结肿大、触痛。小儿常表现为哭闹不安，因疼痛而拒食。

2. 全身症状：起病急，多有畏寒、高热、头痛乏力、食欲下降、关节酸痛、全身不适、便秘等。小儿可表现为高热导致的抽搐、呕吐及昏睡。

3. 体征：患者呈急性病容，咽部黏膜弥漫性充血，以扁桃体及两腭弓最为严重。腭扁桃体肿大，表面可见黄白色脓点，或在隐窝处有黄白色或灰白色点状豆渣样渗出物，有时连成一片似假膜，容易拭去。双侧下颌角淋巴结常肿大、伴压痛。

（三）辅助检查

实验室检查显示白细胞增多、红细胞沉降率（ESR）和C-反应蛋白（CRP）增高。

（四）心理-社会状况

急性扁桃体炎起病急骤，症状明显，通常能得到及时诊治。护士应注意评估患者的年龄、职业、文化层次，对疾病的认知程度，以及工作和居住环境等。

【治疗要点】

1. 抗生素治疗：为主要治疗方法，首选青霉素类药物。若治疗2～3d病情无好转，应及时更换或根据药敏试验结果选择适宜抗生素，疗程一般不少于5d。

2. 对症治疗：咽痛剧烈或高热时可口服解热镇痛药，或在有效抗感染的前提下酌情使用糖皮质激素。

3. 局部治疗：采用复方硼砂溶液或其他有抗菌作用的含漱液漱口。

4. 中药治疗：采用清热解毒利咽的中草药口服或含漱。

5. 手术治疗：如多次反复发作急性扁桃体炎，特别是已有并发症者，可在急性炎症消退 2 ～ 3 周行扁桃体切除术。

6. 其他：卧床休息，进流质饮食，多饮水，加强营养，保持大便通畅。因本病具有传染性，故患者需要适当隔离。

【护理诊断和护理措施】

1. 急性疼痛。

（1）教会患者疼痛评估的方法并鼓励其及时报告疼痛的性质和程度，了解患者疼痛时的护理问题，及时处理中重度疼痛。

（2）保持口腔清洁，给予含漱剂漱口，超声雾化吸入或含片含服，认知和行为干预能提高痛阈，降低由疼痛刺激引起的神经、肌肉、血管的紧张度，减少咽部黏膜的炎症刺激，减轻患者的疼痛感受。

2. 体温过高。

（1）观察患者体温变化，体温过高者及时给予物理或药物降温，防止发生惊厥。

（2）注意休息，多饮水，保持室内空气流通，温湿度适宜，减少体力消耗，维持体液平衡。

（3）进食清淡及营养丰富的流质、半流质饮食，高热导致消化吸收能力降低，机体分解代谢增加。

（4）进食后采用漱口水含漱，保持口腔清洁，高热导致唾液腺分泌减少，口腔黏膜干燥。

3. 潜在并发症：扁桃体周脓肿、中耳炎、急性鼻炎、风湿性关节炎、风湿热、风湿性心脏病、肾炎等。

（1）由于炎症可向周围组织蔓延及播散，观察患者有无一侧咽痛加剧、软腭及腭舌弓红肿膨隆、悬雍垂偏向对侧以及语言含糊、张口受限等扁桃体周脓肿表现，是否合并耳痛、耳内闷塞感、听力下降等耳部症状以及鼻塞、流涕、头痛、嗅觉减退等鼻部症状。

（2）由于病理机制尚未明确，可能与各个靶器官对链球菌所产生的Ⅱ型变态反应有关，观察患者有无蛋白尿、关节疼痛、水肿等全身症状。

4. 知识缺乏。

（1）详细讲解本病的诱因及发病情况，对频繁发作，即每年有 5 次或以上的急性发作或连续 3 年平均每年有 3 次或以上发作的急性扁桃体炎或有并发症者，建议在急性炎症消退 2 ～ 3 周行扁桃体摘除手术。

（2）指导患者掌握正确的含漱液使用方法，含漱液充分与咽腔接触，能更好发挥治疗效果。

（3）告知患者出现症状应及时就诊，提高治疗依从性，防止发生并发症。

（4）指导患者积极锻炼身体，养成良好生活习惯，进食清淡易消化流质或半流质饮食，保持大便通畅，增强机体抵抗力，减少发病诱因。

（5）保持空气流通，远离有害环境，减少咽部刺激，预防呼吸道感染。

（6）该病可通过飞沫和密切接触传播，告知患者发病期间应注意适当防护，戴口罩，勤洗手，防止传染他人。

六、慢性扁桃体炎

慢性扁桃体炎多由急性扁桃体炎反复发作或因腭扁桃体隐窝引流不畅，细菌、病毒滋生而演变为慢性炎症，是临床上常见疾病之一，多发生于大龄儿童及青年。

【病因与发病机制】

病原体与急性扁桃体炎类似。由于急性炎症治疗不彻底，或反复发作，扁桃体隐窝引流不畅，细菌和病毒滋生引起。亦可继发于猩红热、白喉、流感等急性传染病之后，或由鼻腔及鼻窦等邻近器官组织的感染蔓延所致。

【护理评估】

（一）健康史

评估患者发病前有无反复咽痛、感冒、急性扁桃体炎及相关并发症（如肾炎、风湿热、心脏病等）发作史、急性传染病史及周围器官感染等；了解有无受凉、劳累、工作环境不良、内分泌及自主神经功能异常等诱因。

（二）身体状况

1. 症状：急性扁桃体炎反复发作是该病主要特点，平时有咽干、发痒、异物感、刺激性咳嗽、口臭等轻微症状。小儿扁桃体过度肥大时可出现睡眠打鼾、呼吸不畅、吞咽或言语共鸣障碍等。当隐窝脓栓被咽下，或隐窝内细菌、毒素等被吸收，可导致消化不良、头痛、乏力、低热等全身反应。

2. 体征：扁桃体和腭舌弓呈暗红色慢性充血，儿童、青年扁桃体可增生肥大，成人多已缩小。扁桃体表面瘢痕形成，凹凸不平，常与周围组织粘连。隐窝口常有碎屑或脓性物质，挤压腭舌弓时，隐窝口可见黄白色干酪样点状物溢出。下颌角淋巴结常肿大。

（三）辅助检查

血沉、抗链球菌溶血素“O”、血清黏蛋白等检查结果常有异常。

（四）心理－社会状况

慢性扁桃体炎患者平时症状不典型，不易引起重视。但若有并发症发生或须行手术治疗时，患者往往表现出紧张或恐惧等。因此，护士应评估患者及家属对疾病的认知程度及心理状况，了解患者的饮食习惯，生活和工作环境等。

【治疗要点】

1. 非手术治疗：本病可采用抗生素治疗，并结合免疫疗法或抗变应性治疗，包括使用有脱敏作用的细菌制品以及各种增强免疫力的药物，如注射胎盘球蛋白、转移因子等。此外，局部药物治疗、隐窝灌洗、冷冻及激光疗法等均可应用，但远期疗效不够理想。

2. 手术治疗：扁桃体切除术是主要治疗手段，剥离术是常用术式。目前临床采用的等离子刀、低温双极射频等扁桃体切除新技术，可缩短手术时间，并减少术中出血。

【护理诊断和护理措施】

一般护理措施同急性扁桃体炎，本节重点陈述术后护理。

1. 有窒息的危险：了解麻醉和手术方式、术中切口情况。全身麻醉未清醒者予平卧位，头偏向一侧或侧俯卧位。注意观察呼吸情况，及时排出分泌物，必要时经鼻或口吸出，保持呼吸道通畅，防止血液及分泌物堵塞气道。

2. 有出血的危险。

（1）嘱患者手术当天尽量少说话，避免咳嗽，减少咽部活动。

（2）观察全身麻醉未苏醒者或熟睡者有无频繁吞咽动作，嘱患者将口中分泌物轻轻吐出，不可吞咽，观察分泌物颜色、性质及量，防止血液被咽下而未能及时发现大出血。

（3）勿食辛辣、生硬、过热食物，漱口冲洗力度不可过大，防止创面受摩擦或刺激而出血。

3. 有感染的危险。

（1）观察咽弓充血、创面白膜生长情况，评估咽痛的程度。咽弓红肿、疼痛较重且持续时间长、白膜不完整或颜色不正常，提示创面感染。

（2）术后24h开始漱口，保持口腔清洁。

（3）遵医嘱应用抗生素及促进分泌物排出，预防感染。

4. 急性疼痛。

（1）评估术后伤口疼痛的程度。

（2）进食冷流质及采用颈部冷敷、针刺、穴位按摩等方式，必要时使用镇痛药、镇痛泵等，及时缓解疼痛，避免影响患者休息和进食。

5. 知识缺乏。

（1）术后第 1 日始，指导患者适当漱口、讲话，多饮水，增加咽部活动，促进局部血液循环，防止伤口粘连。

（2）全身麻醉清醒后进食冷流质，逐步过渡到半流质、软食，手术 2 周后可进普食，1 个月内避免辛辣及粗糙等刺激性食物，10d 内避免剧烈活动，避免伤口出血。

（3）介绍创面白膜的成因、作用、脱落时间及脱落时可能出现的情况等，提供信息支持有助于减轻患者焦虑和恐惧。

（4）若出现发热、咽痛加剧、口吐鲜血等症状，要及时就诊，创面在白膜脱落期及脱落后仍有可能感染和出血。

（何嘉　钟鑫　范纤惠　陈小娟　肖雪）

第二节　喉部肿瘤与声带息肉患者的护理

一、喉乳头状瘤

喉乳头状瘤（papilloma of larynx）是一种临床上最常见的喉部良性肿瘤。虽然喉乳头状瘤在组织学上是良性肿瘤，但其具有生长快、易复发、恶变倾向等特征，易造成呼吸道梗阻，多次手术可引起喉狭窄和发声障碍，给患者和其家庭造成一定的精神和心理负担。

【病因】

多认为由乳头状瘤病毒（HPV）所致，儿童以 HPV-6、HPV-11 为主，成人以 HPV-16、HPV-18 常见。也有研究认为，此病与喉的慢性炎性刺激及母亲的生殖器疣病史有关。此外，因此病随着年龄增长有自愈倾向，据此推论疾病的发生可能与激素分泌水平有关。

【护理评估】

（一）健康史

评估患者发病前有无明显诱因的感染史，如上呼吸道感染、HPV 感染、免疫系统疾病等。评估患者有无声嘶、咳嗽及呼吸困难等症状。儿童患者需评估营养发育状况、是否复发及既往手术史。

（二）身体状况

成人患者通常病程进展缓慢，常见症状包括进行性声嘶、刺激性干咳以及咽部异物感，肿瘤大者会出现失声、喉鸣及呼吸困难。儿童患者常为多发性肿瘤，肿瘤生长快，症状表现突出，声嘶进行性加重，更容易出现喉阻塞。

（三）辅助检查

1. 间接喉镜和纤维喉镜检查：可见肿瘤呈苍白、淡红或暗红色，肿瘤表面不光滑，呈乳头状增生。

2. 影像检查：X 线或 CT 检查可明确肿瘤大小及侵犯范围等，从而指导手术方案制定。

3. 组织学检查：在喉镜下取活检送病理检查可明确诊断。因成人患病有恶变可能，所以最好从多个部位取组织标本送检。

（四）心理 – 社会状况

儿童患者因肿瘤反复发作，需多次手术，给其家庭带来精神及经济压力。成人患者则较多担心肿瘤是否会癌变，因而出现焦虑及恐惧情绪。护士应评估患者的年龄、心理状况、患者及家属对疾病的认知程度、家庭经济状况等，以提供针对性的心理护理措施。

【治疗要点】

治疗方法较多，但仍以支撑喉镜下 CO_2 激光切除为主要治疗手段。儿童极易复发，需多次手术。 并发喉梗阻者，需同时行气管切开术。随着免疫治疗的不断发展，应用 α 干扰素配合外科手术，对乳头状瘤有一定抑制作用。

【护理诊断和护理措施】

1. 有窒息的危险。

（1）严密观察病情变化，有无喘鸣音、呼吸困难、血氧饱和度下降等症状和体征，及时发现缺氧征兆，为诊疗提供依据。

（2）对于已经出现呼吸困难者，予持续氧气吸入，并在床旁备气管切开包及抢救用物，做好应急准备，必要时高效地配合医生进行气管切开术。

（3）向患者及家属解释气管切开的必要性，取得配合，为患者提供气管切开的知识，使其达到良好的心理预知，更好地配合。

（4）嘱患者床旁活动，不要大声喊叫，避免剧烈咳嗽。对于儿童患者，要耐心安抚，减少哭闹，避免声带过度摩擦引起水肿、加重呼吸困难。

2. 知识缺乏。

（1）向患者及家属讲解疾病发生的原因、复发的可能性和主要的治疗方法，普及疾病知识，正确认识此病易复发的特点，避免焦虑。

（2）向患者及家属讲解手术方法及术后的注意事项，了解手术相关知识，减少其对麻醉及手术的恐惧。

（3）对于儿童患者家属，耐心解释喉乳头状瘤为良性肿物，虽然易复发，但随年龄增长有自限可能。对于成人，鼓励其按时复诊，及时发现早期癌变，增强患者及家属战胜疾病的信心。

3. 潜在并发症：出血。

（1）严密观察患者生命体征变化，生命体征是观察患者病情变化的动态依据。若出血量＞500mL，会出现心率增快，血压下降等症状。

（2）嘱患者将口内分泌物吐出，勿咽下。并记录口内分泌物的颜色、性质、量，及时发现出血征兆，提供出血依据。

（3）床旁备气管切开包及抢救用物，做好应急准备，必要时高效地配合医生进行气管切开术。

（4）保持静脉输液通路通畅，为输液、输血、给药提供输液通道，保障及时救治。

（5）术后避免剧烈咳嗽，进食温凉软食3d，避免局部物理刺激、引起出血。

4. 焦虑。

（1）向患者介绍疾病的发病机制及反复发作的原因，加深其对疾病的理解。

（2）告知患者定期复查，改变不良生活习惯，提高机体免疫力，告知患者减少复发的注意事项，减轻患者焦虑。

（3）向患者介绍疾病治疗的最新方法，使其理解本病为可治疗控制的疾病，增强患者战胜疾病的信心。

二、喉癌

喉癌（laryngeal carcinoma）是头颈部常见的恶性肿瘤，96%～98%为鳞状细胞癌，其他病理类型少见。近年来喉癌的发病率有明显增加的趋势，发病年龄以40～60岁最多。喉癌的发病情况有种族和地区的差异。我国虽然缺乏大规模流行病学调查资料，但学者公认，华北和东北地区的发病率远高于华南各省。根据肿瘤发生部位和所在区域，喉癌在临床上分为声门上型、声门型和声门下型三种类型，具有局部浸润和扩散转移等特点。

【病因】

喉癌的病因至今仍不十分明确，流行病学资料证实与吸烟、饮酒、病毒感染、环境、职业因素、放射线、微量元素缺乏、性激素代谢紊乱等因素有关，常为多种致癌因素协同作用的结果。

【护理评估】

（一）健康史

评估患者发病前有无其他喉部患病史，如慢性喉炎、喉乳头状瘤、喉白斑等，评估患者既往的生活环境及危险因素，如有无长期吸烟史、饮酒史、是否接触工业废气、是否存在肿瘤家族史等。

（二）身体状况

评估患者有无声嘶、呼吸困难、咳嗽、吞咽困难及淋巴结转移表现。根据肿瘤发生的部位，评估重点应有区别。

1. 声门上型：评估患者有无咽痒、咽异物感、呼吸困难、吞咽不适感、咳嗽、痰中带血或咯血等。

2. 声门型：评估患者有无声嘶甚至失声、放射性耳痛、呼吸困难、咳痰困难及口臭等。

3. 声门下型：评估患者有无刺激性咳嗽、声嘶、咯血和呼吸困难等。

（三）辅助检查

1. 间接喉镜或纤维喉镜：直接观察肿瘤的部位、大小、形态及声带活动情况等。可见喉部有菜花样、结节样或溃疡性新生物。

2. 触诊：颈部有无淋巴结肿大，喉体是否增大，颈前软组织和甲状腺有无肿块。

3. 组织学检查：取活检送病理诊断为喉癌确诊的主要依据。

（四）心理 – 社会状况

评估患者的年龄、职业、对疾病的认知、医疗费用的支付方式、家庭及社会支持程度等。年轻、社会地位高的患者对术后可能的失声和形象改变大多难以接受，因此，应评估患者对手术的接受程度及心理状况，以便协助患者选择正确的治疗方案，同时在术后及时给予心理干预。

【治疗要点】

临床目前以手术为主、放化疗为辅的多学科综合治疗，在彻底根除肿瘤病变的同时尽量保留和重建喉的功能，在治愈肿瘤的同时提高患者的生存质量，是近年来公认的诊疗原则和理想目标。

医生应在手术前对患者及肿瘤状况进行全面细致的评估，选择不同的手术方式及有针对性的治疗方案。喉癌手术切除术式大致可分为经口显微外科激光手术和开放式喉癌切除手术两大类。激光手术具有创伤小、功能保留好的优点，但术区暴露存在局限性，应合理使用，临床主要应用于早期声门型及声门上型喉癌。开放式喉癌切除的术式包括水平部分喉切除、垂直部分喉切除、环状软骨上喉部分切除环舌骨固定术（SCPL-CHP）、环状软骨上喉部分切除环舌骨会厌固定术（SCPL-CHEP）、全喉切除术等，对于喉部分切除后的缺损，可根据实际需要采取皮瓣修复，以重建喉功能。

随着人们对喉癌生物学特性及生物分子技术的研究不断深入，临床上针对喉癌的生物靶向治疗也取得了一定的进展。喉癌多发生于喉黏膜上皮组织，其发生与原癌基因产物表皮生长因子的过度表达有关，临床上针对喉癌这一生物学特性，主张采用西妥昔单抗、厄洛替尼等靶向表皮生长因子单克隆抗体进行治疗，可在一定程度上延缓肿瘤进展，但喉癌的生物靶向治疗研究尚处于临床试验阶段，还有待继续深入。

【护理诊断和护理措施】

（一）术前护理

1. 有窒息的危险。

（1）严密观察病情变化，有无喘鸣音、呼吸困难、血氧饱和度下降等症状，及时发现缺氧征兆，为诊疗提供依据。

（2）对于已经出现呼吸困难者，予持续氧气吸入，并在床旁备气管切开包及其他抢救用物，做好应急准备，必要时高效地配合医生进行气管切开术。

（3）向患者及家属解释气管切开的必要性，取得配合，为患者提供气管切开的知识，使其达到良好的心理预知，更好地配合。

（4）嘱患者床旁活动，避免剧烈活动和情绪激动，不要大声喊叫，避免加重呼吸困难，降低机体耗氧量和心脏负担。

2. 焦虑。

（1）评估患者焦虑的程度，耐心倾听其主诉，允许适当宣泄，对患者的情绪表示理解和认同，鼓励患者积极配合治疗，树立战胜疾病的信心，同理患者处境，掌握其心理状态，以便制定针对性心理护理措施。

（2）向患者介绍治疗过程及术后可能出现的情况等，提供信息支持，为患者提供疾病知识，使其达到良好的心理预知，更好地配合治疗。

（3）向患者介绍喉癌术后发声问题、形象改变及吞咽问题的解决方法，使患者主动接受自我改变。

（4）鼓励患者参与出院前鼻饲护理及气管切开造瘘口护理，讲解要点，使患者参与疾病护理过程，接受自我。

（5）介绍其他术后患者恢复情况，鼓励患者战胜疾病，增加患者战胜疾病的信心。

（二）术后护理

1. 潜在并发症：出血。

（1）严密观察患者生命体征变化，并做好记录，生命体征是观察患者病情变化的动态依据。若出血量＞500mL，会出现心率增快，血压下降等症状。

（2）观察颈部伤口渗血情况，引流管内引流物及口鼻分泌物的颜色、性质、量等，及时发现出血征兆，为医生诊疗提供依据。

（3）保持静脉输液通路通畅，为输液、输血、给药提供输液通道，保障及时救治。

（4）吸痰时动作轻柔，术后1周勿做吞咽动作，勿咽口水，保证创口正常愈合，避免外力刺激。

2. 潜在并发症：咽瘘。

（1）观察颈部伤口渗出情况，引流管内引流物的颜色、性质、量等，及时发现咽瘘征兆，为医生诊疗提供依据。

（2）加强口腔护理，出院前教会患者刷牙及漱口，预防口腔感染，降低咽瘘发生率。

（3）遵医嘱使用抑酸药，预防胃食管反流。嘱患者勿吞咽口水，鼻饲后1h不宜平卧，预防反流引起的伤口感染，降低咽瘘发生率。

（4）强化营养支持，与医生共同制定膳食方案，保证能量需求，给予充足的营养支持，降低咽瘘发生率。

3. 潜在并发症：深静脉血栓。

（1）进行血栓风险评估（推荐使用Caprini量表），及时发现血栓风险，采取预防措施。

（2）遵医嘱定期复查D–二聚体，必要时行床旁超声检查，及时发现血栓形成征兆，采取检查措施，早期诊断。

（3）鼓励患者主动活动，卧床期间指导患者床上活动双下肢。戒烟、戒酒。鼻饲足量的水。早期下床活动可增加下肢静脉血的回流，预防血栓的发生。

（4）根据风险评估分数，采取相应的物理及药物预防措施，包括弹力袜的使用、间歇式压力充气泵的使用及遵医嘱应用抗凝药物。

4. 潜在并发症：乳糜漏。

（1）观察颈部伤口渗出情况，引流管内引流物的颜色、性质、量等，及时发现乳糜漏征兆，为医生诊疗提供依据。

（2）经医生诊断为乳糜漏后，遵医嘱予饮食宣教，嘱其高热量、高蛋白、低脂、低钠饮食。根据引流液情况，遵医嘱予禁食及全胃肠外营养支持，通过饮食减少淋巴液产生，同时满足机体所需营养。

(3)医生予颈部伤口加压包扎，观察患者呼吸及颈肩部肿胀、疼痛等情况，及时发现包扎过紧压迫气管征兆及循环受阻征兆。

5. 急性疼痛。

(1)评估疼痛的部位、程度、时间等，收集疼痛的相关资料，为制订护理措施提供依据。

(2)指导患者半卧位休息，颈部制动，教会患者保护颈部的方法，避免剧烈咳嗽加剧切口疼痛。

(3)告知疼痛的原因和可能持续的时间，便于患者配合镇痛治疗。

(4)必要时遵医嘱使用止痛药或镇痛泵。

6. 有感染的危险。

(1)定时拍背，按需吸痰，鼓励患者下床活动，保持呼吸道通畅，促进分泌物排出。

(2)观察痰液及引流液的颜色、性质、量的变化，观察局部伤口有无红、肿、热、痛，有无体温升高等感染征兆。

(3)及时更换气管切开敷料，严格执行无菌操作，敷料有明显的污渍时随时予以更换。定时清洗、消毒气管套管。保持引流管通畅，避免形成无效腔。

(4)给予口腔护理，出院前教会患者刷牙及漱口，预防术后禁食及口腔酸碱平衡紊乱引起的口腔感染。

(5)遵医嘱使用抗生素预防感染。

7. 语言沟通障碍。

(1)与患者及家属寻找有效的交流形式，如写字板、手势等。

(2)将呼叫器放置于患者触手可及的地方，方便患者及时表达需求。

(3)与患者交流时，给予足够的耐心，并鼓励患者待病情好转后，使用辅助装置或食管发音法练习说话。

8. 有营养失调的危险：低于机体需要量。

(1)定期行营养风险筛查及评估(推荐使用 NRS2002 量表)。

(2)鼓励并指导患者积极早期应用肠内营养，少食多餐式鼻饲喂养。与营养科共同制订营养计划，确保各种营养素的均衡供给。积极处理腹胀、腹泻等胃肠道不适。

(3)遵医嘱予肠外营养补充，鼓励通过中心静脉置管输注肠外营养制剂。

(4)根据伤口恢复情况，指导患者经口进食，予吞咽功能训练，促进吞咽功能恢复。

9. 自我形象紊乱：鼓励患者倾诉对喉部结构和功能丧失的感受。鼓励患者照镜子观察自己的伤口。向患者耐心讲解相关知识，指导患者掩盖外观缺陷的方法，例如戴丝巾、领结等。

10. 知识缺乏。

（1）向患者讲解疾病的发生原因、手术过程、术后可能出现的护理问题。

（2）指导患者清洁造瘘口，观察造瘘口分泌物附着情况，必要时自我清洁造瘘口痰痂。适当进行雾化吸入，以稀释痰液，防止痰液干燥结痂。保证足够的水分摄入。保持呼吸道通畅，鼓励患者参与自我居家护理。

（3）指导患者清洗、消毒和更换气管内套管的方法。指导患者在外出或沐浴时保护造瘘口的方法，例如用系带的清洁纱布垫系在颈部。盆浴时水不可超过气管套管，淋浴时注意勿使水流入气管套管。培养出院后气管切开自我管理能力。

（4）指导患者头颈、肩颈功能的锻炼，促进肩颈功能恢复。

（5）提供有关后续放化疗的相关指导，避免恐惧情绪。

（6）向患者提供有关发音康复训练、参与喉癌患者俱乐部等社会组织活动的建议与信息。

（何嘉　陈志慧　李巧乐　李婉怡）

第三节　咽喉部手术患者的围手术期护理

一、咽喉部患者术前护理

（一）心理护理

为使患者有充分的思想准备，先向患者介绍手术的目的，手术的大致过程，说明术中可能出现的不适，如何配合及术后需注意的相关事宜，减少患者焦虑心理。对于肿瘤患者、术后语言交流功能受影响的患者，要加强术前解释工作，使患者在充分理解和愿意接受手术的心理状态下进行手术，并事先教会患者一些简单的手语以便术后交流。

（二）局部准备

1. 全麻者术前禁食、禁水至少 6h。

2. 患者自身准备：清洁卫生工作，修剪指甲，男性患者需刮净胡须，女性患者除去指甲油，取下首饰、挂件、隐形眼镜，有义齿的取下，不涂口红和指（趾）甲油。

3. 手术当天测量并记录体温、脉搏、呼吸等，有高血压的清晨测量血压。

4. 术前准备：需在鼻内镜下进行的手术，术前1d修剪鼻毛。

5. 预防感染：咽部手术多为Ⅱ类切口（清洁－污染切口），为预防术后感染，术前2h遵医嘱静脉合理使用抗生素。指导口咽及喉咽部手术的患者术前漱口液漱口，防止口腔感染，影响术后伤口愈合。

6. 咽喉部或口腔有炎症者，应先控制炎症，再行手术。

（三）一般准备

1. 全麻者术前禁食、禁水至少6h，局麻患者术晨可进少量干食。

2. 术前检查各项检验报告是否齐全，检验结果是否正常，包括血尿常规、凝血试验、肝肾功能、胸片、心电图等，了解患者是否有糖尿病、高血压、心脏病或其他全身疾病，有无手术禁忌证，及时与主管医生沟通，以保证手术安全。

3. 各项必要的辅助检查要齐全，包括咽喉部CT、MRI、X片等检查。

4. 根据患者的病情需要完成药物皮肤敏感试验。

5. 预计术中可能输血者，应做好定血型和交叉配血试验。

6. 术前晚可根据医嘱服镇静剂，以便安静休息。

7. 咽喉部或口腔有炎症者，应先控制炎症，再行手术。

8. 术前准备：需在鼻内镜下进行的手术，术前1d修剪鼻毛。

9. 预防感染：咽部手术多为Ⅱ类切口（清洁－污染切口），为预防术后感染，术前2h遵医嘱静脉合理使用抗生素。指导口咽及喉咽部手术的患者术前漱口液漱口，防止口腔感染，影响术后伤口愈合。

10. 手术当天测量并记录体温、脉搏、呼吸等，有高血压的清晨测量血压。

11. 患者自身准备：清洁卫生工作，修剪指甲，男性患者需刮净胡须，女性患者除去指甲油，取下首饰、挂件、隐形眼镜，有义齿的取下，不涂口红和指（趾）甲油。术晨更衣，局部麻醉者不穿高领内衣，全身麻醉者病服贴身穿。

12. 术前禁烟酒及刺激性食物。

二、咽喉部患者术后护理

（一）监测生命体征

全麻患者按全麻护理常规监测生命体征。

（二）体位

局麻者术后可采取半卧位，以减轻头部充血，利于口腔分泌物吐出，有虚脱现象者，改为平卧位。全麻后未清醒者，宜采用平卧位头偏向一侧，或采取侧卧位，以利口中分泌物吐出，防止渗血咽下。清醒后可予半卧位。手术后避免咳嗽，轻轻吐出口腔分泌物，不要咽下。

（三）饮食

局麻或表麻术后 2h，全麻术后 3h 方可进食，术后根据患者的情况，口咽及喉咽部手术者给予冷流质或半流质，禁烟、酒，避免大块、坚硬及辛辣刺激性食物；扁桃体手术者当天给予冷流质，次日可改为半流质，2 周内予温凉半流质；鼻咽部手术者给予半流质或普食饮食，温度以温凉为主，防止过热，诱发出血。应关心患者进食情况，多数患者因鼻腔填塞物的关系不愿意进食，应做好患者的宣教，鼓励患者少食多餐。并评估患者摄入情况，若明显不足，可遵医嘱予静脉输液补充。

（四）病情观察

1. 监测生命体征，注意患者体温的变化，有感染迹象时，及时通知医生。

2. 预防出血：注意有无口鼻腔活动性出血情况。观察切口渗血情况；嘱患者吐出口中分泌物，切勿咽下，以便观察出血量。可将擦拭后含有血液的纸巾集中放置，便于观察出血量；观察婴幼儿或全麻术后未清醒者有无频繁吞咽动作；详细记录患者出血情况，包括血液的色、质、量并及时通知医生处理。观察引流液的性状及痰液的色、质、量，如发现活动性出血，及时与医生联系采取措施。

3. 预防感染。

（1）监测患者的生命体征，尤其是体温的变化，术后 3d 体温升高或一直持续 38.5℃以上，及时与医生沟通，必要时遵医嘱合理使用抗生素。

（2）经常开窗通风，保持空气新鲜。

（3）减少人员探视，防止交叉感染。

（4）嘱患者早晚刷牙，进食后漱口，以保持口腔卫生。不能自行刷牙的患者，做好每日 2 次的口腔护理。

（5）保证营养和睡眠，提高机体抵抗力。

（6）各项操作均注意无菌原则。

4. 填塞物的观察：鼻咽部手术者术后鼻腔多有填塞物，每日 2 次做好患者鼻腔填塞物丝线的护理，做好面部清洁工作。巡视病房时关心患者鼻腔填塞物的情况，如有脱出及时通知医生，若丝线松脱，及时重新固定。

5. 疼痛的观察与护理。

（1）经常巡视病房，倾听患者主诉，注意患者对疼痛性质的描述，判别疼痛为正常或异常，做好疼痛护理。

（2）指导患者使用听音乐、看电视等方式来分散注意力。

（3）鼻咽部手术者可使用冰袋敷额头来减缓疼痛；口咽及喉咽部手术者可使用冰袋

敷颌下区或颈部来减缓疼痛。

（4）必要时遵医嘱给予止痛剂。

（五）出血的护理

出血较少的患者，鼻咽部手术者可予冰袋敷前额或鼻部；口咽及喉咽部手术者可予冰袋敷颌下区或颈部来减少出血。出血较多时，及时通知医生，遵医嘱使用药物等止血治疗，并备好床旁吸引器、插灯，口咽及咽喉部手术另备气切包；鼻咽部手术另备后鼻孔填塞等应急物品。

（六）用药护理

术后遵医嘱予止痛、止血，抗感染治疗，并注意观察药物疗效及不良反应。

（七）健康指导

1. 嘱患者尽量避免打喷嚏，如欲打喷嚏，可张口做深呼吸，舌尖抵上腭，手指按压人中来抑制，抑制不住时则采用张口打喷嚏的方法，以免鼻咽部手术者鼻腔填塞物松动、脱出，导致出血；口咽部手术者防止切口出血。

2. 注意休息，生活要有规律，锻炼身体，提高机体抵抗力，预防感冒。

3. 鼻咽部手术。

（1）嘱患者切勿用手挖鼻，以免填塞物脱出或引起出血、感染等。

（2）避免长时间低头弯腰，以免引起鼻腔压力增高导致出血。

（3）教会患者正确的擤鼻涕的方法，告诉患者正确的方法为单侧擤鼻，避免双侧一起擤鼻，防止压力过大造成出血。

（4）术后因鼻腔填塞，患者长时间用口呼吸，感觉口干，应鼓励患者多饮水，以补充经口呼吸而流失的水分。

（5）通常术后 24 ～ 48h 可将鼻腔填塞物抽去，抽取之前，关心患者进食情况，若尚未进食，应嘱其先进食后再抽取，以免因填塞物抽取时鼻部痉挛而造成患者晕厥。当医生取出鼻腔填塞物后，应注意观察鼻腔有无出血，嘱患者不要用力擤鼻，鼻腔少量出血者遵医嘱予地塞米松麻黄碱滴鼻液、石蜡油滴鼻，鼻腔喷雾或冰袋敷。出血较多时遵医嘱使用止血药物或重新进行鼻腔填塞。

4. 口咽、喉咽部手术。

（1）若手术同时切除扁桃体者，术后 6h 手术创面开始形成白膜，术后 1 周左右，白膜开始脱落，有白膜自口中脱出属正常现象，勿惊慌。术后 10 ～ 15d 创面完全愈合。

（2）注意饮食，术后 2 周内避免进食硬的、尖锐或带刺食品，温度上注意温凉，如有出血，立即急诊。

5. 对于气管切开或喉切除的患者，做好气管套管和气管的护理，保持呼吸道通畅。

6. 做好各种导管包括负压引流管、鼻饲管、水囊管、输液管等的护理，保持其功能状态。

7. 体位：全麻清醒后予以半卧位，鼓励尽早下床活动。

8. 根据医嘱用药，预防感染等并发症，同时做好口腔护理。

9. 饮食护理：一般喉部手术全麻清醒 3h 后予以温凉流质或半流质饮食。鼻饲患者要保证患者均衡和充足的营养，以预防并发症，促进康复。禁烟酒，避免辛辣刺激性食物。

10. 各种喉镜术后嘱患者少讲话，注意声带休息。

（八）心理护理

由于手术刺激、术后鼻腔填塞等原因，使患者鼻面部胀痛、溢泪、头痛等，影响其呼吸、睡眠，常出现焦虑情绪。对行喉切除的患者尤其应关注细节，加强与患者的非语言交流和沟通，及时满足患者需要，使患者保持情绪稳定。做好耐心的解释，消除其不安的情绪，使之保持良好的心态，以利于康复。

（何嘉　翁偲琦　孔莉　郭冬冬）

第九章
头颈外科疾病的护理

第一节　甲状腺疾病患者的护理

甲状腺疾病是指甲状腺在形态、功能或结构上发生的异常变化，可能导致甲状腺功能异常，进而影响身体健康。

【病因】

甲状腺疾病的发病原因多样，包括遗传、自身免疫、环境因素、感染和药物作用等。

【常见类型】

甲状腺功能亢进：甲状腺激素分泌过多，导致代谢亢进。

甲状腺功能减退：甲状腺激素分泌不足，引起代谢率降低。

甲状腺结节：甲状腺内局部组织增生或肿瘤形成。

甲状腺癌：是最常见的来源于甲状腺上皮细胞的恶性肿瘤，约占全身恶性肿瘤的1%。女性发病率高于男性。儿童甲状腺结节中，甲状腺癌的比例高达50% ～ 70%。

【护理评估】

（一）健康史

了解患者的发病情况、病程长短。肿块有无突然增大，是否有其他自身免疫性疾病等。

（二）临床表现

大多数患者无任何症状，多在无意间体检时发现颈部有圆形或椭圆形结节，多为单发，质稍硬，表面光滑，无压痛，随吞咽上下移动。腺瘤生长缓慢。若乳头型腺瘤因囊壁血管破裂而发生囊内出血时，肿瘤体积可在短期内迅速增大，局部出现胀痛。

（三）并发症

1. 切口出血：由于手术中止血不完善、不彻底，血管断端结扎不牢固导致松脱引起出血。术中创面渗血明显，术后加压包扎不牢固或引流不畅致术腔出血。术后当患者吞咽时，喉部运动致结扎线脱落引起出血。

2. 手足抽搐：由于术中不慎切除了甲状旁腺造成术后手足抽搐。

3. 喉部神经损伤：喉返神经沿气管食管沟上行，入喉前分为前、后两支，分别支配声带内收肌和外展肌的运动，且神经分支的部位时有变异。喉上神经外支与甲状腺上动脉同行，其主要支配环甲肌的张力运动。术中操作不仔细、局部解剖不熟、电凝频繁使用均可导致神经切断或损伤。术中过度牵扯或神经长时间裸露脱水亦可致神经损伤。

4. 气管软化：其多为甲状腺肿瘤压迫气管造成管腔不同程度的塌陷，是甲状腺肿瘤一种极其严重的并发症。

5. 甲状腺危象：多发生于术前有甲状腺功能亢进的患者，它是一种危及生命的严重并发症。由于术前准备不充分，机体原有感染炎症存在，突然停用碘剂或抗甲状腺素药物，患者情绪不稳定等都可引起甲状腺危象的发生。

（四）心理－社会状况

了解患者有无焦虑、紧张的心理，对手术是否存在恐惧。注意评估患者的年龄、性别、职业和文化层次，有针对性地进行健康指导。

【治疗要点】

（一）基本原则

1. 个体化护理：根据患者的具体病情和需求，制订个性化的护理计划。

2. 综合评估：对患者进行全面的评估，包括病情、心理状态、营养状况等。

3. 早期干预：对疑似甲状腺疾病患者及早进行干预，避免病情恶化。

（二）注意事项

1. 遵医嘱：严格执行医生的治疗方案和护理计划。

2. 观察病情：密切观察患者的病情变化，包括颈部肿大、疼痛、呼吸困难等症状的变化。注意监测患者的体温、脉搏、呼吸、血压等生命体征，以及患者的精神状态和情绪变化。

3. 保障安全：确保患者在治疗期间的安全，防止发生意外事件。

【护理诊断和护理措施】

（一）甲状腺功能亢进

1. 卧床休息，避免剧烈运动。

2. 监测患者的心率、血压等生命体征，及时调整药物剂量。

3. 鼓励患者多进食高热量、高蛋白、高维生素食物。

（二）甲状腺功能减退

1. 注意保暖，避免寒冷刺激。

2. 观察患者的精神状态和食欲变化，及时调整药物剂量。

3. 鼓励患者多进食富含碘的食物，如海带、紫菜等。

（三）甲状腺癌

1. 术前护理。

（1）与患者多交流，给予心理支持，消除其顾虑和恐惧心理。让患者树立战胜疾病的信心，能积极配合治疗。

（2）全麻患者按全麻术前常规护理。遵照医嘱指导患者禁饮料 2h，禁母乳 4h，禁食其他清淡普食 6h，禁高脂类及油炸食物等 8h。

（3）完善本病术前所需各项检查：包括术前常规检查和颈部影像学检查。

（4）备皮范围上自下唇，下至乳头连线，两侧至斜方肌后缘，包括两侧腋窝。

（5）教会患者头低肩高体位，每日可用软枕练习数次，使机体适应术中颈部过伸的体位。

（6）如术前需服用碘剂时，应教会患者正确服用的方法，以免影响手术和术后愈合。

2. 术后护理。

（1）全麻患者按全麻术后常规护理。

（2）对于加行颈部淋巴结清扫术的患者，术后应保持引流装置呈负压状态，妥善固定。严密观察引流液的色、量及性质。一般术后 1h 内引流液量为 10 ～ 20mL，如果短时间内引流量突然增加，超过 100mL，颜色鲜红，应考虑为内出血，要迅速协助医生做紧急处理。若引流液为褐色，并呈水样液体，应考虑为乳糜漏。正常情况下，术后 24h 内的引流量为 30 ～ 120mL，颜色由深红逐渐变为淡红色。术后 24 ～ 48h，颜色由淡红逐渐变为淡黄色，引流量逐渐减少，当少于 10mL 时，即可拔管。

（3）对于行预防性气管切开的患者，应做好气道的护理。定时湿化吸痰，注意痰液的色、质、量。痰液黏稠者，遵医嘱给予雾化吸入并观察效果。教会患者有效咳嗽的方法（深吸气后，用胸腹部的力量做最大咳嗽，咳嗽的声音应从胸部发出，避免仅在喉头上发声及无效咳嗽）。指导协助患者练习咳嗽时坐起，头颈躯干向前弯曲，用手压住手术切口部位，减少颈部振动引起的术后切口疼痛，深吸气后声门紧闭，用力咳嗽，形成气道冲击力，使痰液排出。

（4）心理护理：了解患者的焦虑程度，指导患者调整心态，帮助患者面对现实，配合后续治疗。

3. 饮食：术后 3h 可先饮温开水，如无呛咳后方可给予半流质饮食，饮水有呛咳的患者指导其抬头进餐，弯腰低头吞咽，即可顺利进食进水。要控制含磷高的食物，如牛奶、蛋黄、鱼等。禁浓茶、咖啡等兴奋性饮料。

4. 体位：取平卧位，待患者全麻清醒后抬高床头 30° ～ 45°，取半坐位，有利于减轻疼痛和保持呼吸通畅。指导患者在变换体位时用手托住颈部，翻身时头部与身体一起转动，以保护伤口。

5. 疼痛的护理：给予心理安慰，疼痛严重者可遵医嘱给予止痛药或镇痛泵止痛，观察止痛的效果并予舒适的体位减轻疼痛。

6. 病情观察：监测生命体征的变化。带引流管者保持引流管的固定通畅，防止引流管扭曲、受压、脱出。观察记录 24h 引流量。

7. 术后并发症的观察和护理。

（1）术后出血：多发生在术后 24h 之内，如出血量大，可因血肿压迫气管造成窒息，密切观察心率、血压、呼吸、神志、敷料渗血情况，若患者出现烦躁、心率加快、血压下降、呼吸困难或伤口敷料被渗血浸湿时，应立即通知医生。

（2）呼吸困难：甲状腺术后患者，可因气管软化塌陷、伤口内血肿压迫、喉返神经损伤或伤口敷料包扎过紧等原因，造成呼吸困难，甚至导致窒息。故床旁应常规备气管切开包，以备急用。凡有呼吸困难发生，应立即通知医生。

（3）神经损伤：一侧喉返神经损伤主要表现为声音嘶哑、音调降低或呛咳。双侧喉返神经损伤可导致失音或严重呼吸困难，甚至窒息，须立即通知医生做气管切开。喉上神经内支损伤可使喉部感觉丧失，饮水时发生咳嗽、误咽等，在患者全麻清醒后，可嘱患者大声说话，饮少量的水，以了解有无神经损伤。

（4）甲状旁腺：术后患者有手足抽搐、麻木时，提示有甲状旁腺损伤的可能，严重者四肢抽搐、喉肌痉挛。典型的四肢症状为五指并拢，拇指内收，掌指关节屈曲，腕掌关节过度屈曲呈“鹅颈”状。发现此类情况应及时报告医生，监测血钙、磷。遵医嘱口服钙片或静脉内注射钙剂，注射时切勿将药液漏于皮下，以免发生组织坏死。

（5）甲状腺危象：多发生在术后 12 ～ 36h，应注意患者有无体温突然升高，并伴有抽搐、烦躁不安、谵妄、脉搏增快，血压增高等，若有此类症状应及时通知医生，配合抢救。

【健康教育】

1. 指导患者术后早期下床活动，保持头颈部处于舒适位置。变换体位、起身、咳嗽时用手固定颈部以减少振动。拆线后教会患者练习颈部活动，如练习吞咽动作，防止伤口粘连，促进功能恢复。指导声嘶者做发声训练。

2. 保持规律作息，养成良好的作息习惯，保证充足的睡眠和休息，避免熬夜和过度劳累。适度运动，根据患者的身体状况和兴趣爱好，选择适合自己的运动方式，如散步、慢跑、游泳等。适当运动有助于提高身体素质和免疫力。

3. 避免不良刺激：尽量避免精神压力、情绪波动等不良刺激因素，保持良好的心态和情绪状态。

4. 定期复诊：根据医嘱定期复诊，及时调整治疗方案和护理措施。如有不适或病情变化，应及时就医。

（王罡艳）

第二节　颈部淋巴结疾病患者的护理

颈部淋巴结疾病是一类涉及颈部淋巴组织，包括淋巴结肿大、淋巴结炎、淋巴结结核以及淋巴结转移癌等多种病症的总称。由于颈部淋巴结处于人体较为重要的位置，其发生疾病时，不仅影响患者的生理健康，还可能导致患者产生心理压力。因此，对于颈部淋巴结疾病患者的护理至关重要。

【护理评估】

（一）术前评估

1. 健康史。

（1）详细询问患者的病史，包括起病时间、症状表现、既往病史等。评估患者有无慢性心肺疾患，评估肿块的位置、大小、生长速度、存在时间及有无伴随症状等。

（2）了解患者有无口腔（龋齿）、头、面、颈部皮肤的损伤，有无上呼吸道感染等，有无肺、支气管等器官的结核病病史。

（3）了解患者有无原发病灶，以及原发病灶的发病时间、部位、症状及治疗情况。

2. 症状和体征。

（1）症状：主要症状为颈部出现肿块，可伴发热、消瘦、盗汗等全身症状，或伴鼻塞、涕血、咽痛、声嘶等症状。

（2）体征：通过视诊、触诊可以观察是否有局部肿胀、硬结、压痛、肌紧张感、条索状瘘道、捻发音、波动感、动脉异常搏动、淋巴结肿大或其他肿块。

3. 心理社会状况：评估患者对疾病的了解程度，对治疗结果的期望值；评估患者的需求、家庭经济情况、社会支持系统等，有针对性地进行健康指导。

4. 辅助检查：根据患者病情需要，进行必要的辅助检查，如血常规、血沉、结核菌素试验、肿瘤标志物检查等。必要时，进行影像学检查，如 B 超、CT、MRI 等，以明确淋巴结肿大的原因和性质。

5. 诊断：结合患者病史、体格检查和辅助检查结果，明确诊断颈部淋巴结疾病，并确定具体类型（如淋巴结炎、淋巴结结核、淋巴结转移癌等）。

（二）术后评估

1. 手术交接：了解患者神志、精神变化、手术创面、手术方式和麻醉类型，了解手术过程是否顺利，术中出血、补液量以及留置管道是否通畅、引流液的情况等，以判断手术创伤大小及对机体的影响。

2. 症状和体征。

（1）症状：观察颈部伤口敷料渗血、渗液情况；有无疼痛；有无神经麻痹或损伤；全身皮肤是否完整、留置管道是否通畅；有无恶心、呕吐等不良反应；有无发热等感染征象；对患者的生活自理能力、皮肤完整性、营养状态、疼痛、VTE、留置管路、睡眠等情况进行风险评估。

（2）体征：患者的生命体征、血氧饱和度是否正常；颈部伤口有无红肿、血肿等；评估伤口出血的量、性质及持续时间；引流液的量及性状；下肢皮温、色泽、酸胀感。

3. 心理社会状况：评估患者对手术的耐受程度，对手术结局以及疾病转归的接受程度；患者社会支持系统、经济承受能力等。

【治疗要点】

1. 控制症状：减轻患者疼痛、发热等不适症状，提高患者舒适度。

2. 预防并发症：预防感染、出血、血栓形成等并发症的发生。

3. 促进康复：通过合理的护理措施，促进患者身体功能的恢复，提高患者的生活质量。

【护理措施】

（一）基础护理

1. 环境管理：保持病房环境整洁、安静、舒适，温湿度适宜，减少不良刺激。

2. 饮食护理：指导患者合理饮食，保证营养均衡。鼓励患者多吃富含蛋白质、维生素等营养物质的食物，如瘦肉、鱼类、蔬菜、水果等。避免辛辣、油腻等刺激性食物的摄入，对于食欲不振的患者可采取少量多餐的方式进食。

3. 皮肤护理：保持患者皮肤清洁干燥，防止感染。对于不能自主活动的患者，每

2h 翻身 1 次，检查皮肤受压情况，并根据具体情况选择护理用具。保持患者皮肤和床单清洁干燥。鼓励患者在床上自行翻身，并尽早离床活动。

4. 休息与活动：根据患者病情和体力状况，合理安排休息和活动。病情较重的患者应卧床休息，减少活动；病情较轻的患者可适当进行室内活动或户外散步等。

（二）病情观察

1. 床旁交接：手术结束，患者返回病房后，病房护士应与手术室护士和麻醉师进行详细的交接，内容包括患者的一般生命体征、神志、各种管道的固定和引流情况、切口敷料、皮肤情况、输液是否通畅等，并做好记录。

2. 体位：全身麻醉患者未完全清醒前应有专人看护，取平卧位，头偏向一侧，以防止呕吐物误吸。患者清醒后在病情允许情况下即可采取半卧位。

3. 观察生命体征：按照护理级别定时巡视患者，密切观察生命体征，特别是呼吸及血氧饱和度，床旁备好气管切开包。发现病情变化及时报告医生。

4. 颈部切口护理：严密观察切口出血量包括敷料渗血情况，如有活动性出血，应立即通知医生处理。

5. 观察患者有无感染征象：如发热、寒战、咳嗽、咳痰等，如有感染征象，应及时进行抗感染治疗。

（三）药物治疗

根据患者病情和医嘱，给予相应的药物治疗。如淋巴结炎患者，给予抗生素治疗；淋巴结结核患者，给予抗结核药物治疗；淋巴结转移癌患者，给予抗肿瘤药物治疗等。同时，注意观察药物疗效和不良反应，如有异常，及时调整治疗方案。

（四）疼痛护理

1. 评估患者疼痛程度：采用疼痛评分量表评估患者疼痛程度，以便制订合理的疼痛护理计划。

2. 给予止痛药物：根据医嘱给予患者止痛药物，以减轻患者疼痛。

3. 物理治疗：如冷敷、热敷、按摩等，以缓解患者疼痛。保证患者舒适；抬高床头 30° ～ 45°，减轻颈部切口张力；教会患者起床时保护头部的方法；防止剧烈咳嗽加剧切口疼痛。

（五）并发症预防

1. 感染预防：严格执行无菌操作，加强手卫生，预防院内感染。对于发热的患者，要及时进行降温处理，保持口腔清洁。

2. 出血预防：对于血小板减少或凝血功能异常的患者，要密切观察其有无出血征象，如皮肤瘀斑、牙龈出血等。如有出血征象，应及时通知医生处理。

3. 血栓形成预防：鼓励患者尽早下床活动，促进血液循环。对于长期卧床的患者，要定时协助其进行肢体被动运动，预防血栓形成。

（六）心理支持

颈部淋巴结疾病往往给患者带来较大的心理压力和焦虑情绪。护理人员应主动与患者沟通，了解其心理需求，给予心理疏导和支持。同时，可以邀请心理医生进行专业的心理咨询和治疗，帮助患者缓解心理压力和焦虑情绪。

（七）健康教育

1. 饮食指导：向患者及家属介绍颈部淋巴结疾病的饮食原则，告知其饮食禁忌。

2. 用药指导：向患者及家属介绍常用药物的作用、用法、用量及注意事项，告知其遵医嘱用药的重要性。

3. 自我护理指导：向患者及家属介绍颈部淋巴结疾病的自我护理方法，例如如何观察淋巴结肿大的变化、如何预防感染等。

【护理评价】

定期对患者的护理效果进行评价，包括症状控制情况、并发症发生情况、生活质量改善情况等。根据评价结果及时调整护理措施，以提高护理质量和患者满意度。

（王罡艳）

第三节　头颈外科手术患者的围手术期护理

一、头颈外科手术患者术前护理

（一）病史采集与评估

1. 详细了解患者的既往病史、家族史、药物过敏史等。

2. 评估患者的营养状况、心肺功能、肝肾功能等全身状况。

3. 对患者进行心理评估，了解患者焦虑、恐惧等情绪状况。向患者介绍手术名称、过程、麻醉方式及术前准备的重要性。

4. 解释术后可能出现的不适及医疗处置，帮助患者树立信心，消除顾虑。

（二）术前检查

1. 进行必要的血液学、影像学检查，如血常规、生化检查、心电图、CT/MRI 等。

2. 进行局部区域的专科检查，如头颈部的触诊、影像学检查等。

（三）一般准备

（1）皮肤准备：了解病情及手术种类，为患者做好备皮。备皮范围为颈部从乳突尖及下颌骨下缘起，两侧面达颈侧后方，下至第三肋骨及肩部，包括两侧腋窝，男性患者面部剃胡须，经腮腺入路者，需剃发至患者耳后 5 ～ 7cm，协助女性患者在术晨将头发梳到健侧。

（2）术前禁食、禁水，根据手术类型和麻醉方式确定禁食时间。全麻手术患者遵照医嘱禁清饮料 2h，禁母乳 4h，禁食其他清淡普食 6h，禁高脂类及油炸食物等 8h。

（3）休息与睡眠：尽量使患者在术前能够充分休息，必要时术前 1d 遵照医嘱口服镇静药物以保证睡眠。

（4）根据手术需要进行呼吸道准备，如保暖、预防感冒，必要时应用抗生素预防感染，以减少术后感染的风险。

（5）术前进行患者宣教，解释手术过程、麻醉方式及术后注意事项。监测患者生命体征，若有异常，及时通知医生。术前取下活动性义齿、眼镜等物品，将贵重物品交家属保管。排空大小便，遵医嘱给予术前用药，并将病历、术中用药等带入手术室。

（6）其他：拟行气管切开的患者，术前指导家属备好纸笔或手写板，以便术后进行交流。对于术后不能下床的患者备好尿壶或便盆。术前遵照医嘱行药敏试验，并将结果记录于临时医嘱上；手术期间，根据患者的麻醉方式铺好麻醉床；准备氧气、吸引器、监护仪及急救用品。

（四）专科护理

拟行气管切开的患者，床旁常规备好吸引装置、负压引流器。

（五）心理护理

评估患者的焦虑程度，关心患者，倾听其主诉，鼓励患者家属多陪伴患者，给予情感支持。告知患者疾病的相关知识，治疗方法、预后，帮助患者树立战胜疾病的信心。

二、头颈外科手术患者术后护理

（一）术后常规护理

1. 床旁交接：手术结束，患者返回病房后，病房护士应与手术室护士和麻醉师进行详细的交接，内容包括患者的一般生命体征、神志、各种管道的固定和引流情况、切口敷料、皮肤情况、输液是否通畅等，并做好记录。

2. 体位：全身麻醉患者未完全清醒前应有专人看护，取平卧位，头偏向一侧，以防止呕吐物误吸。患者清醒后、病情允许情况下，即可采取半卧位。

3. 观察生命体征：按照护理级别定时巡视患者，密切观察生命体征，特别是呼吸及血氧饱和度，床旁备好气管切开包。发现病情变化，及时报告医生。

4. 颈部切口护理：严密观察切口出血量包括敷料渗血情况，如有活动性出血，应立即通知医生处理。

5. 疼痛护理：评估患者疼痛的部位、程度，告知患者疼痛的原因和可能持续的时间，必要时按照医嘱使用止痛药或镇痛泵，保证患者舒适，抬高床头 30° ～ 45°，减轻颈部切口张力；教会患者起床时保护头部的方法；防止剧烈咳嗽加剧切口疼痛。

6. 皮肤护理：对于不能自主活动的患者，每 2h 翻身 1 次。检查皮肤受压情况，并根据具体情况选择护理用具。保持患者皮肤和床单清洁干燥，鼓励患者自行床上翻身，并尽早离床活动。

7. 尿管护理：保持尿管通畅，病情允许的情况下尽早拔除尿管；留置导尿期间，注意保持会阴部和尿道口清洁，鼓励患者多饮水，预防泌尿系感染。

8. 用药护理：遵照医嘱实施治疗，注意观察用药后的反应。

9. 饮食护理：清醒者给予流质或半流质饮食，以后酌情改为普食，鼓励患者进食高蛋白、高热量、高维生素的低脂饮食，促进伤口愈合。

10. 活动：根据患者清醒程度指导其床上翻身及四肢活动，鼓励早期下床活动，促进各系统功能的恢复，活动时注意循序渐进，以不疲劳为宜，预防跌倒。

11. 静脉血栓的预防：参照血栓风险评估结果向患者宣教 VTE 预防知识，病情需要时遵照医嘱采取药物预防。

（二）专科护理

1. 气管切开护理：监测生命体征变化；同时注意患者意识、伤口出血量、呼吸情况，向患者讲解术后新的呼吸方式，以便患者尽早适应。保持气管内套管通畅，预防脱管。

2. 分阶段引流管护理：将护理过程分为置管护理、固定引流护理、引流管护理指导三个阶段。减少非计划性拔管风险，如有异常，及时告知医生并协助处理。

3. 并发症的预防及护理：做好并发症的观察，例如切口出血、神经麻痹、脑梗死、呼吸困难、吞咽困难、下肢静脉血栓等，发现病情变化，及时告知医生，遵照医嘱进行预防或处理。

4. 吞咽康复训练：及早评估患者的吞咽功能情况，只要符合吞咽训练的标准，应尽早进行吞咽训练，使吞咽功能快速康复。指导患者戴胃管试进食，进食从少量（1 ～ 4mL）开始，逐步增加。食物应从团块状食物、糊状食物、半流质食物、流质食物，逐步过渡到普食。同时要兼顾所选食物的温度、质地、体积和口味，避免黏性、干燥和难以咀嚼或容易分散的食物。

5. 上臂及肩部功能锻炼：颈部两侧锻炼；颈部前屈后仰锻炼；肩关节旋转及抬高锻炼。循序渐进，量力而行。

6. 心理护理：根据患者手术情况及疾病的转归，患者的接受程度，进行针对性的护理。鼓励患者倾诉自己的感受；关心同情患者，带动家庭支持系统；增强患者康复的信心。

（三）并发症预防与处理

1. 预防感染。

（1）保持手术区域清洁干燥，定期更换敷料。

（2）密切观察体温变化，如有发热，及时处理。

（3）给予预防性抗生素，降低感染风险。

2. 出血预防与处理。

（1）密切观察手术区域有无渗血、渗液等。

（2）如有出血倾向，及时给予止血药物或进行手术止血。

3. 呼吸困难预防与处理。

（1）保持呼吸道通畅，如有痰液，及时吸出。

（2）密切观察呼吸情况，如有呼吸困难，及时处理。

（四）心理护理

1. 术中、术后给予患者心理支持，缓解患者紧张、焦虑情绪。

2. 鼓励患者积极面对疾病，树立战胜疾病的信心。

（五）健康教育

1. 指导患者合理进食，多进食高热量、高蛋白和丰富维生素的均衡饮食。注意劳逸结合，适量活动，增强体质。

2. 指导患者术后注意保护头颈部，动作宜慢，不可猛抬头或仰头，避免做回头动作，翻身时头与身体一起转动，以防伤口裂开。

3. 指导患者戒烟酒，保持大便通畅。

4. 出院指导。

（1）鼓励患者劳逸结合，适当选择力所能及的活动。

（2）教会患者进行上臂及肩部功能锻炼的方法。指导家属协助患者控制力度。

（3）告知患者门诊随访的重要性，嘱其定期门诊复查。经常检查颈部、耳后有无淋巴结或包块，如有异常，及时就医。

（王罡艳）

第十章
听力与言语障碍的护理

第一节　听力障碍患者的护理

听力障碍（dysaudia）是指听觉系统中的传音、感音以及对声音的综合分析的各级神经中枢发生器质性或功能性异常，导致听力出现不同程度的减退。听力障碍又被称为耳聋。正常情况下外界声音经外耳、中耳、内耳，由听觉神经传入大脑。上述过程中任何部位的病变，均可引起听力障碍。

听力障碍的分类：根据耳聋的发生部位与性质，可将耳聋分为不同的类型。因声波传导径路即外、中耳病变导致的听力障碍称传导性聋（conductive hearing loss）；因声波感受与分析径路即内耳、听神经及中枢病变引起的听力障碍为感音神经性聋（sensorineural hearing loss）；二者兼有则为混合性聋（mixed hearing loss）。

按 WHO 耳聋分级标准，根据纯音测听的言语频率听阈的平均值分为 5 级。①轻度聋：语频听阈 26 ～ 40dB，听低声谈话有困难。②中度聋：语频听阈 41 ～ 55dB，听一般谈话有困难。③中重度聋：语频听阈 56 ～ 70dB，需大声说话才能听到。④重度聋：语频听阈 71 ～ 90dB，需在耳旁大声说话才能听到。⑤极重度聋：语频听阈＞ 90dB，在耳旁大声说话也听不清。

一、传导性聋

传导性聋（conductive hearing loss）是指外界声波在传入内耳的途径中，因外耳或中耳病变的阻碍，致使到达内耳的声能减弱，造成不同程度的听力下降。

【病因与发病机制】

1. 耳郭畸形：先天畸形或后天缺损，使耳郭集声功能降低，对听力有轻微的影响。

2. 外耳道疾患：畸形、炎症、异物、肿瘤、外伤等原因可致外耳道狭窄甚至闭塞，以致影响鼓膜运动。

3. 鼓膜病变：鼓膜炎症、粘连或穿孔破裂时，受声波刺激后，其振动面积减少、振幅降低，造成声能损失。

4. 中耳疾患：听骨链中断可使声能传导障碍；咽鼓管阻塞、感染等引起的急、慢性中耳炎可使鼓膜内陷、鼓室渗液，致听力下降，在临床较为多见。

【护理评估】

（一）健康史

询问患者既往病史，是否患过耳病；了解其用药史、家族史及工作和居住环境等。评估耳聋的程度、持续时间等。

（二）身体状况

主要表现为低音调耳鸣和不同程度的听力减退。

（三）辅助检查

1. 听功能检查。

音叉试验：Rinner 试验，阴性；Weber 试验，偏向患侧；Schwabach 试验，受试耳骨导延长。为传导性耳聋的重要特征。

纯音测听：气导听阈提高 25 ～ 60dB，骨导听阈基本正常，有气 – 骨导差。

声导抗检查：判断鼓室压力和鼓膜的完整性。

2. 影像学检查：根据听功能情况选定 X 线、CT 或 MRI 检查，协助确定病变部位、范围及程度等。

（四）心理 – 社会状况

患者可因长期耳鸣、耳聋而痛苦焦虑，或因影响正常的生活和工作而产生悲观情绪，因此，护士应注意评估患者及家属的心理状况和情绪变化。对于易导致传导性耳聋的常见耳病，如鼓膜穿孔、急性中耳炎、外耳道炎症等，有些患者在起病初期不以为然，未能积极有效治疗而导致或加重耳聋，为此，护士还应评估患者的文化层次、对疾病的认知程度等，有助于实施健康教育，增进患者对疾病防治的正确认知，积极配合治疗。

【治疗要点】

1. 手术治疗：耳外伤、畸形，各种压迫咽鼓管的疾病等可采取不同的手术方法使听力恢复。

2. 保守治疗：各种炎症所致的传导性耳聋，可应用抗生素使炎症消退，也可应用激素和抗组胺药物，减少渗出，使听力尽快恢复。

3. 选配适宜的助听器：适用于传导性耳聋及轻、中度感音神经性耳聋患者。选配前应做纯音听力测试，感音神经性耳聋患者应进行阈上功能测试或语言测听。依据听力图选用适宜的助听器，纯音听力测试阈值在 45 ～ 90dB 建议配用，效果较满意；> 90dB 效果欠佳。

【护理诊断】

1. 感知紊乱：听力减退与听觉系统病变有关。

2. 语言沟通障碍：与听力下降，不能理解他人有关。

3. 自理能力缺陷：与听力障碍、理解困难，无法得到适时的帮助有关。

4. 有受伤的危险：与听力障碍所致察觉环境危害能力降低有关。

5. 有感染的危险：与手术后切口感染有关。

6. 有体液不足的危险：与手术后出血、摄入液体不足等有关。

7. 焦虑：与耳聋的程度、治疗和预后结果，对环境不熟悉，担心疾病会影响自己的家庭、工作和生活，增加经济负担等因素有关。

8. 有社会隔离的危险：与听力障碍造成语言交流能力受损，佩戴助听器及人工耳蜗术后外部装置产生自卑心理等因素有关。

9. 舒适受损：与佩戴听能辅具后舒适度降低有关。

10. 知识缺乏：缺乏对耳聋的治疗和预防、用药、听能辅具及听能管理的相关知识和技能。

【护理措施】

1. 心理护理：多与患者接触，耐心倾听患者谈话，对重度耳聋患者，可选用写字板、手势或肢体语言等交流方式与其沟通，帮助其解除顾虑、增强信心，配合治疗。

2. 用药护理：遵医嘱按时应用抗生素、激素或抗组胺等药物，观察用药后效果，注意用药后反应。

3. 手术治疗的患者：参考第六章耳部疾病术后的护理。

4. 选配助听器：根据患者听力损失程度，协助患者选配合适的助听器。

5. 积极治疗各种耳部疾病，如因各种原因发生鼓膜穿孔或已发生急性中耳炎，应及时就医，防止形成慢性中耳炎，损害听力。

6. 健康教育指导：由于个体间的差异，健康教育方法要因人而异，要取得事半功倍的效果必须要根据个体情况选择不同的教育方法。

1）语言随机性教育：护士在进行各种处置时，不失时机地对患者进行教育，且针对患者所欠缺的知识进行宣教。对一些文化水平低、年龄偏大、理解能力较差的患者，采用口头宣教与示范相结合。在宣教时要注意与患者互动，针对知识层次的差异，让他们提出疑问，耐心细致地进行解答。

2）文字教育：把相关知识印成宣传单，在治疗前发给患者阅读。设黑板报、宣传栏，内容为耳聋防治知识、饮食原则、康复保健等，由专人负责，定期更换内容。

3）专题教育：定期或不定期举办小型的健康讲座，以多媒体的形式播放耳聋防治的知识。为患者讲解相关知识，使患者及家属清楚耳聋的病因、预防、治疗和康复保健知识。

4）健康教育的内容：

（1）向患者讲解疾病相关知识，避免引发耳病的各种因素，如不用火柴棍、发夹等物挖耳，学会正确的擤鼻方法。噪声环境下注意护耳，鼓膜穿孔未愈不能游泳。不滥用耳毒性药物。加强孕产期保健，重视婴幼儿听力筛查，做到早期发现、早期诊断与治疗。

（2）重视老年人听力保健，预防或延缓老年性聋的发生与发展。老年性耳聋的严重程度与动脉硬化程度呈正相关。指导患者合理饮食，养成良好的饮食习惯，加强营养，注意饮食卫生，少食脂类，戒除烟酒，降血脂，积极治疗心血管疾病。

（3）高压氧治疗指导，高压氧治疗使耳内螺旋器获得足够的氧供，促进其功能的恢复，促进微血栓溶解，恢复血液循环，改善组织代谢，促进听觉功能的恢复。突发性耳聋患者行高压氧治疗越早，效果越好，自发病后2周内行高压氧治疗均有效，7d内治疗效果最好，超过3个月无效。通常1个疗程后，病情可有好转。此时对患者进行听力检查，发现听力有所提高，可增强治疗信心，使其积极配合治疗，避免盲目乱求医，延误病情。

（4）听力康复技术的应用，包括助听器验配技术、人工耳蜗植入技术和听力言语训练技术。临床上多主张佩戴助听器，并告知患者家属，与患者交谈时，避免向患者喊叫，言语尽量缓慢、清晰，必要时借助手势、面部表情等让患者了解语意，重新建立听觉系统的敏感性。

（5）康复训练：康复训练包括良好的听能补偿和充分使用其他感觉系统来帮助交流。要让听力障碍患者了解自己的听力状况，了解听能辅具使用和保养、故障处理、附件的使用等，对言语康复有合理的期望。建立个性化康复训练方案，并根据在康复过程中遇到的问题，及时地进行听觉言语康复方面的指导。

二、感音神经性聋

感音神经性聋（sensorineural hearing loss）是指耳蜗、听神经或听中枢发生病变，致使声音的感受与神经冲动的传导发生障碍，引起听力下降或消失。由于毛细胞病变引起的听力下降，称感音性耳聋；病变位于听神经及其传导径路者，称神经性耳聋；病变发生于听中枢者，称中枢性耳聋。

【病因与发病机制】

先天性聋为出生时或出生后不久即发现有听力障碍。由于基因或染色体异常所致耳聋为遗传性聋；因妊娠早期母体病毒感染，或大量应用耳毒性药物，或产伤等因素所致耳聋为非遗传性聋。

非遗传性获得性聋占90%以上。常见有老年性聋、传染病源性聋、全身系统疾病性聋、耳毒性聋、创伤性聋、特发性突聋、听神经病及自身免疫性聋等。

【护理评估】

（一）健康史

详细了解患者出生史、疾病史、用药史和家族史等。

（二）身体状况

患者表现为听力下降或耳聋，耳鸣多为高调音。

（三）辅助检查

1. 听功能检查。

（1）音叉试验：Rinner 试验，（±）；Weber 试验，偏向健侧；Schwabach 试验，受试耳骨导缩短。

（2）纯音测听：气－骨导曲线均下降，无气－骨导差。一般高频听力损失较重，少数以低频听力损失为主。

2. 影像学检查：根据听觉功能情况选定 X 线、CT 或 MRI 检查，协助确定病变部位、范围及程度等。

（四）心理－社会状况

患者因耳鸣、耳聋而痛苦，也由于耳聋影响人际交往而对正常生活和工作失去热情，产生悲观和焦虑心理。因此，护士应注意评估疾病对患者生活、工作及心理情绪的影响程度，以及患者年龄、文化层次、经济状况和对疾病的认知程度等。

【治疗要点】

1. 药物治疗：根据病因及类型用药，如细菌或病毒感染所致耳聋，给予抗生素或抗病毒药物治疗；自身免疫性聋可应用类固醇激素或免疫抑制剂。还可应用扩血管药物、降低血液黏稠度药物和神经营养药物等。

2. 选配助听器：药物治疗无效，可配助听器。

3. 手术治疗：对有手术指征的患者可行手术治疗，去除病变，改善听力。

4. 人工耳蜗植入：主要适用于双耳极重度感音神经性聋、使用助听器等助听装置无法改善听力和言语理解能力的患者等。术前应对患者进行全面、综合的评估，术后需长期进行听觉言语康复训练，可使极重度及全聋患者恢复部分言语功能。

【护理诊断和护理措施】

参见本节“传导性聋”。

（王罡艳）

第二节　言语障碍患者的护理

听力和言语障碍是在身体层面听觉和发声系统的功能障碍，听力障碍涵盖对听力敏感度、声音感知和语言理解的损害。言语障碍主要是发音障碍。在临床上，言语障碍通常分为失语、构音障碍以及其他言语障碍三类。

【病因及发病机制】

发音障碍多与用声过度及不当有关，可分为功能性发音障碍和器质性发音障碍。

声音的发生有赖于以下器官：动力器官（即呼吸肌，主要包括肺和肋间肌）、振动器官（即声带）、共鸣器官（包括鼻腔、鼻窦、咽腔、喉腔、口腔和胸腔等）及构音器官（包括口腔、舌、腭、唇、齿和颊等）。发音时声门下气流振动声带产生原始基音，经共鸣及构音器官的调节形成最终的言语。上述器官结构与功能的异常是发音障碍的病理基础。

【护理评估】

（一）健康史

询问患者职业以及平时用嗓习惯等，了解致病因素、疾病发展与治疗经过，评估神经精神状况，如有无精神抑郁、强迫情绪等，询问有无其他相关伴随症状。

（二）临床表现

主要表现为不同程度的声音嘶哑。症状轻者在日常讲话时不明显，可在发某一高音时出现；病情严重时可以完全失声。

1. 先天性发音障碍：婴儿出生时即出现，常常伴有先天性喉喘鸣或呼吸困难等症状。

2. 用嗓不当所致的发音障碍最常见，多由于喉肌功能过强所致。声音嘶哑的程度与病变部位、大小有关。

3. 炎症性发音障碍：急性炎症起病急，轻者声音粗糙，发音费力，严重者由于喉部分泌物较多且黏稠，影响声带的弹性，声门闭合不良，声音嘶哑明显，可出现失声，并伴有全身不适症状。

4. 肿瘤引起的发音障碍：良性肿瘤患者的声音嘶哑症状发展缓慢，恶性肿瘤患者声音嘶哑可在短时间内进行性加剧，最后完全失声，同时可伴有呼吸困难、吞咽困难以及相邻器官受累的征象。

5. 外伤性发音障碍：各种损伤导致喉部软骨、软组织、关节损伤或移位，引起声音嘶哑，多有明确的外伤史或手术史。

6. 运动性发音障碍：由于中枢神经系统、周围神经系统或肌肉疾患引起声带麻痹而导致不同程度的声音嘶哑。痉挛性发音障碍是一种中枢运动神经系统病变，发音时喉部肌肉非随意的运动导致发音痉挛、震颤。

（三）辅助检查

1. 一般检查。

（1）喉部检查：通过间接喉镜检查，了解声带色泽、形态、运动和声门闭合状况，注意有无充血、水肿、肥厚、小结、息肉等病变，检查时应分别观察呼吸、发音时的声带情况。

（2）共鸣器官检查：包括鼻腔、鼻窦、咽腔、口腔等相应器官的检查。

2. 发音功能检查：声学测试、气流动力学测定、喉动态镜检查。

（四）心理－社会状况

患者多从事需要用嗓的职业，发音障碍会为其带来生活、工作等多方面的不便。同时，发音障碍的病因多种多样，患者的心理也十分复杂和敏感，注意评估患者的年龄、性别、职业、情绪状态、家庭关系、家庭功能等。

（五）治疗要点

1. 声带休息：声带因炎症或手术引起反应性充血、肿胀时，应禁声或少说话，让声带获得充分休息，以利于炎症消退。

2. 发音矫治：根据病因不同采取相应措施进行矫治。

3. 理化治疗：雾化吸入与理疗、抑制胃酸分泌的药物。

【常见的护理诊断 / 护理问题】

1. 焦虑：与患者发音障碍且无法顺利地提供语言表达疾病情况有关。

2. 恐惧：与疾病本身带来的痛苦以及对疗效的担忧有关。

3. 知识缺乏：缺乏疾病预防与康复的相关知识。

【护理措施】

1. 心理护理：通过与患者和家属积极沟通、了解患者病情与精神压力，讲解治疗成功的病例，让患者建立良好的心理适应，给患者以安慰和支持，消除心理障碍。

2. 嗓音护理：对于需要禁声的患者，教会其如何准确表达自己意愿。对于接受手术治疗的患者，术后 1 ～ 2 周开始加强发音指导，训练患者发音。

3. 雾化吸入护理：指导患者采用正确的雾化吸入方法，应闭口深呼吸，以使药液充分作于咽喉部，更好发挥药效。

4. 手术前后护理：依据患者所接受的具体手术治疗的情况，给予相应的护理措施。

5. 重视嗓音保健。

（王罡艳）

第三节　听力与言语障碍患者的康复护理

佩戴助听器和人工耳蜗植入后，听觉和言语功能的建立或恢复的程度和速度在相当大的程度上依赖康复护理。尤其是对语前聋儿童，康复训练尤为重要。一般来说，语后聋和聋史短的成人，康复速度要快于语前聋者。

语前聋儿童植入后必须用人工耳蜗信息去产生新代码，对语前聋儿童植入者要解决 3 个问题，即听、说和语言。康复策略的关键是：发展全面交流技能，而不是孤立地教听、教说和教语言，这称为"综合疗法"，即交流 4 项技能，听、说、语言和理解在康复时同步进行。

【助听儿童和植入儿童的类似性和差异性】

1. 两者类似性。

（1）听觉学习次序相同。

（2）元音感知大于辅音感知，发辅音的位置难确认。

（3）个体差异大。

（4）背景噪声干扰大。

（5）均存在控制不了的多种因素（儿童智力、听觉神经元存活状况、自信心、外向性格、愿望等）。

2. 两者差异性。

（1）听觉感知在植入人工耳蜗的儿童几小时或几天内就能明确，而助听儿童要经过几个月训练才能获得。

（2）高频辅音在人工耳蜗儿童能听到，而助听器儿童却不能。

（3）人工耳蜗儿童有电诱发动态范围狭小问题。

（4）顺势学习能力方面，人工耳蜗植入儿童强过助听儿童。

【成人与儿童植入人工耳蜗的效果】

根据现有资料从行为测听、言语接受能力和言语表达能力等检查结果分析，人工耳蜗植入的效果如下。

1. 语后聋成人：人工耳蜗植入效果与系统类型有关，目前已普遍应用多道系统，其效果在个体之间差异性相当大，这与植入时年龄、极重聋起疾年龄、听感觉剥夺年数、听神经存活程度和个体认知能力等多种因素有关。

2. 儿童：无论是 Nucleus 型号，还是 Clarion 、ELCOMBI40 型号，对儿童都可提供重要声音信息，从而发展他们的听觉功能。儿童植入人工耳蜗可先发展听力，再帮助他们学习语言和口述言语，达到人际间听说沟通的目的。

【听觉言语康复】

帮助佩戴助听器和人工耳蜗植入的儿童学习聆听，发展语言的康复工作称为听觉言语康复。这是康复训练的重要内容，应由专业人员和家长配合进行。听觉言语康复是佩戴助听器和人工耳蜗植入后的艰巨而极其重要的工作。听觉辅具只能帮助患者感受声音而不能提供语言能力，所以采用何种言语康复手段是教导听障儿童学习语言的关键。

（一）听觉口语法的定义

听觉口语法是指听障儿童通过利用听辅器材把声音扩大，将听觉、语言、说话、认知和沟通按自然的发展顺序，在有意义的情景中通过会话式的互动，让听障儿童学习倾听、说话。

（二）听觉口语法的技巧

遮口是听觉口语教学法中最常使用的技巧。它是一个提示“你注意听”的手势，这个手势提醒听障孩子，当有人在对他说话时，他们应该注意听。

（三）听觉口语法指导原则

1. 早期察觉与辨识。

2. 早期及适当使用医疗及听能辅助科技资源。

3. 在有意义的情景中多提供听觉刺激。

4. 将听声音融入儿童的日常生活中。

5. 亲子之间有互动的沟通方式。

6. 监控自己说话的表现。

7. 以自然序列来发展听觉、知觉、语言与认知。

8. 不断评估与预测听觉的发展程序。

9. 支持回归主流社会。

（四）听觉口语法的特点

1. 有效的听力管理。

2. 一对一的诊断性教学方式。

3. 父母的积极参与：父母协助康复师了解孩子的兴趣、爱好、能力和语言程度。家长是最了解孩子的，可以帮助解释孩子的沟通的内容。在康复课程中家长可以做出正确的示范和反应。

4. 团队合作的精神，包括语言治疗师、学校老师、父母、听力师、助听器公司、耳鼻咽喉科医生等，其中，语言治疗师、听力师和父母是核心人员，所有成员都以支持和帮助父母为目标。由于听觉口语老师和父母接触较多，双方应建立良好的关系。

5. 有意义的、自然情景的教学方式。

6. 让孩子回到正常的幼儿园、学校是听觉口语法的最终目标。

（五）听觉口语法优点

1. 多数听障儿童都有可以运用的残余听力。

2. 配置了适当的助听器和植入人工耳蜗后，听障儿童可增加察觉语音范围的机会。

3. 在佩戴合适的助听器和植入人工耳蜗后，听障儿童可以用听觉来发展语言，不必依赖视觉学习，而听觉是认知发展的最有效的途径。

4. 助听器配置、人工耳蜗植入与接受听觉刺激都要趁早进行，以免错失神经与语言发育关键期。若未及时在语言学习的关键期开发语言，音响的输入会因生理与心理的因素而变差。

5. 听觉口语法治疗以正常语言的发展为架构，因此在大环境都支持的情景下，婴幼儿、儿童与父母若能持续并且有意义的互动，所学到的是最有效的语言。

6. 透过听觉来学习语言，会主动发展出阅读技巧，为正常进入小学打下基础。

7. 听障儿童若学习听觉口语法，父母不必学手语或口手标音法。

8. 听觉口语训练出过很多成功的案例，这些听障人士不但独立、会说话，也对社会有所贡献。

（六）增进听能技巧的方法

1. 察觉：治疗师可以更靠近孩子并重复信息，说话时强调非超语段部分的模式，容许孩子有部分视觉线索，在提醒孩子注意听之后再重复一遍。

2. 分辨：治疗师仍需要不断重复，强调选项中的差异性，适当提供一些视觉线索。

3. 辨识：治疗师重复强调目标中的特性，选择浅显易懂的语言或用较熟悉的同义词。把已设定的句型缩短，让孩子选择差异性较大的物品，给他提供允许视觉的线索。

4. 理解：治疗师重复问题并强调关键字，重述或使用同义词，给孩子提供选择的余地；提供其他的例子来描述所有选择物，如果不能完成，可以退回至辨识的阶段。

（七）发展听能技巧的方法

1. 分辨字中的音素：①对不同的韵母有反应；②对不同的声母有反应；③对耳语声有反应；④动作模仿；⑤鼓励他模仿（用手部动作）；⑥模仿超语段特征；⑦模仿两个轮替的单韵母或复韵母。

2. 片语中字词的辨识：①辨识超语段与韵母不同的字词发音；②辨识字数不同的语词；③辨识韵母不同但声母相同的字；④辨识声母不同但韵母相同的字；⑤增加字词的复杂度。

（八）发展口语的技巧

1. 在靠近优耳即佩戴助听器或安装人工电子耳蜗处说话。

2. 以唱歌的方式说话，良好的音质包括音量、长度、音调、节奏等可帮助小朋友更容易听到低频的声音。

3. 以耳语加强较难听到的音素，如 p、h。

4. 一开始给予容易做到的练习，并在结束时给予可达成的学习目标。

5. 只针对您所想要的目标做增强。

6. 无论发音正确与否，需给其明确的指示。

7. 一旦给予视觉或动作的线索，必须立刻回到听觉输入。

8. 当发展出目标音素时，随即将音素带入耳语练习中，以帮助发展听觉回馈系统。

9. 对于年纪较小的孩子，可以按其原有的模式发展，并以音素发展顺序来教导。

10. 将林氏六音系统运用在语言治疗教学中。

11. 注意不要给予不自然或夸张的视觉信息。

12. 将擦音和鼻音放在语尾发展。

13. 运用元音的替换来发展子音，从简单到困难渐进发展。

14. 使用不同的母音并以各种组合的方式练习，扩展小朋友对于首位音的听辨能力。

15. 当说话目标通过音素练习完成时，在语句中有此音素时，一定要求做到准确地发音。

16. 模拟孩子的发音，以分析说话错误的地方。

17. 鼓励孩子在说话时做自我检视及自我矫正，运用自我回馈和间接回馈。

18. 尽量不在公开场合做语音矫正，让孩子学习一些在团体中提醒他们做自我矫正的暗示。

19. 当某个音素在词语中发音方式错误时，先回到音素练习，正确后再带入词语中。

（王罡艳）

第三篇　专科技能培养

第十一章 眼耳鼻咽喉头颈外科常见护理技术操作标准

第一节　点眼药水技术操作标准

一、目的

1. 用于预防、治疗眼部疾病及协助诊断。

2. 用于散瞳、缩瞳及表面麻醉等。

二、准备

1. 用物准备：治疗盘、眼药水、棉签、弯盘。

2. 环境准备：病室清洁、安静，温湿度适宜。

3. 护士准备：衣帽整洁、洗手、戴口罩、修剪指甲。

三、操作步骤

1. 滴眼药水前认真核对医嘱、药物、身份信息及眼别。

2. 评估患者的病史、用药史、过敏史及眼部情况，了解合作程度。

3. 向患者解释和沟通滴眼药水的目的、方法和注意事项，取得患者的配合。

4. 滴眼药水前取坐位或仰卧位，头稍向后仰并向患侧倾斜，便于更好地滴眼药水。

5. 滴眼药水时眼睛向上看，以免药液滴在角膜上、闭眼时眼药水溢出。

6. 用左手食指或棉签拉开患者下睑，右手持滴管或眼药水瓶距眼部 2 ～ 3cm 处将药液轻轻滴入下穹隆的结膜囊内。

7. 用手指将上睑轻轻提起，使药液在结膜囊内弥散。

8. 用棉签擦去流出的药液，滴入眼药水后闭眼休息 1 ～ 2min，勿揉搓眼睛，如有不适，要及时告知医护人员。

9. 观察药物反应。

10. 再次核对。

11. 整理用物并洗手。

四、注意事项

1. 滴用眼药水前认真核对身份信息、眼别、眼药名称、浓度，如为液体制剂，要检查有无沉淀、变色等现象，再查对患者姓名、眼别。

2. 滴药时，滴管口或瓶口距离眼部 2 ～ 3cm 为宜，勿触及睑缘、睫毛和手指，以免污染。

3. 滴药时动作轻柔，勿压迫眼球。

4. 药液应滴入结膜囊内，不可直接滴在角膜上，尤其是角膜溃疡或角膜有伤口的患者。

5. 滴入阿托品药物时，应压迫泪囊部 2 ～ 3min，以免流入鼻腔被鼻黏膜吸收引起中毒。

6. 特殊药物一定要注意不要滴错眼别而造成不良后果，如扩瞳剂与缩瞳剂等，应分开放置。

7. 滴入混悬液前需要轻摇几次瓶身，摇匀后方可滴入。

8. 同时滴多种眼药水时要先滴刺激性弱的，再滴刺激性强的。

9. 同时用眼药水和眼药膏时，先滴眼药水后涂眼药膏，每种眼药间隔 5 ～ 10min。

（王罡艳）

第二节　涂眼药膏技术操作标准

一、目的

1. 用于预治眼部疾病。

2. 用于眼睑闭合不全，绷带加压包扎前保护角膜以及需做眼球分离的患者。

二、准备

1. 用物准备：治疗盘、玻棒、眼膏、棉签、弯盘。

2. 环境准备：病室清洁、安静，温湿度适宜。

3. 护士准备：衣帽整洁、洗手、戴口罩、修剪指甲。

三、操作步骤

1. 涂眼药膏前认真核对医嘱、药物、身份信息及眼别。

2. 评估患者的病史、用药史、过敏史及眼部情况，了解合作程度。

3. 向患者解释和沟通涂眼药膏的目的、方法和注意事项，取得患者的配合。

4. 体位：取仰卧位或坐位，头稍向后仰。

5. 上眼药膏时有两种方法。

（1）涂管状眼药膏时，右手先挤去一小段，再将眼药膏挤入下穹隆结膜囊，轻提上睑，嘱患者闭眼，轻轻按摩眼睑或嘱患者轻轻转动眼球，使眼药膏均匀地分布在结膜囊内。

（2）涂盒状眼药膏时，用玻璃棒蘸少许眼药膏，将玻璃棒连同眼药膏平放于穹隆部，轻提上睑，嘱患者闭眼，旋转玻璃棒后轻轻抽出，轻轻按摩眼睑，或嘱患者轻轻转动眼球使眼药膏均匀地分布在结膜囊内。

6. 上完眼膏后，用食指在闭合的眼睑上轻轻按摩数次，嘱患者闭眼 1 ～ 2min，使眼膏充满角膜和结膜囊各个部分，避免将睫毛连同玻璃棒一同卷入结膜囊内。

7. 必要时纱布包扎患眼。

8. 观察药物反应。

9. 再次核对。

10. 整理用物并洗手。

四、注意事项

1. 注意无菌操作，操作前后要洗手。

2. 涂眼药膏时瓶口不可触及角膜、眼睑皮肤、睫毛，避免交叉感染，动作轻柔。

3. 上眼药膏时，要认真检查玻璃棒圆头是否光滑完整，以免擦伤结膜、角膜。

4. 对不合作的患儿，涂眼药膏时不宜用软管法。

5. 操作时动作要轻巧，勿加压眼球。

6. 角膜溃疡穿孔，眼球穿通伤的患者勿涂眼药膏。

7. 对于眼睑闭合不全的患者，涂眼药膏时应涂满整个角膜。

8. 宜在睡前或术后使用。

9. 用药后注意观察药物的副作用，使用散瞳剂、缩瞳剂要特别注意观察药物的毒副左右，有不适应立即告知医护人员。

（王罡艳）

第三节　泪道冲洗技术操作标准

一、目的

1. 用于检查泪道是否通畅，堵塞部位，为泪道疾病的诊断及治疗提供依据。

2. 内眼或泪道手术前常规准备，清洁泪道，预防感染。

3. 用于泪道手术后冲洗泪道，评估手术效果。

二、准备

1. 用物准备：注射器、泪道冲洗针头、泪小点扩张器、表面麻醉剂、抗生素滴眼液、冲洗液、棉签、受水器、弯盘。

2. 环境准备：病室清洁、安静，温湿度适宜。

3. 护士准备：衣帽整洁、洗手、戴口罩、修剪指甲。

三、操作步骤

1. 泪道冲洗前认真核对医嘱、药物、身份信息及眼别。

2. 评估患者的病史、用药史、过敏史及眼部情况，了解合作程度。

3. 向患者解释和沟通泪道冲洗的目的、方法及配合注意事项，若水到咽喉处可吞下，取得患者的配合。

4. 患者取舒适坐位或仰卧位，头稍微偏向患侧。

5. 滴表面麻醉剂，充分麻醉泪小点。

6. 左手食指拉开下睑内眦部，充分暴露下泪小点，嘱患者向上方注视。

7. 若泪点狭小，先用泪点扩张器扩展后再冲洗。

8. 右手持已吸有冲洗液的注射器，将针尖垂直插入泪小点 1 ～ 2mm，再转水平方向，向鼻侧沿下泪小管方向推进 5 ～ 6mm 或插入骨壁再稍后退 1 ～ 2mm，注入冲洗液，冲洗泪囊分泌物。

9. 推注冲洗液时询问患者有无水流入咽喉部，同时仔细观察泪点处有无冲洗液或分泌物反流；观察推注时有无阻力。

10. 冲洗完毕，擦干净患者面颊部冲洗液和分泌物，滴抗生素滴眼液，嘱患者勿揉眼睛。

11. 再次核对。

12. 整理用物，洗手并做好记录。记录冲洗情况，包括从何处进针，推注冲洗液有无阻力，针头是否碰到骨壁，冲洗液的反流情况，是否伴有分泌物，如有分泌物应记录分泌物的量和性状。

13. 冲洗结果判断。

（1）泪道通畅：推注冲洗液无阻力，无反流，冲洗液全部进入咽喉。

（2）鼻泪管狭窄：推注冲洗液时有阻力，要施加压力才有冲洗液流入鼻咽部，通而不畅，上泪小点也有冲洗液流出。

（3）鼻泪管阻塞：从下泪小点进针，可碰到骨壁，冲洗液从上泪小点流出，无冲洗液流入咽喉部，不伴分泌物。

（4）泪小管阻塞：从下泪小点进针，碰不到骨壁，推注冲洗液时阻力大，冲洗液从原泪点反流，如从上泪小点进针，冲洗通畅，则为下泪小管阻塞。

（5）泪总管阻塞：从下泪小点进针，碰不到骨壁，推注冲洗液时阻力大，水从上泪小点射出，无冲洗液流入咽喉部，不伴分泌物。

（6）慢性泪囊炎：从下泪小点进针，可碰到骨壁，冲洗液从上泪小点反流，伴有黏性或脓性分泌物流出。

四、注意事项

1. 操作中动作要轻、稳、准，要顺着泪小管方向，遇到阻力时，避免强行推进、刺穿泪小管壁，勿伤及角膜、结膜。

2. 冲洗过程中要倾听患者主诉并观察患者情况，有无面色苍白、出冷汗及晕厥等。

3. 推注冲洗液时，若出现皮下肿胀，可能是针头误入皮下，应立即停止冲洗，必要时给予抗生素治疗，避免局部感染。

4. 不要在短时间内反复冲洗泪道，避免引起泪道黏膜损伤或粘连，导致或加重泪小管阻塞。

5. 婴幼儿冲洗时一定将头部固定，确保安全。

（王罡艳）

第四节　结膜囊冲洗技术操作标准

一、目的

1. 清除结膜囊内异物、酸碱化学物质和脓性分泌物。

2. 手术前清洗结膜囊。

3. 治疗冲洗。

二、准备

1. 用物准备：洗眼壶或冲洗装置一套、受水器、眼部冲洗液、棉签、治疗巾、手套、弯盘、治疗盘。

2. 环境准备：病室清洁、安静，温湿度适宜。

3. 护士准备：衣帽整洁、洗手、戴口罩、修剪指甲。

三、操作步骤

1. 结膜囊冲洗前认真核对医嘱、冲洗液、身份信息及眼别。

2. 评估患者的身体状况及眼部情况，了解合作程度。

3. 向患者解释和沟通结膜囊冲洗的目的、方法和注意事项，取得患者的配合。

4. 患者取舒适坐位或仰卧位，头向后仰并向患侧倾斜，双眼注视前方。操作者站在患者的头后或旁边。

5. 将冲洗液倒入冲洗壶或将输液器插入液体，悬挂备用。

6. 将治疗巾垫在冲洗侧的头颈部，患者持受水器紧贴面颊部皮肤，以接收流下的液体。取坐位的患者，受水器紧贴患眼侧颊部。取仰卧位患者，受水器紧贴患眼颞侧。

7. 左手持棉签擦干净眼周分泌物，拇指和食指分开上下眼睑，充分暴露结膜囊，冲洗壶距离眼睛 3 ～ 4cm，一边冲洗，一边嘱患者分别向上、下、左、右方向转动眼球，冲洗上结膜囊时，嘱患者向下看，冲洗下结膜囊时，嘱患者向上看，轻轻翻转上眼睑，冲洗液一般不少于 150mL，检查冲洗是否彻底，患者眼内是否还有冲洗物。

8. 冲洗完毕，棉签擦干眼睑及面颊部冲洗液，取下受水器和治疗巾。

9. 再次核对。

10. 整理用物，洗手并做好记录。

四、注意事项

1. 冲洗前，如眼部有分泌物，应先擦干净。

2. 冲洗温度适宜（32 ～ 37℃），冲洗速度适中，冲洗液的量应符合要求。

3. 冲洗液不可直接对着角膜，冲洗壶勿接触睫毛及眼周。

4. 翻转动作轻柔，对于角膜裂伤、角膜溃疡及角膜穿透伤，切勿翻转眼睑，不可加压眼球，以免眼内容物脱出。

5. 如化学伤冲洗，应争分夺秒，就地取材，冲洗液量一般要达到 2000mL 以上，洗眼壶出水口距离眼部 5 ～ 6cm 为宜，冲力要大，充分暴露上下穹隆，彻底冲洗。如眼部有固体物质，先用镊子取出后再冲洗，冲洗完再检查有无异物残留在结膜或角膜上。

6. 如为不合作或眼部刺激征严重的患者，先滴入表面麻醉剂后再冲洗。如眼部暴露不充分者，可用开睑拉钩拉开上下眼睑后再冲洗。

（姚梦婷　刘杨）

第五节　剪睫毛技术操作标准

一、目的

行内眼手术前剪去术眼上下眼睑睫毛，使手术野清洁，便于手术操作，预防术后感染。

二、准备

1. 用物准备：无菌眼科剪、眼药膏、抗生素眼液、棉签或棉球、生理盐水、弯盘、治疗盘。

2. 环境准备：病室清洁、安静，温湿度适宜。

3. 护士准备：衣帽整洁、洗手、戴口罩、修剪指甲。

三、操作方法

1. 剪睫毛前认真核对医嘱、药物、身份信息及眼别。

2. 评估患者的身体状况及眼部情况，了解合作程度。

3. 向患者解释和沟通剪睫毛的目的、方法和注意事项，取得患者的配合。

4. 患者取坐位或仰卧位，头后仰。

5. 在剪刀的刀刃上涂上眼膏，以便于剪下的睫毛粘连在眼膏上。

6. 左手持棉签轻轻固定眼睑，右手持剪刀，剪上睑睫毛，嘱患者眼睑放松，眼睛向下方固视，将睑缘稍外翻，右手持剪刀，在睫毛根部紧贴在上睑缘皮肤上，将睫毛剪除。

7. 剪下睑睫毛，嘱患者放松，眼睛向上方固视，左手持棉签拉开下睑，将睑缘稍外翻，右手持剪刀紧贴下睑皮肤，将睫毛剪除。

8. 用棉签擦净眼睛残余的眼膏及睫毛，如有睫毛落入，立即用生理盐水棉签擦拭，必要时使用抗生素滴眼液。

9. 再次核对。

10. 清理用物，洗手并记录。

四、注意事项

1. 妥善固定患者头部，尤其是老人、儿童、精神紧张者，尽量取得患者配合，注意安全。

2. 动作轻、稳、准，避免剪刀误伤角膜及眼睑皮肤。

3. 剪完睫毛后，注意观察患者眼部有无不适，若有异物感，应仔细检查是否有睫毛落入眼内。

（胡梦云　江霞）

第六节　眼部绷带包扎及遮盖技术操作标准

一、目的

1. 保护患眼，减轻外界对患眼的刺激，使患眼充分休息，促进伤口愈合。

2. 局部加压止血。

二、准备

1. 用物准备：纱布、绷带、眼膏、胶布、弯盘、治疗盘。

2. 环境准备：病室清洁、安静，温湿度适宜。

3. 护士准备：衣帽整洁、洗手、戴口罩、修剪指甲。

三、操作步骤

1. 眼部包扎前认真核对医嘱、药物、身份信息及眼别。

2. 评估患者的身体状况及眼部情况，了解合作程度。

3. 向患者解释和沟通眼部包扎的目的、方法和注意事项，取得患者的配合。

4. 患者取坐位或仰卧位。

5. 患眼涂眼膏、无菌纱布覆盖。

6. 单眼包扎法：以绷带卷从患侧耳上在前额缠绕一圈后，拉紧至健侧耳上，斜经后头枕部，由患侧耳下经患眼斜至健侧前额 2 ～ 4 圈，再经前额水平缠绕，如此重复至绷带将尽时，做水平缠绕固定。

7. 双眼保扎法：按“8”字形绷带包扎法包扎双眼。其起端为耳上部（左右均可），如以右侧耳上为起端，先绕头两周以固定起端，然后由前额向下过左眼由左眼下方向后经过枕骨粗隆下方绕至右耳下方，向前出于面部，经右眼绕至左耳上方，由左耳上方经过粗隆下方及右耳上部过左眼，呈“8”字形状，如此连续数周后再绕头两周固定。如以左侧起端时，其绷带行径路线恰与此相反。

8. 检查绷带松紧，以能放入 1 指为宜。

9. 再次核对。

10. 整理用物，洗手并记录。

四、注意事项

1. 包扎前涂眼膏。

2. 包扎时不可过紧或过松，避免影响局部血液循环，导致头晕、头痛。

3. 绷带切勿压迫耳郭和鼻孔。

4. 单眼包扎时，不可将健眼挡住，以免患者行动不便。

5. 包扎后注意牢固、美观。

（段欢）

第七节　结膜囊细菌培养法标本采集技术操作标准

一、目的

用于眼部微生物检查，便于眼部疾病的诊断、治疗和预防。

二、准备

1. 用物准备：无菌培养管、表面麻醉剂、抗生素眼药水、棉签、弯盘、治疗盘。

2. 环境准备：病室清洁、安静，温湿度适宜。

3. 护士准备：衣帽整洁、洗手、戴口罩、修剪指甲。

三、操作步骤

1. 结膜囊细菌培养标本采集前认真核对医嘱、药物、身份信息及眼别。

2. 评估患者的身体状况及眼部情况，了解合作程度。

3. 向患者解释和沟通此标本采集的目的、方法和注意事项，取得患者的配合。

4. 患者取仰卧位。

5. 操作前向结膜囊内滴表面麻醉剂 2 次，每次间隔 2 ～ 3min，使角膜、结膜充分麻醉。

6. 贴标本号于无菌培养管上。

7. 将无菌培养管拧开，拉出拭子。

8. 左手用棉签将患眼下睑向下牵拉，充分暴露并固定下睑穹隆，患者向上方注视，勿转动眼球，用拭子在内 1/3 下穹隆内轻轻擦拭，并旋转一圈，然后松开下睑。

9. 将棉拭子准确地插入培养管中，拧好培养管盖，在 2h 内送化验室。

10. 采集标本后的眼睛滴用抗生素滴眼液。

11. 再次核对。

12. 整理用物，洗手并记录。

四、注意事项

1. 结膜囊内分泌物较多时，采集前可用棉签擦拭分泌物或用生理盐水冲洗结膜囊。

2. 采集过程中动作轻、稳、准，切勿损伤正常组织和非病变区域。

3. 拭子切勿触碰睫毛及眼睑周围组织，避免影响检查结果。

4. 拭子取出和放入培养管时，切勿触及培养管口及外缘，以免影响检查结果。

5. 标本采集后，滴入抗生素眼药水，避免感染。

6. 告知患者采集标本后，切勿揉眼睛，以免损伤角膜。

（段欢）

第八节　球结膜下注射术操作标准

一、目的

1. 将药物注入球结膜下疏松组织，提高药物在眼内作用浓度，延长作用时间，常用于治疗眼前段疾病。

2. 眼部手术局部浸润麻醉。

二、准备

1. 用物准备：药物、表面麻醉剂、1mL 无菌注射器、眼膏、棉签、胶布、无菌纱布、开睑器（必要时）、弯盘、治疗盘。

2. 环境准备：病室清洁、安静，温湿度适宜。

3. 护士准备：衣帽整洁、洗手、戴口罩、修剪指甲。

三、操作步骤

1. 球结膜下注射前认真核对医嘱、药物、身份信息及眼别。

2. 评估患者的身体状况及眼部情况，了解心理状态及合作程度。

3. 向患者解释和沟通球结膜注射的目的、方法和注意事项，取得患者的配合。

4. 取坐位或仰卧位，头向后仰。

5. 滴表面麻醉剂 2 ～ 3 次，充分麻醉。

6. 嘱患者头部固定不动，选择注射部位，一般选择颞侧下穹隆部结膜。操作者一手用棉签拉开患者下眼睑，另一手持注射器，嘱患者向上固视，暴露下穹隆部结膜，注射针头与睑缘平行，距角膜缘 5 ～ 6mm，进针角度呈 10° ～ 15°，避开结膜血管，挑起球结膜缓慢注入药物，注射后可见结膜处呈泡状隆起。

7. 注射完毕，嘱患者勿揉患眼，涂眼膏，包扎纱布。

8. 观察药物反应，特别是有无出血症状。

四、注意事项

1. 对于眼部分泌物较多者，可先进行结膜囊冲洗。

2. 对于不能配合者，可使用开睑器或拉钩分开眼睑，便于操作。

3. 注射部位选择在球结膜下部或颞侧，远离角膜，避开血管、伤口及手术切口。

4. 固定好头部，嘱患者不可转动眼球，避免误伤角膜及眼球，对于眼球震颤无法固视者，先用固定镊固定眼球，再进行注射。

5. 注射时勿用力过猛，遇有阻力，不可强行推注。

6. 注射混悬液或黏稠药物时，选择合适的针头。

7. 对于多次注射者，更换注射部位，避免瘢痕形成。

（姚梦婷）

第九节　颞浅动脉旁皮下注射法操作标准

一、目的

治疗眼部疾病，增加眼部药物浓度。

二、用物准备

1. 用物准备：无菌注射器、注射药物、0.5% 活力碘、75% 酒精、棉签、无菌纱布、弯盘、治疗盘。

2. 环境准备：病室清洁、安静，温湿度适宜。

3. 护士准备：衣帽整洁、洗手、戴口罩、修剪指甲。

三、操作步骤

1. 颞浅动脉旁皮下注射前认真核对医嘱、药物、身份信息及眼别。

2. 评估患者的身体状况及眼部情况，了解心理状态及合作程度。

3. 向患者解释和沟通颞浅动脉旁皮下注射的目的、方法和注意事项，取得患者的配合。

4. 患者取仰卧位，头偏向健侧。

5. 选择注射部位：沿患者眉梢和外眦角画两条延长线，在其相交处附近可触及皮下动脉搏动感，即为颞浅动脉。以搏动最明显处为中心消毒周围 3 ～ 4cm。

6. 避开动脉搏动最明显处约 0.5cm 将针头与皮肤呈 15° ～ 30° 角刺入皮下约 1cm，回抽注射器无回血后缓慢注入注射液，可见皮肤隆起。

7. 拔针，按压穿刺点 5min。

8. 观察药物反应，避免穿刺点出血。

9. 再次核对。

10. 整理用物，洗手并记录。

四、注意事项

1. 注射部分避开颞浅动脉，朝眼球方向进针，进针深度不超过 1cm。

2. 注射时避开其他血管及瘢痕处，药液不可注入血管，误入血管，回抽有血时，应立即拔针，重新选择穿刺点。

3. 多次注射者应更换注射部位。

（姚梦婷　胡梦云）

第十节 睑板腺按摩技术操作标准

一、目的

疏通睑板腺开口，清除睑板腺分泌物，减轻睑板腺阻塞患者的不适症状。

二、用物准备

表面麻醉剂、眼膏、棉签、玻棒、生理盐水、热敷眼罩或喷雾蒸眼器、弯盘、治疗盘。

三、操作步骤

1. 睑板腺按摩前认真核对医嘱、药物、身份信息及眼别。

2. 评估患者的身体状况及眼部情况，了解心理状态及合作程度。

3. 向患者解释和沟通睑板腺按摩的目的、方法和注意事项，取得患者的配合。

4. 患者取仰卧位，用生理盐水棉签清洁眼周。

5. 眼部热敷 8 ～ 10min。①干热敷法：用加热眼罩直接热敷。②熏蒸热敷法：打开喷雾蒸眼器，使蒸气熏蒸眼部，温度以眼部皮肤能忍受为宜，指导患者交替睁眼、闭眼。

6. 滴表面麻醉剂 1 ～ 2 次，充分麻醉。

7. 翻转眼睑，用棉签固定睑缘，着力于眶缘，玻棒沿睑板腺导管开口方向按摩，同时挤压睑缘，重复 3 ～ 5 次，将滞留于睑板腺导管内的分泌物排出。

8. 擦拭脂质分泌物，用生理盐水棉签清洁睑缘。

9. 用玻棒将适量抗生素眼膏涂在上、下睑缘处。

10. 指导患者勿揉擦眼睛，注意用眼卫生。

四、注意事项

1. 检查圆头玻棒有无破损、裂痕，防止损伤结膜。

2. 使用喷雾蒸眼器热敷时，防烫伤。

3. 操作时动作轻巧，挤压力度要适宜，力度过小则睑板腺导管内分泌物排出不彻底，力度过大易引起眼睑淤肿。

4. 嘱患者睑板腺按摩后半小时内勿揉眼睛，避免角膜内皮损伤。

（姚梦婷　刘杨）

第十一节　耳部清洁技术操作标准

一、外耳道冲洗法

（一）目的

冲洗外耳道用于清除已润化的耵聍或者某些外耳道异物。

（二）用物准备

弯盘、治疗碗、装有细塑料管的橡皮球、温生理盐水、纱布、额镜、棉签。

（三）操作步骤

1. 核对患者身份、冲洗耳别。

2. 患者取坐位，向其解释操作目的，取得配合。

3. 评估患者外耳道及鼓膜情况。

4. 嘱患者将弯盘置于患耳垂下方，紧贴皮肤，头偏向患侧。

5. 左手向后上方牵拉耳郭（小儿向后下方），右手将吸满温生理盐水装有塑料管的橡皮球对准外耳道后上壁方向冲洗，使水沿外耳道后上壁进入耳道深部，借回流力量冲出耵聍或异物。

6. 用纱布擦干耳郭，用棉签擦净耳道内残留的水，额镜检查外耳道内是否清洁，如有残留耵聍，可再次冲洗至彻底干净为止。

（四）注意事项

1. 有急慢性化脓性中耳炎等鼓膜穿孔者不宜外耳道冲洗。

2. 冲洗液应接近体温，以免过冷或过热引起迷路刺激症状。

3. 冲洗方向必须斜向外耳道后上壁，不可直对鼓膜，以免损伤鼓膜；也不可对准耵聍或异物，以免将其冲至外耳道深部，更不利于取出。

4. 若耵聍未软化，可用耵聍钩钩出，或嘱患者再滴 3% 的碳酸氢钠溶液 2 ～ 3d 后再冲洗。

5. 若冲洗过程中，患者出现头晕、恶心、呕吐或突然耳部疼痛，应立即停止冲洗并检查外耳道，必要时请医生共同处理。

二、外耳道滴药法

（一）目的

1. 软化耵聍。

2. 治疗耳道及中耳疾病。

（二）用物准备

小治疗盘，滴管，消毒棉签，无菌小棉球，滴耳药液，其他可能需要的物品（如3% 双氧水、生理盐水、无菌干棉球罐、污物罐、小药杯 1 个等）。

（三）操作过程

1. 核对患者身份、滴药耳别，药名及用法。
2. 评估患者外耳道及鼓膜情况。
3. 协助患者侧卧或坐位，头偏向健侧，患耳向上。
4. 清洁耳道：使用消毒棉签清洁外耳道口和周围区域，去除多余的污垢和分泌物。
5. 拉直耳道：对于成人，向后上方牵拉耳郭；对于儿童，向后下方牵拉耳郭，使外耳道变直。
6. 滴入药液：将药液置于手掌中加热至接近体温，用滴管将药液滴入外耳道，每次 2 ～ 3 滴。轻轻拉耳郭或在耳屏上加压，使空气排出，帮助药液流入。
7. 保持体位：滴药后，患者应保持侧卧体位 3 ～ 4min，使药液充分与外耳道或中耳腔接触。
8. 清理多余药液：如有需要，用无菌小棉球轻轻擦去外耳道口多余的药液。

（四）注意事项

1. 滴药前，必须将外耳道脓液洗净。
2. 药液温度以接近体温为宜，以免刺激迷路，引起眩晕、恶心呕吐等不适感。
3. 如滴耵聍软化液，应事先告知患者滴入药液量要多，滴药后可能有耳塞、闷胀感，以免患者不安。

三、鼓膜穿刺抽液法

（一）目的

抽出鼓室内积液，减轻耳闷感，提高听力。

（二）用物准备

1% ～ 2% 丁卡因溶液、新洁尔灭酊溶液、消毒纱布、2mL 空针、鼓膜穿刺针头、额镜、窥耳器、棉球。

（三）操作步骤

1. 核对患者身份、耳别。
2. 评估患者配合程度，外耳道有无异常。

3. 将丁卡因溶液、新洁尔灭酊溶液适当加温。

4. 患者取坐位，头侧卧于桌面，患耳向上，向其解释操作目的及方法，取得配合。

5. 向患耳内滴入 2% 丁卡因溶液 1 次，做表面麻醉。然后滴入新洁尔灭酊溶液消毒鼓膜，用纱布擦干外耳道口。

6. 患者坐起，患耳对操作者。

7. 操作者用酒精棉球消毒窥耳器，并置入外耳道。

8. 连接空针与针头，调整额镜聚光于外耳道。

9. 将长针头沿窥耳器底壁缓慢进入外耳道，刺入鼓膜紧张部的前下象限或后下象限，一手固定针筒，一手抽吸积液。

10. 抽吸完毕，缓慢将针头拔出，退出外耳道。

11. 用挤干的酒精棉球塞住外耳道口。

（四）注意事项

1. 注意滴入耳内的溶液温度适宜。

2. 刺入鼓膜的深度不宜过深，位置在最低部，以便抽尽积液。

3. 操作时嘱患者头勿动，以免损伤中耳内其他结构。

4. 嘱患者两天后将棉球自行取出，1 周内不要洗头，以免脏水进入外耳道。

四、耳部手术备皮法

（一）目的

1. 使手术野清洁，有利于手术进行。

2. 预防切口感染。

（二）用物准备

梳子、皮筋、发夹、凡士林、剪刀。

（三）操作步骤

1. 核对患者身份，手术名称及耳别。

2. 评估患者患耳周围皮肤有无破损、感染、硬结等。

3. 患者取坐位，男性患者只要请理发师根据手术名称剃除耳郭周围头发，耳部手术剃除 5 ～ 6cm；侧颅底手术剃去 9 ～ 10cm；前颅底手术应将头发剃光。洗净头部或沐浴全身。

4. 女性患者与男性患者一样根据手术名称剃除耳郭周围头发，洗净头部或沐浴全身。将患者头发梳理整齐，沿患侧头发 2 ～ 3cm 处将头发分成两部分，健侧头发用发夹或皮筋固定好，将患侧头发均匀涂凡士林，从前部头发开始，将所有患侧头发梳成贴发三股辫，最后用皮筋扎紧。

5. 将露出的短小头发用凡士林黏在辫子上或用剪刀剪掉。

6. 将健侧头发梳理整齐，长发可用皮筋与辫子一起固定。

（四）注意事项

1. 发辫尽量编紧，防止松脱。

2. 最后应将发夹取下，切忌将金属发夹留于头部。

3. 编完发辫后，嘱患者朝向健侧卧位，勿弄乱发辫。

五、耳部加压包扎法

（一）目的

1. 耳部手术或外伤后用于固定敷料，保护手术切口，利于引流。

2. 用于局部压迫止血。

（二）用物准备

绷带一卷、20cm 长纱条一根、胶布数条、纱布数块。

（三）操作步骤

1. 核对患者身份、耳别。

2. 评估患者耳部敷料是否固定在位及渗血渗液情况。

3. 患者取坐位或卧位，向其解释操作目的和方法。

4. 将纱条放于患者患侧额部（眉毛外侧），将敷料放在患耳伤口处，用胶布固定。

5. 将绷带先绕额部 2 周（包左耳向左绕，包右耳向右绕），然后由上至下包向患侧耳部，经绕到对侧耳郭上方，绕额部一周；再次由上至下包患耳，重复上述动作至绷带包完，敷料固定。

6. 用胶布固定绷带尾部。

7. 用纱条将绷带扎起，使额部绷带高于眼眶。

（四）注意事项

1. 包扎时应注意保持患耳正常解剖形态。

2. 固定的绷带不可太低，以免压迫眼球，影响视线。

3. 绷带的松紧应适度，以容纳一指为宜。

4. 单耳包扎时，绷带应高于健侧耳郭，避免压迫引起不适。

（王罡艳）

第十二节　鼻咽部护理技术操作标准

一、滴鼻法

（一）目的

1. 保持鼻腔引流通畅，达到治疗目的。
2. 保持鼻腔润滑，防止干燥结痂。
3. 保持鼻腔内纱条润滑，以利抽取。

（二）用物准备

滴鼻药、清洁棉球或纸巾少许。

（三）操作步骤

1. 核对患者身份，滴鼻药名称、剂量。
2. 评估患者鼻腔有无出血及分泌物情况。
3. 患者取仰卧位，肩下垫枕头或头悬于床缘，头尽量后仰，使头部与身体成直角，头低肩高。嘱患者轻轻擤出鼻涕（鼻腔内有填塞者不擤）。高血压患者应避免上述体位，改用半卧位。
4. 每侧鼻腔滴 3 ～ 4 滴药水，轻轻按压鼻翼，使药液均匀分布在鼻黏膜上。
5. 保持原位 2 ～ 3min 后坐起。
6. 用棉球或纸巾擦去外流的药液。
7. 对于鼻侧切开的患者，为防止鼻腔或术腔干燥，滴鼻后，嘱患者向患侧卧，使药液进入术腔。

（四）注意事项

1. 滴药时，滴管口或瓶口勿触及鼻孔，以免污染药液。
2. 体位要正确，滴药时勿吞咽，以免药液进入咽部引起不适。
3. 老年人及高血压的患者点鼻时要注意不要后仰过度，以免发生脑血管意外。

二、剪鼻毛法

（一）目的

鼻部手术前常规准备，清洁术野，预防感染。

（二）用物准备

消毒弯盘、弯头小剪刀、棉签、金霉素油膏或凡士林、纱布、额镜。

（三）操作步骤

1. 患者准备：向患者解释操作目的和方法，取得患者配合。患者取坐位或仰卧位，头稍后仰，以便充分暴露鼻腔。

2. 清洁鼻腔：使用棉签蘸取消毒液（如金霉素油膏、凡士林等），清洁鼻腔内的分泌物和污垢。对于鼻前庭的皮肤，也可以涂抹适量消毒液进行清洁。

3. 涂抹消毒液：将消毒液（如金霉素油膏、凡士林等）均匀涂抹在剪刀两叶或鼻毛修剪器的刀片上，以便剪下的鼻毛能黏在剪刀或修剪器上，避免被吸入鼻腔。

4. 修剪鼻毛：左手持纱布固定鼻部，防止患者因不适而移动。右手持剪刀或鼻毛修剪器，剪刀弯头朝向鼻腔，剪刀贴住鼻毛根部。轻轻剪除或修剪鼻毛，注意不要伤及鼻黏膜，以免出血。

5. 检查与清洁：检查鼻毛是否修剪干净，有无残留。使用棉签或纱布清洁落在鼻前庭的鼻毛和残留物。

（四）注意事项

1. 剪鼻毛时，动作要轻，勿伤及鼻黏膜引起出血。

2. 年龄小的患者或不能配合者，剪鼻毛可能会伤及鼻内肿物者，不剪鼻毛。

三、鼻腔冲洗法

（一）目的

清洁鼻腔，湿润黏膜，减轻鼻炎、鼻窦炎等鼻腔疾病的症状。预防和辅助治疗感冒等呼吸道疾病。

（二）用物准备

灌洗桶、橡胶管一根、橄榄式接头一根、温生理盐水 1000 ～ 1500mL、输液架一个、脸盆一个，纱布少许。

（三）操作步骤

1. 核对患者身份，冲洗液名称、量。

2. 评估患者有无活动性鼻腔出血，鼻腔是否有填塞物未去除。

3. 取坐位，头向前倾。

4. 将装有温生理盐水的灌洗桶挂在距患者头部 50cm 处，关闭输液夹。

5. 橄榄头与橡胶管连接，嘱患者一手将橄榄头固定于一侧前鼻孔，张口呼吸，头侧向另一边。打开输液夹，使桶内温盐水缓缓流入鼻腔，盐水经前鼻孔流向后鼻孔，再经另一侧鼻腔和口腔流出，即可将鼻腔内分泌物、痂皮冲出。

6. 一侧鼻腔冲洗后，将接头换到对侧鼻孔按同样方法进行冲洗，然后用纱布擦干面部。

（四）注意事项

1. 避免炎症扩散：当鼻腔存在急性炎症或出血时，应避免冲洗，以防炎症进一步扩散或加重出血情况。

2. 控制冲洗压力：灌洗桶应放置在合适的高度，避免过高导致冲洗压力过大，引发鼻腔或中耳的并发症。

3. 注意水温适宜：冲洗液的水温应接近体温，避免过冷或过热的水对鼻腔黏膜造成刺激或损伤。

4. 避免交谈：在冲洗过程中，应避免与患者交谈，以防患者分心或发生呛咳，导致冲洗液误入气管。

5. 及时处理出血：如果在冲洗过程中发生鼻腔出血，应立即停止冲洗，并采取相应的止血措施，如轻轻捏住鼻翼两侧等。

6. 自行冲洗需谨慎：当患者自行进行鼻腔冲洗时，应使用特制的鼻腔冲洗瓶盛入生理盐水，并用手轻轻挤压冲洗瓶将冲洗液注入鼻腔。在此过程中，要特别注意用力不可过猛，以免对鼻腔造成不必要的损伤。

四、负压置换法

（一）目的

1. 利用专业吸引设备，有效清除鼻腔及窦腔内的分泌物，保持呼吸道畅通。

2. 通过负压吸引，促进药液深入窦腔，实现更直接、高效的治疗。

（二）用物准备

负压吸引器、橄榄式接头、呋麻滴鼻液、治疗碗（内盛清水）、棉球少许。

（三）操作步骤

1. 核对患者身份、治疗名称。

2. 评估患者的配合程度，鼻腔局部情况。

3. 嘱患者擤净鼻涕，仰卧，肩下垫薄枕，头后仰与身体垂直。

4. 两侧鼻腔各滴入呋麻滴鼻液 4 ～ 5 滴，用棉球按压鼻翼使之分布均匀，保持头位不动 1 ～ 2min。

5. 将橄榄头与吸引器连接，塞入一侧鼻孔，用手指按住另一侧鼻孔，嘱患者连续发“开、开、开”声音，使软腭上提，关闭鼻咽腔。开动吸引器，反复吸引鼻腔，一般每次吸引 1 ～ 2s，重复 6 ～ 8 次。一侧吸净后，同法吸另一侧鼻腔。其间，如分泌物过多，可用清水清洗橄榄头。

6. 吸引完毕，用呋麻滴鼻液滴鼻，休息 1 ～ 2min 后起床。

7. 用棉球擦净鼻孔流出的药液。

（四）注意事项

1. 急性鼻炎、急性鼻窦炎、鼻出血、鼻息肉、鼻部手术后伤口未愈、鼻前庭炎、鼻前庭疖以及高血压患者等人群，禁止进行此项治疗。

2. 在使用负压吸引设备时，确保压力适中，避免负压过大导致鼻出血。同时，单次吸引时间不宜过长，以免对鼻腔造成不必要的损伤。

（王罡艳）

第十三节　鼻部伤口换药技术操作标准

一、换药前准备事项

在进行鼻部伤口换药之前，必须做好充分的准备工作，以确保换药过程的顺利进行和患者的舒适体验。

1. 环境准备：换药环境应保持清洁、整洁，并具备适当的光线和通风条件。同时，应确保换药区域具有私密性，以保护患者的隐私。

2. 物品准备：准备换药所需的无菌物品，包括无菌纱布、棉签、消毒液、生理盐水、药物等。检查所有物品的包装是否完好，并在有效期内使用。

3. 患者准备：向患者解释换药的目的、过程和可能的不适感，以消除其紧张和恐惧心理。同时，询问患者有无过敏史或特殊需求，并给予相应的处理和安排。

4. 个人准备：操作人员应洗手、戴口罩和帽子，穿戴整洁的工作服。确保个人卫生和防护措施到位，避免交叉感染的发生。

二、伤口评估与清洁

在换药前，需要对伤口进行全面评估，并采取适当的清洁措施。

1. 伤口评估：观察伤口的大小、深度、形状、颜色以及是否有红肿、渗液、出血等现象。同时，注意伤口周围皮肤的情况，有无破损、炎症或过敏等。

2. 伤口清洁：使用生理盐水或无菌棉签轻轻擦拭伤口表面及周围皮肤，去除血痂、分泌物和污染物。清洁时应避免用力过大，以免损伤伤口组织。

三、消毒与无菌操作

在换药过程中，消毒和无菌操作是至关重要的，可以有效防止感染的发生。

1. 消毒操作：使用适当的消毒液对伤口周围皮肤进行消毒处理。消毒液应选用无刺激、广谱抗菌的产品，并按照说明书正确使用。

2. 无菌操作：在换药过程中，操作人员应严格遵守无菌操作原则，确保所使用的物品均为无菌状态，并在操作过程中避免触碰非无菌物品或部位。

四、药物选择与涂抹

根据伤口的情况，选择适当的药物进行涂抹，以促进伤口的愈合和防止感染。

1. 药物选择：根据医嘱或伤口情况，选择适当的药膏、喷雾或敷料等。确保药物对伤口无刺激、无过敏反应，并具有促进愈合和抗菌的作用。

2. 药物涂抹：使用无菌棉签或喷雾瓶将药物均匀涂抹在伤口表面。涂抹时应注意力度适中，避免损伤伤口组织。

五、包扎与固定方法

包扎与固定是换药过程中的重要环节，可以有效保护伤口并防止感染。

1. 包扎材料选择：根据伤口大小和位置选择合适的包扎材料，如无菌纱布、绷带等。确保包扎材料质地柔软、透气性好，并具有一定的吸收性能。

2. 包扎与固定方法：将包扎材料轻轻覆盖在伤口上，确保伤口被完全覆盖且无缝隙。然后使用适当的固定方法，如医用胶带或绷带，将包扎材料固定在位。固定时应注意松紧适度，避免过紧导致血液循环不畅或过松导致包扎材料脱落。

六、换药后注意事项

换药完成后，需要关注患者的反应和伤口的变化，并采取相应的护理措施。

1. 观察伤口情况：换药后应密切观察伤口的愈合情况，包括红肿、疼痛、渗液等症状的变化。如有异常情况，应及时处理并报告医生。

2. 交代注意事项：向患者交代换药后的注意事项，如避免摩擦、压迫伤口，保持伤口干燥清洁等。同时，提醒患者按时按量使用口服药物或外用药物。

3. 定期随访与复查：根据伤口愈合情况，安排患者定期随访和复查。在随访过程中，继续观察伤口情况，并根据需要调整换药方案和护理措施。

七、操作安全与记录

换药过程中，操作安全至关重要，同时需要做好相关记录。

1. 操作安全：在换药过程中，操作人员应遵守安全操作规程，避免使用过期或破损的物品，防止交叉感染的发生。同时，注意保护自己的安全，避免被锐器刺伤或接触有害物质。

2. 记录管理：换药过程中应详细记录患者的伤口情况、换药时间、使用的药物和敷料等信息。记录应准确、清晰，便于后续查看和分析。

八、培训与考核要求

为确保鼻部伤口换药技术的规范操作，应加强对操作人员的培训和考核。

1. 培训要求：定期对操作人员进行鼻部伤口换药技术的培训和教学，包括理论知识讲解和实践操作演示。确保操作人员掌握换药技术的要点和注意事项，并具备独立操作的能力。

2. 考核要求：对操作人员进行鼻部伤口换药技术的考核，包括理论知识测试和实际操作评估。通过考核确保操作人员能够熟练掌握换药技术，并能够在实际工作中准确应用。

鼻部伤口换药技术操作标准涵盖了换药前准备、伤口评估与清洁、消毒与无菌操作、药物选择与涂抹、包扎与固定方法、换药后注意事项、操作安全与记录以及培训与考核要求等多个方面。这些标准旨在确保换药过程的安全、规范和有效，为患者提供高质量的护理服务。

通过实施这些操作标准，可以有效提高鼻部伤口换药的效果和质量，减少并发症的发生，促进伤口的愈合和患者的康复。此外，还可以提高患者对护理工作的满意度和信任度。

鼻部伤口换药技术操作标准的制定和实施具有重要的现实意义和价值。我们应该充分认识到其重要性，并在实际工作中加以贯彻和落实，为患者提供更好的护理服务。

鼻部伤口换药技术操作标准是保障患者安全和提高护理质量的重要手段。我们应该认真学习和贯彻这些标准，为患者提供更好的医疗护理服务。

在换药工作中，除了遵循上述标准外，还需注重患者个体差异的处理。不同的患者可能因年龄、体质、基础疾病等因素而呈现出不同的伤口反应和愈合速度。因此，换药时应结合患者的具体情况，灵活调整换药方案和护理措施，确保个体化的精准治疗。换药工作涉及多个环节和多个专业人员，需要团队成员之间密切配合、相互协作。通过有效的沟通和交流，可以及时发现和处理问题，提高换药工作的效率和质量。

（王罡艳）

第十四节　鼻饲管技术操作标准

一、操作前准备

1. 评估患者：在操作前，医护人员需要仔细评估患者的整体状况，包括患者的意识状态、吞咽功能、鼻腔情况、合作程度等。同时，还需了解患者既往有无消化道疾病史，以判断是否适合鼻饲管喂食。

2. 环境准备：确保操作环境清洁、宽敞、明亮，以便医护人员能够清晰地观察患者的反应和鼻饲管插入情况。同时，保持室内适当的温度和湿度，为患者提供舒适的操作环境。

3. 用物准备：准备鼻饲管、无菌鼻饲包、温开水、鼻饲液、治疗巾、弯盘、胶布、棉签、手电筒等所需物品。检查鼻饲管是否完好无损、刻度是否清晰，确保鼻饲管的质量安全。

二、鼻饲管选择

1. 材质选择：鼻饲管应选择柔软、无毒、无刺激的材料，以减少对患者鼻腔和食道的刺激。常见的鼻饲管材料包括硅胶和聚氯乙烯等。

2. 型号选择：根据患者的年龄、体型和病情选择合适的鼻饲管型号。一般来说，成人可选择较粗的鼻饲管，而儿童选择较细的鼻饲管。

3. 检查与消毒：使用前检查鼻饲管是否过期、破损或污染，如有异常，应及时更换。同时，对鼻饲管进行严格的消毒处理，确保无菌操作。

三、患者体位调整

1. 协助患者取半卧位或仰卧位，头部适当抬高，以保持气道通畅并防止食物反流。对于无法自行维持体位的患者，可使用枕头或靠背等辅助工具进行固定。

2. 在调整患者体位时，注意保持患者身体的舒适和稳定，避免过度牵拉或压迫患者。

四、鼻饲管插入方法

1. 清洁鼻腔：使用棉签蘸取温开水清洁患者的鼻腔，去除鼻腔内的分泌物和异物，保持鼻腔清洁。

2. 测量长度：使用手电筒照明，从患者一侧鼻孔插入鼻饲管，测量并记录从鼻尖到耳垂再到剑突的距离，以确定鼻饲管插入的深度。

3. 润滑鼻饲管：在鼻饲管前端涂抹适量的润滑油或石蜡油，以减少插入时的摩擦和阻力。

4. 缓慢插入：将鼻饲管沿清洁后的鼻孔缓慢插入，同时嘱患者做吞咽动作或采用吞咽－呼吸协调法，以利于鼻饲管顺利进入食道。在插入过程中，注意动作轻柔、缓慢，避免对患者造成不适或损伤。

5. 检查位置：当鼻饲管插入预定深度后，可使用注射器抽取少量温开水注入鼻饲管，同时观察患者有无呛咳、呼吸困难等反应。如有异常反应，应立即拔出鼻饲管重新插入。同时也可通过听诊器听诊胃部有无气过水声等方法来判断鼻饲管是否已进入胃内。

五、鼻饲液配制与喂养

1. 鼻饲液配制：根据患者的营养需求和消化能力，选择合适的鼻饲液配方。鼻饲液应现配现用，保持新鲜和卫生。同时，注意鼻饲液的浓度和温度适宜，避免过浓或过热刺激患者的胃肠道。

2. 喂养方法：使用注射器或输液器连接鼻饲管进行喂养。开始时速度宜慢，逐渐增加至适宜速度。在喂养过程中，注意观察患者的反应和鼻饲管的通畅情况，如有异常，应及时处理。

六、操作后护理与观察

1. 清洁与固定：喂养结束后，使用温开水冲洗鼻饲管，保持其清洁通畅。同时，使用胶布妥善固定鼻饲管于鼻翼两侧，防止其滑脱或移位。

2. 观察与记录：密切观察患者的反应和病情变化，包括有无恶心、呕吐、腹泻等不适症状。同时记录鼻饲液的喂养量、时间以及患者的反应情况，为后续的护理和评估提供依据。

七、并发症预防与处理

1. 误吸与呛咳：在插入鼻饲管或喂养过程中，患者可能出现误吸或呛咳的情况。此时应立即停止操作，拔出鼻饲管重新插入或调整喂养速度和量。同时，注意保持患者的气道通畅，以免发生窒息等严重后果。

2. 腹泻与便秘：鼻饲喂养可能导致患者出现腹泻或便秘等消化道症状。对于腹泻患者，可调整鼻饲液的配方和浓度，减少刺激；对于便秘患者，可增加膳食纤维的摄入或使用缓泻剂等进行缓解。

八、操作记录与评估

每次鼻饲管操作后，医护人员应详细记录操作过程、患者反应以及喂养情况等信息。同时，定期评估患者的营养状况、吞咽功能以及鼻饲管操作的耐受程度，以便及时调整喂养方案和操作方式。

总之，鼻饲管技术操作标准对于确保患者的安全和合理营养支持具有重要意义。医护人员应严格遵守操作规程，不断提高操作技能和护理水平，为患者提供优质的医疗服务。同时，加强患者的宣教和沟通，使其了解鼻饲管的重要性和配合方法，提高患者的满意度和康复效果。

在鼻饲管技术操作中，我们还应注重以下几点：

在整个操作过程中，必须严格遵守无菌技术，以防止感染的发生。医护人员应穿戴整洁的工作服，洗手并佩戴手套，确保鼻饲管和鼻饲液的清洁和无菌。

关注患者的舒适度和心理需求。鼻饲管操作可能会给患者带来不适和焦虑，医护人员应耐心解释操作的目的和过程，鼓励患者积极配合。同时，在操作过程中注意动作轻柔、细致，减少患者的痛苦和恐惧感。

我们还应重视患者的营养评估和个性化喂养方案的制定。根据患者的年龄、病情、营养需求和消化能力等因素，制订个性化的鼻饲液配方和喂养计划。这有助于提高患者的营养摄入和康复效果，减少并发症的发生。

加强操作后的观察和护理。在鼻饲管操作后，医护人员应密切观察患者的反应和病情变化，及时处理可能出现的并发症。同时，定期更换鼻饲管和清洗鼻腔，保持鼻饲管的通畅和患者的舒适度。

鼻饲管技术操作标准是一项复杂而细致的工作，需要医护人员具备扎实的专业知识和操作技能。通过严格遵守操作规程、关注患者需求、制定个性化喂养方案以及加强操作后的观察和护理等措施，我们可以为患者提供安全、有效、舒适的鼻饲管喂养服务，促进患者的康复进程。

第十五节　喉部护理技术操作标准

一、目的

喉部护理技术旨在保持患者喉部的清洁和湿润，预防并发症的发生，促进患者康复。通过规范的操作，可以有效地减少喉部感染的风险，提高患者的生活质量。

二、评估与准备

1. 评估患者病情：了解患者的病史、过敏史、用药情况等，以确定是否适合进行喉部护理。

2. 环境准备：确保操作环境整洁、安静，光线充足，温度适宜。

3. 物品准备：准备必要的喉部护理用品，如棉签、生理盐水、吸痰器等。

4. 解释与沟通：向患者及家属解释喉部护理的目的、步骤及注意事项，取得他们的配合。

三、操作步骤

1. 体位准备：协助患者取半坐卧位或侧卧位，头偏向一侧，以便于操作和观察。

2. 清洁口腔：使用蘸有生理盐水的棉签轻轻擦拭患者的口腔黏膜、牙齿和舌头，注意避免损伤黏膜。

3. 喉部检查：观察患者的喉部有无红肿、溃疡、分泌物等情况，如有异常，及时报告医生。

4. 吸痰操作：若患者有痰液，使用吸痰器轻轻吸出，注意吸痰管插入深度和吸引力度，避免损伤呼吸道。

5. 喉部按摩：用指腹轻轻按摩患者喉部，促进局部血液循环，有助于缓解喉部不适。

6. 药物使用：根据医嘱，给予患者适当的药物，如抗生素、止咳化痰药等。

7. 整理记录：操作完成后，整理用物，记录操作过程及患者反应，以便后续观察和处理。

四、注意事项

1. 操作时动作要轻柔，避免刺激和损伤喉部黏膜。

2. 注意观察患者的呼吸、面色等生命体征变化，如有异常，立即停止操作并通知医生。

3. 严格遵守无菌操作原则，防止交叉感染。

4. 根据患者病情和需要，适当调整护理频率和方法。

五、评价与反馈

1. 操作结束后，询问患者感受，了解护理效果。

2. 观察患者喉部状况，判断护理措施是否有效。

3. 收集患者及家属的意见和建议，不断改进护理服务。

六、健康教育

1. 定期参加喉部护理相关培训，提高操作技能和理论知识。

2. 学习新的护理技术和方法，不断更新护理理念。

3. 与其他医护人员交流经验，共同提高喉部护理水平。

（王罡艳）

第十六节　气管切开护理技术操作标准

一、操作目的

1. 定时更换无菌内套管，预防呼吸道感染。

2. 及时清除呼吸道分泌物，保持呼吸道通畅，避免呼吸困难和缺氧。

3. 及时更换气管切口处敷料，清除切口处分泌物，预防气管切口的感染。

二、评估要点

1. 评估患者的身体状况，了解病情（生命体征及用氧情况）。

2 向患者、家属解释操作的目的，取得患者及家属的同意和配合。

3. 评估患者颈部的皮肤，有无潮湿、湿疹、破溃；气管切口处敷料有无渗血、渗液，切口有无红肿及异常分泌。

4. 评估患者呼吸道分泌物情况，使用套管的种类、型号，系带的清洁度及松紧度，供氧面罩是否清洁，一次性套管应评估气囊压力。

三、物品准备

1. 评估盘：清洁手套，治疗碗（内放无菌镊子），弯盘。

2. 操作盘：治疗碗（内放 1% 活力碘棉球 14 个以上）；治疗碗（内放无菌生理盐水棉球 4 个以上）；治疗碗（内放蝶形纱布 1 块，无菌镊 4 把，无菌内套管 1 副）、治疗巾，清洁手套，弯盘，必要时备供氧面罩或人工鼻、系带。

四、操作步骤

1. 二人依据电脑核对医嘱。

2. 核对床号、姓名、住院号、诊断，评估患者情况及病房环境，酌情吸痰，并做好解释，取得患者配合。

3. 洗手、戴口罩。

4. 携用物至床旁，再次核对患者床号、姓名、年龄、住院号、手腕带，向患者解释，取得患者的合作。

5. 根据患者病情，协助患者取去枕平卧位，充分暴露气管切开处皮肤。

6. 铺治疗巾于适当处，检查换药碗，按无菌原则打开换药碗并合理放置。

7. 停氧，戴手套，持无菌镊取出内套管及蝶形纱布一并放入弯盘内。

五、术后护理

1. 保持呼吸道通畅，及时清除呼吸道分泌物。

2. 定期为患者翻身、拍背，及时清除呼吸道分泌物，保持呼吸道通畅。

3. 对于分泌物较多或不易咳出的患者，应适时吸痰，保持呼吸道通畅。

4. 使用雾化吸入、气道湿化等方法，保持气道湿润，防止痰液干燥堵塞气道。

5. 严格遵守消毒隔离制度，防止交叉感染。

6. 严格消毒，定期更换敷料，保持切口干燥、清洁。

（姚梦婷）

第十七节　更换颈部负压引流瓶护理技术操作标准

一、目的

1. 引流切口渗出液至体外，降低局部压力，减少粘连，促进愈合。

2. 观察引流液的颜色、性状、量，观察病情。

3. 可作为检测、治疗的途径。

二、用物准备

治疗盘、弯盘、0.5% 活力碘、棉签、血管钳、一次性负压引流瓶、一次性治疗巾。

三、操作步骤

1. 核对、评估患者，向患者及家属解释此操作目的，取得配合。拉下床栏，取合适卧位。

2. 环境准备：安静、整洁，温湿度适宜。

3. 将治疗巾垫于引流管处，从上至下挤压引流管，用血管钳夹住引流管近心端，下端至弯盘。

4. 戴手套，分离负压引流瓶，用 0.5% 活力碘棉签从内向外螺旋消毒引流管末端。

5. 再次检查负压引流瓶有无破损、裂缝等情况，连接负压引流瓶，松止血钳，从上至下挤压，检查引流管是否通畅，并妥善固定。

6. 观察并记录引流液的颜色、性状、量。

四、注意事项

1. 操作过程需严格遵守“三查七对”及无菌操作原则。

2. 保持引流管通畅，随时注意观察，不要受压、扭曲或折转，妥善固定引流管，避免移位、脱落，做好患者及家属的宣教。

3. 注意保暖，避免受凉。

4. 要注意引流瓶的位置不能高于患者插管口的平面，搬动患者时，应先夹住引流管，防止引流液倒流入体内。

5. 做好引流液颜色、性状、量的记录，并及时报告医生。

（何嘉）

第十八节　咽喉部喷雾护理技术操作标准

一、目的

多用于咽喉部手术、内镜检查时的黏膜表面麻醉（3 岁以下幼儿禁用，5 岁以下及不合作小儿，一般不用或慎用）。

二、用物准备

治疗盘、弯盘、75% 酒精、喷雾器、无菌纱布。

三、操作步骤

1. 核对、评估患者，喷药前先向患者说明，每次喷入的药液均不可咽下，须含

3～4min后再吐出。

2. 过敏试验：用75%酒精将喷雾器头擦拭消毒，嘱患者舌尖上抬，露出口底。将麻醉药液喷入舌下2～3喷，嘱患者闭口休息，不吞不吐，观察15～20min，此期间应不断询问患者的主观感受、密切注意患者面色及表情。如出现头昏、心悸、出汗或脸色苍白、呼吸急促等反应，立即令其吐出口中药液，并用清水含漱，同时报告医师并及时处理。

（1）口咽部喷雾：嘱患者将舌自然平放口底并张口发“啊--”长音，自上而下对准悬雍垂、软腭、咽后壁、舌根，再从右至左或从左至右对准扁桃体及咽腭弓和舌腭弓，反复喷药3～4次，每次3～4喷。

（2）喉部喷雾：在口咽部喷雾2～3次后，将喷雾器头弯折向下，嘱患者伸舌并用纱布将舌前1/3包裹好（以免滑脱或牙齿损伤舌系带），将舌拉出，口尽量张大并做深呼吸，将喷雾器头对准喉部，趁患者深吸气时，将药液喷入。每次3～4喷，共3～4次。如需做声带息肉摘除等手术或咽喉内镜检查，还需加喉咽和喉部涂药。

四、注意事项

无论咽或喉喷雾，每次喷药前应先将咽、喉分泌物或残余药液吐出，以利于药液和黏膜直接接触。

（何嘉）

第十九节　口咽通气管护理技术操作标准

一、目的

口咽通气管是一种紧急气道管理工具，在患者意识丧失、舌后坠或其他原因导致的气道阻塞时，用于保持患者气道通畅。

二、用物准备

无菌手套、合适型号的口咽通气管。

三、操作步骤

1. 评估患者的意识和呼吸状况，确认需要使用口咽通气管。

2. 将患者置于仰卧位，头偏向一侧，清除口腔内的分泌物、呕吐物等异物。

3. 如有必要，使用吸引器进一步清理口腔，确保气道通畅。

4. 将口咽通气管的咽弯曲面向腭部插入，当头端通过悬雍垂接近口咽部后壁时，将管道旋转 180°，向下推管至合适位置，使口咽通气管末端突出切牙（门齿）1 ～ 2cm。

5. 固定通气管，使用胶带将口咽通气管固定在患者的面部，确保其位置稳定，不易脱落。

四、注意事项

1. 操作过程中应严格遵循无菌原则，避免交叉感染。

2. 注意动作要轻柔，避免损伤患者的口腔和咽喉黏膜。

3. 定期检查并固定口咽通气管，防止其脱落或移位。

4. 如有条件，应尽快将患者转运至有条件进行进一步气道管理的医疗机构。

（姚梦婷）

第二十节　肩颈、上肢功能锻炼护理技术操作标准

一、目的

促进患者肩颈及机体功能恢复。

二、用物准备

无。

三、操作步骤

1. 颈部两侧锻炼：头部缓缓向两侧倾斜，尽可能触及肩部。

2. 颈部前屈后仰锻炼：低头使下颌接触胸部，再抬头后仰。

3. 肩部摆动锻炼：将对侧手放在椅或凳上，腰稍弯摆动术侧肩及臂，自左向右再恢复至原位；摆动肩及臂，由前向后；旋转肩及臂，向前再向后，旋转幅度逐渐加大，并抬高至尽可能舒适的高度。

4. 肩关节旋转锻炼：在镜前进行，坐直，双手放于胸前，肘关节成直角，肘向后外展，肩向后旋转并使肘恢复至原来的位置。

5. 肩关节抬高锻炼：全身放松，手臂在肘缘交叉，对侧手支持术侧肘，并缓缓耸肩。

四、注意事项

对于上臂外展受限，一般不超过40°，手臂仅能抬高过头顶，影响患者生理和劳动能力的，可指导其站立时将患侧肘部用三角巾悬吊或用健侧手臂抬扶，坐时用高约20cm的枕垫放在椅子的扶手上，防止肩部牵拉，随时注意使患肘高于健侧，以矫正肩下垂的趋势。

（雷雅婷）

第二十一节 疼痛评估技术操作标准

一、目的

识别疼痛的存在与程度，指导治疗决策，预防并发症，通过有效的疼痛管理，减轻患者的痛苦，提高患者的满意度和信任度，为后续的治疗提供基础。

二、评估准备

1. 工具准备：确保疼痛评估所需的工具，如疼痛评估量表、笔、纸、计时器等均已准备好，并且处于可用状态。

2. 环境准备：评估应在安静、舒适且隐私保护良好的环境中进行，以减少患者的紧张和不适。

3. 人员准备：评估人员应熟悉疼痛评估的流程和量表使用，具备与患者有效沟通的能力。

4. 患者准备：向患者解释疼痛评估的目的、流程和重要性，以获取患者的配合和信任。

三、操作步骤

1. 建立良好的沟通，向患者解释评估的目的和过程，确保患者理解并配合评估工作。

2. 基本信息收集：了解患者的姓名、年龄、性别、既往病史、手术史、用药史等基本信息。

3. 了解患者疼痛部位、性质、持续时间及伴随症状：询问患者疼痛的具体部位、范围、性质（如锐痛、钝痛、胀痛等），了解疼痛的持续时间、发作频率和缓解方式。询问疼痛是否伴随其他症状，如恶心、呕吐、出汗等。

4. 量表解释：向患者解释量表的使用方法、评分标准和注意事项。

（1）数字评分法（numeric rating scale，NRS）：患者从 0 到 10 中选择一个数字来代表其感受到的疼痛程度，其中 0 代表无痛，10 代表最剧烈的疼痛。该方法简单易懂，适用于各种年龄段和认知水平的患者。

（2）视觉模拟评分法（visual analog scale，VAS）：使用一条长 10cm 的水平线或垂直线，一端标记为“无痛”（0），另一端标记为“最剧烈的疼痛”（10）。患者在这条线上标记出代表自己疼痛程度的点。VAS 与 NRS 类似，但提供了一个直观的视觉工具来帮助患者表达疼痛。

（3）面部表情评分法（faces pain scale，FPS）：一组面部表情图片，从微笑（代表无痛）到哭泣（代表剧痛）。患者选择一个最能代表其疼痛程度的面部表情。该方法适用于儿童、老年人或无法用言语表达疼痛的患者。

（4）主诉疼痛程度分级法（verbal rating scale，VRS）：患者使用描述性词语（如无痛、轻微疼痛、中度疼痛、严重疼痛、无法忍受的疼痛）来表达其疼痛程度。该方法需要患者有一定的语言表达能力。

（5）Wong-Baker 面部表情疼痛评定量表：适用于儿童或无法用言语表达疼痛的患者。包含一系列面部表情图片，从笑脸到哭脸，每个表情旁边都有对应的疼痛描述。儿童或成人患者可以选择最能代表其疼痛程度的面部表情。

（6）疼痛行为量表（behavioral pain scale，BPS）：主要用于无法用言语表达疼痛的患者，如新生儿、痴呆患者或严重认知障碍患者。观察患者的疼痛行为（如面部表情、肢体动作、声音等）来评估其疼痛程度。

（7）简化 McGill 疼痛问卷（short-form McGill pain questionnaire，SF-MPQ）：一个包含多个问题的问卷，旨在评估疼痛的部位、强度、持续时间以及疼痛对患者生活质量的影响。适用于成人患者，尤其是那些能够阅读和理解问卷内容的患者。

（8）疼痛日记（pain diary）：鼓励患者每天记录自己的疼痛情况，包括疼痛的部位、强度、持续时间以及任何与疼痛相关的活动或事件。该方法有助于患者和医务人员更全面地了解疼痛的动态变化。

5. 选择评估工具：根据患者的语言能力、年龄、认知能力以及疼痛种类的特点，选择合适的评估工具。

6. 评分过程：协助患者完成量表评分，确保评分的准确性和客观性。

7. 记录、分析评估结果：将评估结果记录在患者的病历中，记录方式采用统一的记录格式和术语，确保记录的规范性和可追溯性，包括患者的基本信息、评估工具的选择、疼痛描述、疼痛评估结果、评估时间以及对生活、活动的影响等。

8. 结果反馈：将评估结果及时反馈给患者和医疗团队，以便制订个性化的疼痛管理计划。

9. 分析评估结果：为制订疼痛管理计划提供依据。

10. 持续监测，定期评估：根据患者的疼痛情况和治疗进展，定期进行疼痛评估，以监测疼痛的变化和治疗效果。

11. 定期重新评估：根据患者的病情变化和治疗反应，定期重新评估疼痛情况。

12. 调整计划：根据评估结果和患者的反馈，及时调整疼痛管理计划，确保患者的疼痛得到有效控制。

四、注意事项

1. 尊重患者感受：在整个评估过程中，尊重患者的感受，避免施加任何压力或暗示。

2. 详细询问疼痛情况：询问患者疼痛的具体部位、性质（如刺痛、胀痛等）、持续时间、频率、加重或减轻的因素等，以便全面了解患者的疼痛情况。

3. 关注非言语表达：除了患者的言语描述外，还要关注患者的面部表情、姿势、动作等非言语表达，这些可能提供更真实的疼痛信息。

4. 准确客观记录评估结果：使用标准的评估表格或记录单，准确记录患者的疼痛评分、描述、部位等信息，以便后续分析和比较。

（雷雅婷）

第十二章 眼耳鼻咽喉头颈外科专科应急预案

第一节 眼外伤的应急预案

一、患者发生眼外伤的应急措施

（一）评估病情

1. 迅速判断眼部受伤程度及类型，判断是钝挫伤、穿透伤或异物伤等类型。

2. 评估患者眼部有无破裂、出血、异物等。

3. 评估患者心理－社会状况。

（二）紧急处理

1. 保持眼部清洁：用清洁的纱布或纸巾轻轻擦拭眼部，去除表面污垢和异物。

2. 止血：对于眼部出血者，用清洁纱布或棉球轻轻按压伤口，控制出血。

3. 包扎：用无菌纱布或干净的布条轻轻包扎伤眼，松紧适宜，避免对眼球施加压力。

4. 严禁患者揉眼，避免加重损伤或感染。

（三）及时治疗

1. 非手术治疗：根据受伤严重程度，对于非手术治疗者，根据医嘱，尽早用药，促进伤口愈合，避免感染。如单纯眼睑水肿及皮下淤血者，尽早冷敷；单纯结膜水肿、球结膜下淤血者，应用抗生素眼药水预防感染；角膜上皮擦伤者涂抗生素眼膏；外伤性虹膜睫状体炎者，应用散瞳剂、糖皮质激素滴眼液或涂眼膏；前房积血者、视网膜出血者、脉络膜破裂者应尽早采取适当体位卧床休息，必要时使用止血药物；视网膜震荡与挫伤者，早期大量使用糖皮质激素，减轻视网膜水肿。对于眼压增高者，尽快用药降眼压。

2. 手术治疗：及时准备用物，积极配合手术。如眼睑皮肤裂伤者，泪小管断裂者，角膜裂伤者，前房积血伴眼压升高药物不能控制者，晶状体浑浊者，玻璃体积血者，眼球穿通伤者，眼内异物较大需手术取出等情况，应尽早配合手术。

（四）观察病情、预防感染

严密观察患者病情变化，如出血、疼痛及视力损伤，注意预防感染，及时处理并发症。

（五）心理护理

关注患者的心理变化情况，给予心理支持和安慰，减轻患者的焦虑和恐惧。做好相关记录。

二、患者发生眼外伤的应急处置流程

眼外伤患者的应急处置流程见图 12-1。

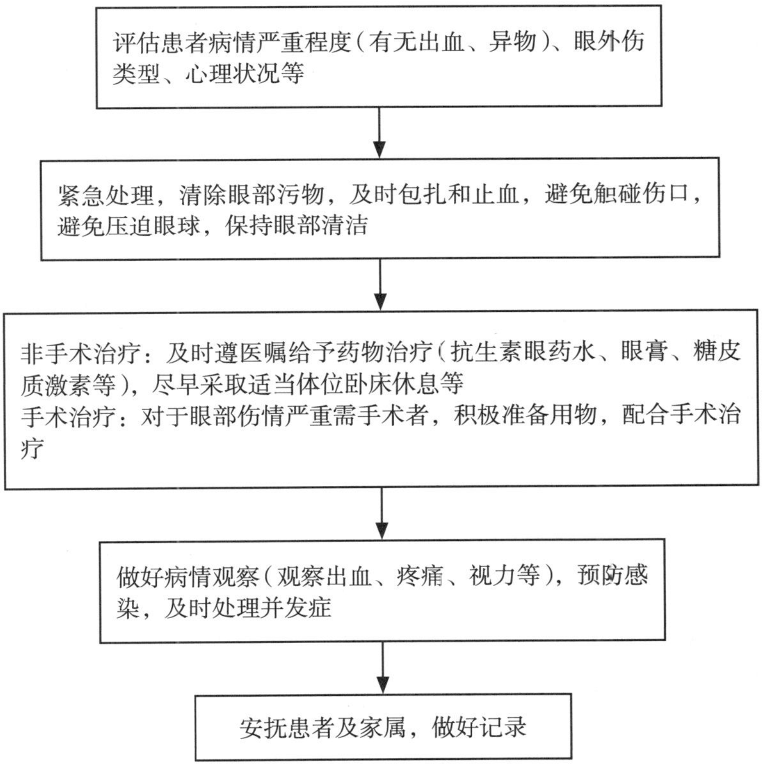

图 12-1　眼外伤患者的应急处置流程

（王罡艳）

第二节　眼化学伤的应急预案

一、眼化学伤应急措施

（一）评估病情

1. 了解是否有化学物质进入眼部。
2. 了解化学物质的类型、浓度、剂量、作用方式及与眼部接触时间。
3. 评估眼部冲洗或其他处理方式。
4. 评估眼部症状及眼部化学伤严重程度。
5. 评估患者心理 – 社会状况，对化学伤的认知程度，是否有紧张、焦虑等情绪。

（二）紧急处理

1. 就地取材、紧急冲洗：眼部化学伤后，就地取材，用大量清水（自来水、河水、矿泉水等）冲洗眼部，冲洗时翻转眼睑、转动眼球，至少冲洗 30min。

2. 继续冲洗：送医院后，继续用生理盐水充分冲洗眼部，尤其是穹隆部及眼睑下沟处，清除残存的化学物质，直至停止冲洗后 10min，用试纸测试结膜囊 pH 值恢复为 7 左右为止。

（三）及时治疗

1. 药物治疗：眼部适当清创处理，遵医嘱及时用药。如使用散瞳剂防止虹膜粘连；使用抗生素滴眼液预防感染；使用细胞生长因子药物促进细胞修复。

2. 手术治疗：针对病情，积极配合医生行手术治疗。如眼表再生不良者、睑球粘连分离术、角膜移植术等。

（四）做好病情观察、预防感染

保持眼部清洁，遵医嘱用药，促进眼部组织修复，观察疼痛、视力恢复情况。

（五）心理护理及记录

关注患者的心理变化情况，给予心理支持和安慰，减轻患者的焦虑和恐惧。做好相关记录。

二、眼化学伤应急处置流程

眼化学伤应急处置流程见图 12–2。

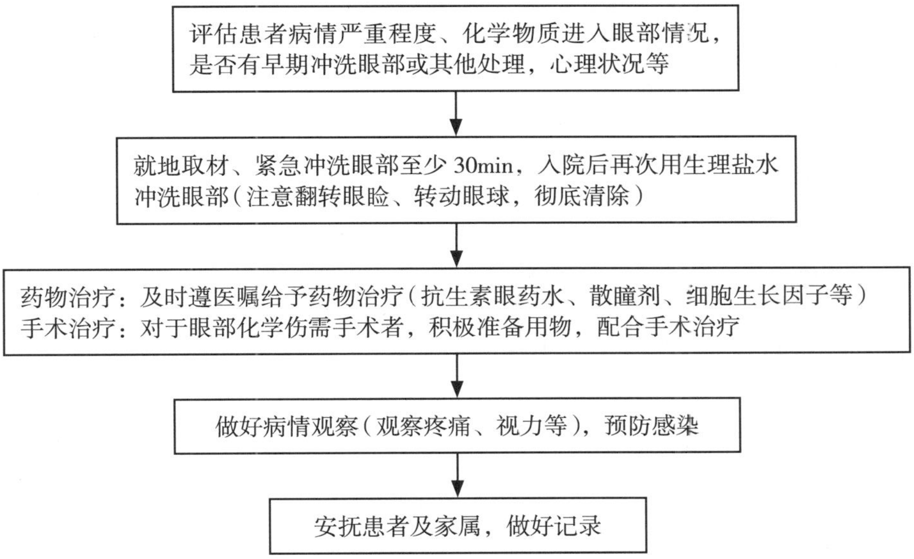

图 12-2　眼化学伤应急处置流程

（王双）

第三节　闭角型青光眼急性发作的应急预案

一、闭角型青光眼急性发作的应急措施

（一）评估病情

评估患者发病时间、频次及规律性，有无诱因，伴随症状等。

（二）紧急治疗

1. 药物治疗：立即用药、降低眼压。缩瞳剂促进房角开放和房水引流，避免房角粘连，如 1% 毛果芸香碱滴眼液；β 肾上腺素受体拮抗剂，减少房水生成，降低眼压。高渗剂，短期内提高血浆渗透压，减少眼内容积，如静脉滴注 20% 甘露醇、口服异山梨醇等。

2. 全身辅助治疗：全身症状严重者，给予止吐、镇静、安眠药物，皮质类固醇或非甾体抗炎药等减轻充血及虹膜炎症反应。

3. 手术治疗：根据眼部情况和房角的范围选择手术方式，积极准备手术用物，配合手术。

（三）病情观察

观察患者头部疼痛、眼痛、畏光、流泪、雾视、视力下降情况，恶心、呕吐等全身症状。

（四）心理护理及记录

及时安抚患者及家属心理，提高疾病认知，减轻紧张、焦虑情绪。做好相关记录。

二、闭角型青光眼急性发作的应急处置流程

闭角型青光眼急性发作的应急处置流程见图 12–3。

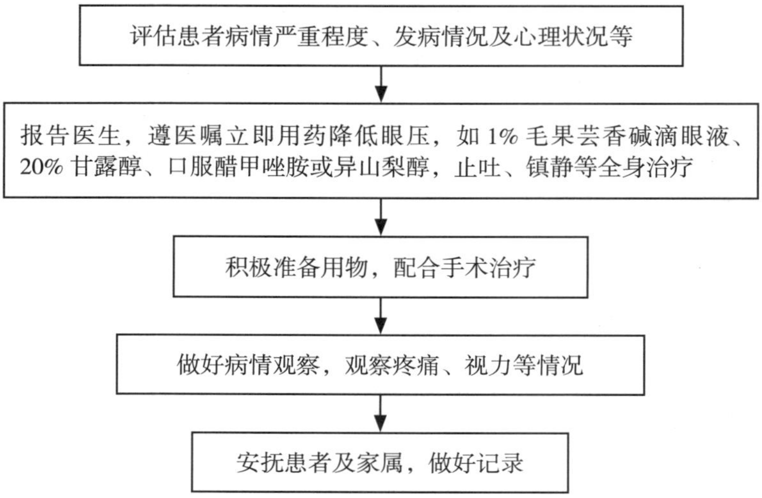

图 12–3　闭角型青光眼急性发作的应急处置流程

（王双）

第四节　视网膜中央动脉阻塞的应急预案

一、视网膜中央动脉阻塞的应急措施

（一）评估病情

迅速评估病情，视力丧失情况及诱因等。

（二）紧急处理

1. 吸氧：立即给予吸氧，缓解视网膜缺氧状态。

2. 药物治疗：遵医嘱给予血管扩张剂如舌下含服硝酸甘油片；给予纤溶制剂如静脉。滴注尿激酶；给予改善微循环药物如复方樟柳碱颞浅动脉旁皮下注射、静滴丹参等。

3. 降眼压：可行眼球按摩改善灌注。方法：闭眼后用手掌大鱼际在眼睑压迫眼球 5 ～ 10s，重复 5 ～ 10 次。必要时行前房穿刺放出房水，可使眼压突然降低，视网膜动脉扩张，促使栓子松动向末支移动，减少视功能的受损范围。

4. 其他：全身检查，寻找病因，对症治疗。

（三）病情观察

观察患者疼痛、视力情况及药物副作用。

（四）做好心理护理及记录

安抚患者紧张、焦虑情绪，提高对疾病的认知。做好护理记录。

二、视网膜中央动脉阻塞的应急处置流程

视网膜中央动脉阻塞的应急处置流程见图 12–4。

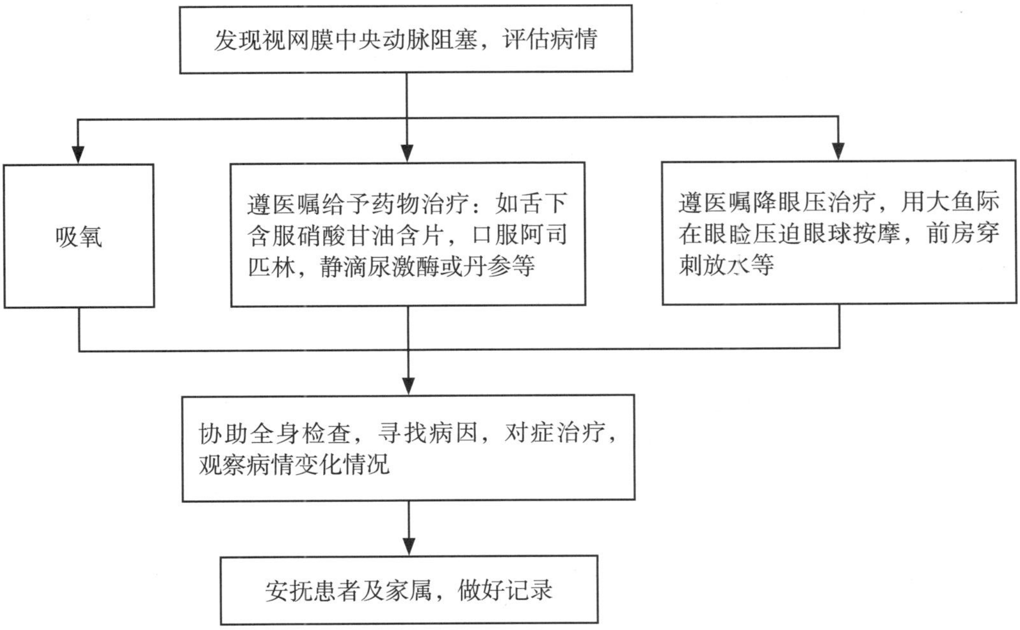

图 12–4　视网膜中央动脉阻塞的应急处置流程

（王双）

第五节　患者突发眼压增高的应急预案

一、患者突发眼压增高的应急措施

（一）评估病情

评估病情，了解眼痛、头痛、恶心、呕吐、视力情况等。

（二）紧急处理

1. 通知医生，遵医嘱立即给予降眼压药物，如缩瞳剂、碳酸酐酶抑制剂等，以迅速降低眼压，缓解症状。

2. 前房穿刺放液，对于药物治疗无效或眼压极高的患者，可考虑进行前房穿刺放液，以快速降低眼压。

3. 手术治疗，对于严重的高眼压患者，如青光眼等，可能需要紧急手术治疗，以防止视力进一步受损。

（三）病情观察

观察患者病情变化及症状，观察药物反应。

（四）做好心理护理及记录

安抚患者及家属的情绪，缓解其紧张、焦虑和恐惧的心理。做好相关记录。

二、患者突发眼压增高的应急处置流程

患者突发眼压增高的应急处置流程见图 12–5。

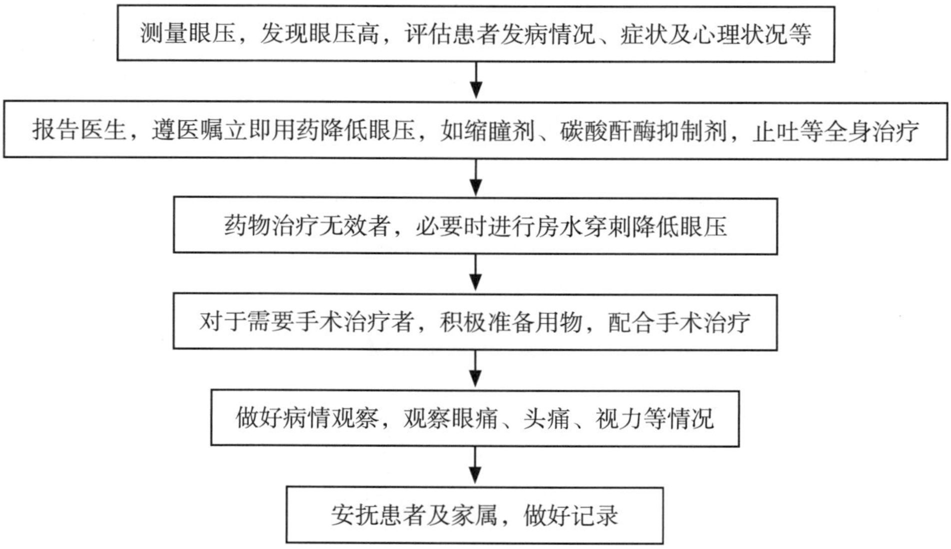

图 12–5　患者突发眼压增高的应急处置流程

（王双）

第六节　患者术后突发眼内炎的应急预案

一、患者术后突发眼内炎的应急措施

（一）评估病情

发现患者出现眼内炎症状，如红肿、疼痛、流泪、视力下降等，立即通知医生。

（二）应急处理

1. 做好患者隔离，尽量单间或同病种集中收治，严格无菌操作，消毒及时，预防交叉感染。
2. 备好培养皿及刮片，进行药敏试验及细菌培养。
3. 使用抗生素滴眼液，必要时全身静脉给药。
4. 球结膜下或球旁注射给药。
5. 玻璃体腔内穿刺注药。
6. 手术治疗：药物治疗效果不佳者，积极配合手术治疗，如玻璃体切除术。

（三）病情观察

观察患者病情变化及症状，观察药物反应。

（四）做好心理护理和记录

及时安抚患者和家属的情绪，缓解其紧张、焦虑和恐惧的心理。

（五）做好护理记录

及时上报院内感染监测卡。

二、患者术后突发眼内炎的应急处置流程

患者术后突发眼内炎的应急处置流程见图 12–6。

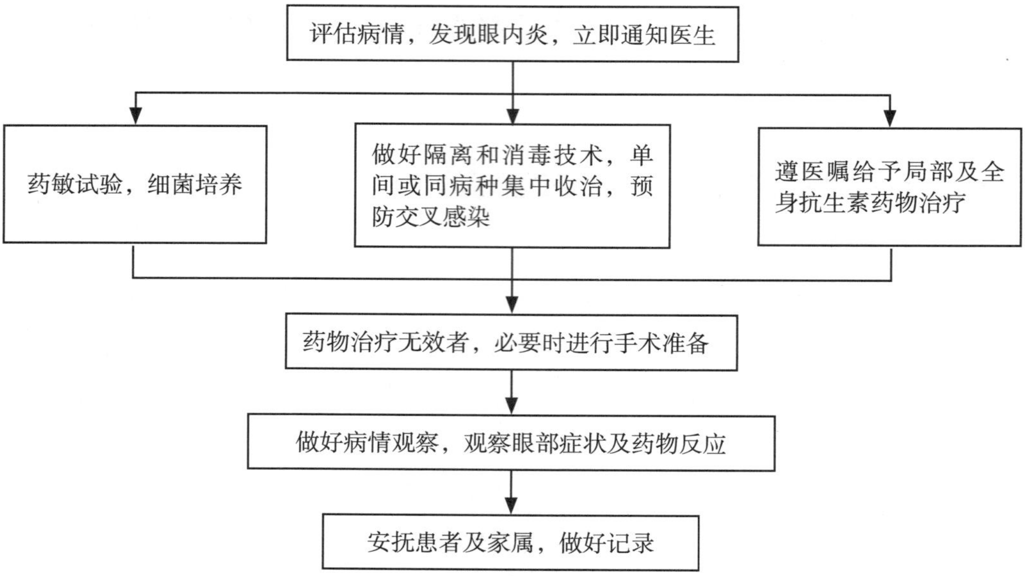

图 12-6　患者术后突发眼内炎的应急处置流程

（胡梦云）

第七节　突发性耳聋的应急预案

一、引言

突发性耳聋，也称特发性突聋，是指短时间内突然发生的、原因不明的感音神经性听力损失。这种病症对患者的日常生活和工作产生极大影响，甚至可能引发焦虑、抑郁等心理问题。在当前医疗环境下，制定和执行突发性耳聋的应急预案，对于及时救治患者、提高康复率具有重要意义。

二、应急预案

1. 发生突聋时，首先安抚患者情绪，帮助患者放松，卧床休息。

2. 为严重听力下降的患者准备写字板，以方便沟通。

3. 伴随眩晕症状的患者，应立即通知家属，陪伴患者，预防跌倒与坠床。

4. 立即通知医生，遵医嘱尽早使用糖皮质激素类药物。

5. 遵医嘱使用溶栓、抗凝剂，并观察患者有无出血倾向，如牙龈出血、皮肤出现散在出血点、黑便等。如有症状，立即停药并通知医生。

6. 避免刺激性因素，如噪声、强光等，保持室内安静、光线柔和，以免加重患者症状。

7. 指导患者清淡饮食，规律作息，保证充足的睡眠。

8. 观察患者生命体征及用药疗效，做好护理记录。

（胡梦云）

第八节　耳部外伤的应急预案

一、引言

耳郭暴露于头颅两侧，易遭外伤。常见的耳郭外伤有挫伤、切伤、咬伤、撕裂伤、冻伤和烧伤。鼓膜外伤常见的原因是挖耳（火柴杆、发夹和毛线针等）和外耳道压力急剧变化（如炮震、高位跳水、打耳光等）。颞骨骨折多由车祸、坠跌、打击颞枕部或战伤等引起。由于不同原因引起的耳郭外伤，处理方法也各不同。

二、应急预案

（一）挫伤

多因钝物撞击所致，轻者仅感局部微痛，轻度红肿，软骨与软骨膜之间无渗血，组织损伤不显著，一般多可自愈。重者，耳郭受伤处常形成血肿，血积于软骨膜下或皮下，呈半圆形紫红色，局部胀痛明显。

1. 评估血肿的大小和位置，是否伴随其他症状，如疼痛、发热等；注意观察是否有耳郭变形、皮肤发红等明显症状。

2. 在受伤后的 48h 内进行冰敷。准备干净的冰块或冰袋，其外层包裹有毛巾或布料，以避免直接接触皮肤造成冻伤。将冰袋或冰块轻轻敷在耳郭血肿的部位，每次敷 15 ～ 20min，然后休息几分钟。

3. 对于较小的血肿，可以使用小的石膏或纱布对血肿部位进行加压包扎。加压包扎的时间至少需要 5 ～ 7d，其间需要密切观察血肿颜色、大小及硬度情况。

4. 如果血肿较大，已经伴随明显肿胀，或者耳朵内有大量脓液流出，准备无菌用物，协助医生为患者进行穿刺引流。穿刺引流时应注意无菌操作，避免引起软骨膜炎或脓肿等并发症。

5. 遵医嘱合理使用抗生素。

6. 向患者及家属做好解释及宣教工作，完善护理记录单。

（二）撕裂伤

有不同程度的耳郭组织损伤，轻者为裂口，重者耳郭局部缺损，甚至耳郭部分或完全断离。

1. 首先使用流动清水或生理盐水冲洗伤口，清除伤口周围的血迹、污垢和异物，再使用无菌棉签蘸取适量碘附或双氧水等消毒剂，对伤口进行轻柔的消毒处理。注意避免消毒剂流入耳道。

2. 对于较小的出血点，可使用无菌纱布轻轻压迫伤口，进行局部止血。

3. 对于已经完全断离的耳郭，应立即使用无菌敷料（如无菌纱布）压迫伤口止血，使用无菌敷料包裹断耳，将包裹好的断耳放入清洁的器皿中，并在 2 ～ 4℃的低温环境下保存。

4. 立即通知医生，协助患者做好术前准备工作，尽早进行清创缝合术。

5. 严格遵医嘱使用抗生素。

6. 必要时注射破伤风抗毒素。

7. 安抚患者及家属情绪，做好宣教工作。

8. 严密观察患者生命体征及伤口情况，做好护理记录。

（三）鼓膜外伤

鼓膜较薄，如耳部受外部物体打击或气压剧变（如振动）时发生破裂。破裂后的鼓膜往往出现剧烈耳痛、耳鸣、耳聋，并有少量的血液从外耳流出。

1. 用酒精棉签擦洗外耳道，保持外耳道干燥。

2. 用无菌棉球或纱布堵住外耳道，避免外耳道内的异物进入中耳，但不要用力塞入。

3. 指导患者不要擤鼻，以免病菌从咽鼓管污染鼓室；禁止滴耳和洗耳，以免将病菌带入中耳。

4. 遵医嘱使用抗生素，预防感染。

5. 如外耳道流血较多或流水，应警惕颅脑损伤。

6. 观察患者意识及生命体征变化，做好护理记录。

（雷雅婷）

第九节　鼻出血的应急预案

一、引言

鼻出血是临床上常见的急症之一，其起病突然，出血量大时可能导致患者恐慌和焦虑。为了确保鼻出血患者能够在院内得到及时、有效的救治，特制定本应急预案。

二、应急处理流程

1. 初步评估与接诊：患者到达后，迅速接诊，进行初步评估，包括出血部位、出血量、患者意识状态等。询问病史，了解出血前是否有外伤、挖鼻、用力擤鼻等诱因。

2. 止血措施：

（1）对于出血量较小的患者，可指导其进行压迫止血，如用食指和拇指捏紧两侧鼻翼，保持 5 ～ 10min。使用无菌棉球或纱布填塞出血侧鼻孔，同时避免过度仰头，防止血液流入咽部引起窒息。

（2）对于出血量较大的患者，可给予冰袋敷额部及鼻部，促进血管收缩，减少出血，协助医生行鼻腔填塞；若鼻腔填塞无效，须行血管栓塞术或结扎术。

3. 建立静脉通道：对于出血量较大或持续出血的患者，应立即建立静脉通道（必要时两条），遵医嘱给予配血、备血、止血药物和抗生素等药物治疗。

4. 监测生命体征：密切监测患者血压、心率、呼吸等生命体征，以及出血量和出血时间。评估患者是否出现休克、头晕、乏力等伴随症状，如有异常，及时报告医生。

5. 辅助检查：根据患者情况，遵医嘱进行血常规、凝血功能等相关检查，以明确出血原因和程度。

6. 病因治疗：对于明确为外伤、炎症等原因引起的鼻出血，给予相应的病因治疗，如清创、抗炎等。对于疑似鼻腔肿瘤、血液系统疾病等引起的鼻出血，应进一步进行相关检查和治疗。

7. 心理安抚：在整个救治过程中，注意患者的心理变化，给予必要的心理安抚和支持，减轻其焦虑和恐惧情绪。

三、注意事项

1. 确保止血措施的有效性：在进行压迫止血时，要确保力度适中，避免过度用力导致鼻黏膜损伤加重。

2. 防止血液流入咽部：在止血过程中，避免患者过度仰头，防止血液流入咽部引起窒息。

3. 密切监测生命体征：对于出血量较大的患者，要密切监测其生命体征变化，及时发现并处理休克等严重并发症。

4. 加强病因治疗：在止血的同时，要针对出血原因进行相应的病因治疗，以从根本上解决鼻出血问题。

四、总结

本预案旨在规范院内鼻出血的应急处理流程，确保患者得到及时、有效的救治。通过初步评估、止血措施、建立静脉通道、监测生命体征、辅助检查、病因治疗和心理安抚等措施的综合应用，可以最大限度地减少鼻出血对患者的危害，提高其生活质量。同时，本预案也强调了在整个救治过程中要注意患者的心理变化，给予必要的心理支持。

（雷雅婷）

第十节　鼻部外伤的应急预案

一、引言

鼻部外伤作为临床上常见的急症之一，其处理需要迅速、准确且全面。本预案旨在规范鼻部外伤的应急处理流程，确保患者得到及时有效的救治，降低并发症发生率，保障患者生命安全。

二、应急处理流程

1. 初步评估与分诊：在患者到达急诊室后，需立即进行初步评估，包括患者意识状态、呼吸情况、出血情况等。根据评估结果，将患者分诊至相应科室进行进一步处理。

2. 止血与清洁：对于鼻部出血的患者，医生需采取有效的止血措施，如让患者坐直，头部略微向下，轻压鼻孔外部，使用纱布或干净的纸巾等。同时，清洁鼻腔内的分泌物和血液，保持呼吸道通畅。

3. 影像学检查：对于怀疑鼻骨骨折的患者，应进行 X 线或 CT 等影像学检查，以明确骨折类型和程度。根据检查结果，制定相应的治疗方案。

4. 手术治疗：对于鼻骨骨折、撕裂伤等需要手术治疗的患者，医生需根据患者病情选择合适的手术方式，如鼻骨骨折复位术、清创缝合术等。在手术过程中，医生需严格遵循无菌操作原则，确保手术成功并降低感染风险。

5. 药物治疗：根据患者病情，给予相应的药物治疗。如镇痛药物以缓解患者疼痛；抗生素以预防感染等。在使用药物时，需确保药物的安全性和有效性，并遵循医嘱用药。

6. 病情观察与护理：在患者治疗期间，需密切观察患者病情变化，包括呼吸、出血、疼痛等情况。同时，加强患者护理，保持患者呼吸道通畅，避免感染等并发症的发生。

三、应急处理要点

1. 快速有效止血：采取正确的止血措施，确保患者鼻腔内血液及时止住，减少血液流失。

2. 保持呼吸道通畅：及时清洁鼻腔内的分泌物和血液，避免血液流入呼吸道引起窒息等严重后果。

3. 明确诊断：通过影像学检查等手段明确患者鼻部外伤的类型和程度，为制定治疗方案提供依据。

4. 合理选择手术方式：根据患者病情选择合适的手术方式，确保手术成功并降低并发症发生率。

5. 严格遵循无菌操作原则：在手术过程中严格遵循无菌操作原则，降低感染风险。

6. 加强病情观察与护理：在患者治疗期间加强病情观察与护理，及时发现并处理并发症等问题。

四、总结

院内鼻部外伤的应急预案是确保患者得到及时有效救治的重要保障。通过规范应急处理流程、掌握应急处理要点并加强团队协作等措施可以提高应急处理能力并降低并发症发生率，从而保障患者生命安全。

（姚梦婷　刘杨　曹琴）

第十一节　咽喉异物的应急预案

一、引言

咽喉异物是医院急诊科常见的紧急情况之一，其处理需迅速、准确，以确保患者生命安全。本预案旨在规范咽喉异物的应急处理流程，为医护人员提供明确的操作指南，减少并发症的发生，提高救治成功率。

二、应急处理流程

1. 初步评估与接诊：患者到达诊室后，医护人员应迅速接诊，并询问病史，了解异物性质、大小、进入时间等信息。对患者进行初步评估，包括意识状态、呼吸情况、面色等，判断异物对患者的影响程度。

2. 紧急处理：如患者意识清醒，能配合操作，且异物较小，可尝试使用咳嗽法或呕吐法将异物排出。如患者无法自行排出异物，或异物较大、位置较深，应立即采取海姆立克急救法。该方法适用于成人和儿童，通过冲击腹部或胸部促使异物排出。对于婴儿，可采用拍背和胸部按压的组合方式，即5次拍背和5次胸部按压，循环进行，直至异物排出。

3. 资源调配与人员组织：在进行紧急处理的同时，应迅速调配相关资源，如吸引器、喉镜、气管切开包等，以备不时之需。组织专业医护人员参与救治，确保操作规范、有效。

4. 监测生命体征：在整个救治过程中，应密切监测患者的生命体征，包括呼吸、心率、血压、血氧饱和度等。如发现患者生命体征异常，应立即采取措施进行干预，如给予吸氧、建立静脉通道等。

5. 进一步检查与治疗：如患者异物无法排出，或症状持续加重，应尽快进行进一步检查，如喉镜、CT等，以明确异物位置、大小及周围组织情况。根据检查结果，制定进一步的治疗方案，如使用喉镜或支气管镜取出异物、气管切开等。

6. 沟通与协调：在救治过程中，医护人员应保持与患者及家属的沟通，及时告知病情及治疗方案，减轻其焦虑情绪。如需进行多学科会诊或转科治疗，应及时与相关科室沟通协调，确保患者得到及时有效的救治。

三、注意事项

1. 确保操作规范：在进行海姆立克急救法或其他操作时，应确保操作规范、正确，避免对患者造成二次伤害。

2. 密切监测生命体征：在整个救治过程中，应密切监测患者的生命体征变化，及时发现并处理异常情况。

3. 及时沟通：与患者及家属保持沟通，及时告知病情及治疗方案，减轻其焦虑情绪。

四、总结

本预案为咽喉异物的应急处理提供了明确的操作指南和流程规范。通过初步评估、紧急处理、资源调配、监测生命体征、进一步检查与治疗及沟通与协调等环节的有机结合，可以确保患者得到及时有效的救治，减少并发症的发生，提高救治成功率。同时，本预案也强调了医护人员在救治过程中应保持操作规范、密切监测生命体征、及时沟通等注意事项，以确保救治工作的顺利进行。

（姚梦婷　胡梦云　曹琴）

第十二节　喉部急性炎症的应急预案

一、引言

喉部急性炎症是医院常见的紧急情况之一，它可能由病毒、细菌或过敏反应引起，表现为喉部疼痛、肿胀、声音嘶哑或失声，严重时可能伴有呼吸困难。因此，快速有效的应急处理对于缓解患者症状、防止并发症以及促进康复具有重要意义。

二、应急预案

1. 控制用声：要求患者立即停止发声，避免进一步刺激喉部。对于需要沟通的患者，建议使用手势、写字板或其他非言语交流方式。

2. 支持治疗：建立静脉通道，保持患者液体摄入，预防脱水。给予足够的营养支持，维持患者体力。

3. 氧疗：对于呼吸困难的患者，应及时给予吸氧治疗。根据患者呼吸困难的程度和血氧饱和度调整氧流量。密切观察患者呼吸状况和血氧饱和度变化。

4. 紧急干预：对于喉部肿胀严重、呼吸困难的患者，应立即准备气管切开包，协助医生进行紧急气管插管或气管切开术，以确保呼吸道通畅。

5. 抗炎消肿：遵医嘱使用抗生素，可给予患者糖皮质激素等药物以减轻喉部肿胀。

6. 镇静处理：给予患者适当的镇静药物，以减轻焦虑、疼痛和喉部肌肉紧张。注意观察患者镇静程度，避免过度镇静导致呼吸抑制。

7. 避免刺激：保持室内空气清新，避免烟尘、刺激性气体等对患者喉部的刺激。嘱咐患者避免摄入辛辣、刺激性食物和饮料。

8. 疼痛护理：指导患者冰敷喉部，每次敷 15 ～ 20min，然后更换部位或休息几分钟，注意预防冻伤。疼痛剧烈者，遵医嘱使用止痛药。

9. 休息充足：确保患者得到充足的休息，减少体力消耗。在患者休息时，保持环境安静、舒适，避免干扰。

10. 观察用药反应，避免不良反应发生。

11. 密切监测患者生命体征，包括呼吸、心率、体温和血压等，做好护理记录。

12. 安抚患者及家属情绪，做好健康宣教工作。

（刘杨　姚梦婷　曹琴）

第十三节　气管切开术后并发症的应急预案

一、出血应急预案

1. 观察情况：立即检查患者的呼吸和循环情况，观察患者是否有气管内血性分泌物、刺激性咳嗽及胸骨后疼痛等先兆症状。

2. 保持气道通畅：立即用吸痰管吸出套管及气道内积血，避免窒息。

3. 及时止血：术后伤口少量出血，可于气管套管周围填入碘仿纱布，压迫止血。对于出血较多的患者，应立即给予止血药物，并准备输血。若出血无法控制，应立即通知医生进行手术探查止血。

4. 建立静脉通道：迅速输血输液，以补充血容量，预防休克。

二、感染应急预案

1. 加强环境清洁和消毒工作。

2. 进行气管切开局部护理，每日换药 1 次，及时清理分泌物和痰液。

3. 密切观察体温变化，切口渗血渗液的情况，气管内分泌物的量及性质，有异常，及时报告医生。

4. 定期进行痰培养和药敏试验，根据结果选用敏感抗生素。

5. 对于高热、白细胞升高等感染征象明显的患者，应及时给予抗感染治疗。

三、脱管应急预案

1. 维持气道通畅：检查患者的呼吸道，清除异物或分泌物。将患者头部抬高，以便更好地通气。

2. 气囊插管：如果患者是通过气囊插管进行气管切开的，考虑重新充气插管来维持通气。使用连接到气囊插管的注射器，缓慢注入空气，直到插管紧贴气管壁。

3. 重新插管：尝试重新插管。在重新插入时，确保插管进入气管而不是误插入食管。

4. 人工通气：如果无法重新插管，立即进行吸氧。

5. 监测生命体征：密切监测患者的生命体征。

6. 止血处理：若出血严重，立即对出血点进行止血处理，可以使用压迫止血或缝合。

7. 感染控制：使用抗生素来预防感染。及时更换伤口敷料，并进行伤口的观察和处理。

8. 气管切开固定：如果气管切开管脱落或松动，使用绷带或胶带将其固定在患者的脖子上。这有助于确保管道的稳定性，防止再次脱管。

四、皮下气肿应急预案

1. 轻度皮下气肿可自行吸收，无须特殊处理，做好观察。

2. 严重皮下气肿可经皮气肿引流减压。

五、气胸应急预案

1. 初步评估：立即评估患者的生命体征。观察患者是否有呼吸困难、胸痛、发绀等典型的气胸症状。

2. 吸氧治疗：为患者提供高流量吸氧，以纠正缺氧状态。

3. 气胸量评估：使用 X 线或 CT 等影像学检查手段，评估气胸的量和严重程度。根据气胸量的大小，选择合适的治疗方法。

4. 保守治疗：对于少量气胸（如肺压缩小于 30%），可以采取保守治疗。包括卧床休息、避免剧烈活动、使用活血化瘀药物等。

5. 胸腔穿刺抽气：对于中等量或大量气胸（如肺压缩大于 30%），需要进行胸腔穿刺抽气。穿刺抽气后，如气体持续溢出，可考虑留置胸腔引流管进行持续引流。

6. 胸腔闭式引流术：患者气胸症状严重，或经胸腔穿刺抽气后症状未缓解，应行胸腔闭式引流术。

六、拔管困难应急预案

1. 积极治疗基础疾病：控制感染，改善呼吸功能。

2. 进行吞咽功能评估和训练，确保吞咽功能良好，减少拔管后误吸风险。

3. 加强呼吸锻炼，如进行呼吸肌训练等，增强呼吸力量和耐力。

4. 逐步堵管试验：在条件合适时，逐步进行堵管，观察患者的适应情况，为最终拔管做准备。

5. 使用合适的气管套管：确保气管套管型号与患者相匹配，避免因过大或过小导致的问题。

6. 加强气道管理：定期清洁气道，保持气道通畅，减少分泌物积聚。

7. 必要时手术干预 ：如拔管困难且经上述措施无法改善，可考虑手术干预，如重新切开或扩张气管等。

七、窒息应急预案

1. 紧急识别与评估：迅速识别窒息的症状。评估窒息的严重程度，判断是否需要立即进行心肺复苏。

2. 保持气道通畅：立即检查套管是否脱出、堵塞，马上取出内套管，检查内套管是否通畅。

3. 给氧治疗：给予高浓度氧气吸入，以改善患者的氧合状态，减轻窒息症状。

4. 建立静脉通道：迅速建立静脉通道，以便进行药物输注和液体补充。

5. 密切观察病情变化：持续监测患者的呼吸、心率、血压等生命体征。密切观察患者的意识状态和瞳孔变化，评估患者的神经系统状况。

6. 预防再次窒息：加强术后护理，保持呼吸道通畅，预防分泌物积聚和感染。定期进行气道湿化、吸痰等护理操作，确保气管套管通畅。对于有高危因素的患者，可预防性使用抗生素等药物，降低感染风险。

八、食管瘘应急预案

1. 食管瘘患者进食应改用鼻饲，防止食物进入气道。

2. 若瘘口较小，可用碘仿纱布填塞，让其自愈。

3. 瘘口较大时行手术修复。

（雷雅婷）

第十四节　头颈部肿瘤急症的应急预案

一、初步评估

一旦发现头颈部肿瘤患者出现急症症状，如肿瘤破裂出血、呼吸困难、窒息等，立即进行初步评估，判断患者病情的紧急程度。

二、立即通知医生

立即通知医生处理患者病情。

三、建立静脉通道与药物治疗

选择粗大血管，迅速建立静脉通道，为后续的药物治疗做好准备。根据医嘱，给予患者相应的药物治疗，如止血药物、抗感染药物等，以控制病情发展。

四、保持呼吸道通畅

1. 吸氧：当患者出现呼吸困难时，根据医生指示给予吸氧，以保持呼吸道通畅和血氧饱和度正常。吸氧可以通过鼻导管、面罩或呼吸机等方式进行。

2. 清除呼吸道分泌物：对于因分泌物过多导致的呼吸困难，可协助患者进行咳痰或使用吸痰器清除呼吸道分泌物。必要时可使用支气管镜进行引流，清除气道内的异物或分泌物积聚。

3. 对于严重呼吸困难、无法维持正常通气功能的患者，应尽快进行气管插管或气管切开。

4. 药物治疗：根据患者的具体情况和医生的指示，可使用支气管扩张剂、糖皮质激素等药物来减轻呼吸道炎症和水肿，缓解呼吸困难的症状。

五、监测生命体征

密切监测患者的生命体征，包括呼吸频率、心率、血压、体温、血氧饱和度等，以及意识状态和尿量等指标。

六、紧急处理

1. 出血：首先尝试局部压迫止血，如使用纱布或棉球压迫出血部位。通过静脉途径给予补液以维持患者生命活动所需的液体量。对于大出血引起的低血压状态，快速输液有助于恢复循环血容量，防止休克发生发展。如果患者失血量过多，出现低血压、休克等严重症状，应及时进行输血治疗。同时监测出血量和止血效果。

2. 抗感染：对于因感染引起的急症，应遵医嘱给予抗生素等药物治疗。

3. 解除气道梗阻：对于因肿瘤压迫或分泌物阻塞引起的气道梗阻，可采取吸痰、气管插管等措施，必要时需进行气管切开术。

七、紧急手术干预

对于无法通过局部压迫或药物治疗控制出血的患者，或者出现严重呼吸困难、窒息等危及生命的急症患者，需要立即进行紧急手术干预。

八、心理护理

安抚患者情绪，避免其过度紧张或恐慌，加重病情。

九、记录病情

详细记录患者的病情变化、治疗措施及效果等信息，以便后续评估和调整治疗方案。

十、后期护理与观察

1. 患者在接受紧急处理后，需继续接受密切观察，注意监测生命体征的变化。

2. 根据患者的实际情况，给予相应的护理和营养支持，促进患者康复。

（段欢）

参 考 文 献

[1] 席淑新，肖惠明 . 眼耳鼻咽喉科护理学 [M].5 版 . 北京：人民卫生出版社，2021.

[2] 杨培增，范先群 . 眼科学 [M].9 版 . 北京：人民卫生出版社，2018.

[3] 张虹，张罗 . 耳鼻咽喉头颈外科学 [M]. 北京：人民卫生出版社，2017.

[4] 刘义兰，鲁才红 . 五官科护理操作规程及评分标准 [M]. 武汉：湖北科学技术出版社，2015.

[5] 席淑新，陶磊 . 实用耳鼻咽喉头颈外科护理学 [M]. 北京：人民卫生出版社，2014.

[6] 黄选兆 . 实用耳鼻咽喉头颈外科学 [M].2 版 . 北京：人民卫生出版社，2007.